Ethik in der Medizin aus Patientensicht

Klinische Ethik
Biomedizin in Forschung und Praxis
Clincal Ethics.
Biomedicine in Research and Practice

Herausgegeben von
Andreas Frewer (Erlangen-Nürnberg)
Gisela Bockenheimer-Lucius (Frankfurt a.M.)
Christian Hick (Köln)
Irene Hirschberg (Hannover)
Gerald Neitzke (Hannover)
Florian Steger (Halle/Saale)

Editorische Betreuung für diesen Band
Andreas Frewer und Gisela Bockenheimer-Lucius

Band 5

Manuskriptvorschläge sind an den Schriftführer zu richten:
Prof. Dr. Andreas Frewer, Institut für Geschichte und Ethik der Medizin,
Friedrich-Alexander-Universität Erlangen-Nürnberg,
Glückstraße 10, 91054 Erlangen

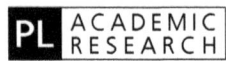

Inken Emrich/Leyla Fröhlich-Güzelsoy/Andreas Frewer (Hrsg.)

Ethik in der Medizin aus Patientensicht

Perspektivwechsel im Gesundheitswesen

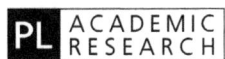

Bibliografische Information der Deutschen Nationalbibliothek
Die Deutsche Nationalbibliothek verzeichnet diese Publikation
in der Deutschen Nationalbibliografie; detaillierte bibliografische
Daten sind im Internet über http://dnb.d-nb.de abrufbar.

Gedruckt mit freundlicher Unterstützung von
Stadtler-Stiftung (Nürnberg)
Professur für Ethik in der Medizin
Universität Erlangen-Nürnberg.

ISSN 1617-920X
ISBN 978-3-631-65418-7 (Print)
E-ISBN 978-3-653-04488-1 (E-Book)
DOI 10.3726/ 978-3-653-04488-1

© Peter Lang GmbH
Internationaler Verlag der Wissenschaften
Frankfurt am Main 2014
Alle Rechte vorbehalten.
PL Academic Research ist ein Imprint der Peter Lang GmbH.

Peter Lang – Frankfurt am Main · Bern · Bruxelles · New York ·
Oxford · Warszawa · Wien

Das Werk einschließlich aller seiner Teile ist urheberrechtlich
geschützt. Jede Verwertung außerhalb der engen Grenzen des
Urheberrechtsgesetzes ist ohne Zustimmung des Verlages
unzulässig und strafbar. Das gilt insbesondere für
Vervielfältigungen, Übersetzungen, Mikroverfilmungen und die
Einspeicherung und Verarbeitung in elektronischen Systemen.

Diese Publikation wurde begutachtet.

www.peterlang.com

Inhalt

Vorwort 9

Wolfgang Zöller

Geleitwort des Patientenbeauftragten der Bundesregierung 11

Leyla Fröhlich-Güzelsoy, Inken Emrich, Andreas Frewer

Klinische Ethik aus Patientensicht
Zur Einführung 13

I. Patientenorientierung im Gesundheitswesen
Entwicklung und Kontexte

Alf Trojan, Stefan Nickel

Selbsthilfefreundlichkeit als Kernelement der Patientenorientierung
Entstehungsgeschichte und Weiterentwicklung zu einem
Qualitätsmerkmal von Gesundheitseinrichtungen 21

Hans Dietrich Engelhardt

Patienten als ethische Instanz und Korrektiv im Gesundheitswesen –
was Selbsthilfeinitiativen dazu beigetragen haben 51

Katja Stahl, Merle Riechmann

Selbstbestimmung und Vertrauen im Krankenhaus
Empirische Untersuchungen zur Arzt-Patient-Beziehung 79

Rainer Sbrzesny

Unabhängige Patientenberatung Deutschland (UPD)
Stärkung der Patientenperspektive und Patientenrechte 99

Christoph Kranich

Patientenorientierter Umgang mit Beschwerden
Anregungen aus Hamburg 113

II. Das Beispiel Patientenfürsprecher
Grundlagen und Erfahrungen

Inken Emrich, Leyla Fröhlich-Güzelsoy

Patientenorientierung im Krankenhaus
Zur Bedeutung gesundheitsbezogener Informationen 135

Peter Friemelt

Netzwerke von Patientenfürsprechern
Ein Erfahrungsbericht aus München 153

Christine Ritter, Erika Sturm

Ehrenamtlicher Einsatz für den Patienten
Erfahrungsbericht zweier Patientenfürsprecherinnen 167

Margareta Klinger, Claudia Gall-Kayser

Patientenfürsprecher am Universitätsklinikum Erlangen
Anliegen und Probleme der Patienten anhand von 100 Fällen 185

Leyla Fröhlich-Güzelsoy, Inken Emrich

Inanspruchnahme von Beschwerdestellen durch Migranten
Kultursensitive Medizin aus ethischer Perspektive 201

III. Informationsquellen im Gesundheitswesen

Gesetz zur Verbesserung der Rechte
von Patientinnen und Patienten (2013) 237

Selbst- und Mitbestimmung von Patienten
Dokumente zur Information im Gesundheitswesen 251

Autorinnen und Autoren mit Adressen 257

Vorwort

Der vorliegende Band ist eines der Ergebnisse des Forschungsprojekts „Klinische Ethik und Patientenperspektive". In einer Arbeitsgruppe der Professur für Ethik in der Medizin an der Universität Erlangen-Nürnberg wurden, mit freundlicher Förderung der Staedtler-Stiftung Nürnberg, Fragen der Medizinethik im Krankenhaus bearbeitet. Im Mittelpunkt stand eine Analyse und Auswertung von Erfahrungen der Patientenfürsprecher am Universitätsklinikum Erlangen. Als niedrigschwellige Anlaufstelle für Fragen, Informationswünsche oder Beschwerden von Kranken und ihren Angehörigen fungieren Patientenfürsprecher als wichtige Instanz im Mikrokosmos großer klinischer Einrichtungen. Im Rahmen des Projektes wurden sowohl der größere Rahmen des Gesundheitswesens betrachtet als auch exemplarische Fallstudien zu einzelnen Institutionen und Organisationen durchgeführt. Aus dieser übergreifenden Betrachtung ist das vorliegende Buch entstanden, das nicht nur den gesundheitspolitischen und medizinethischen Kontext von Patientenorientierung in den Blick nimmt, sondern auch an konkreten Kasuistiken Erfahrungsberichte und Analysen aus der Arbeit für Patientenbelange illustriert.

Zum Gelingen dieses Forschungsprojekts haben zahlreiche Personen beigetragen. Wir danken den Mitarbeitern der Staedtler-Stiftung für die Förderung und die gute Zusammenarbeit. Dem Präsidenten der Universität Erlangen-Nürnberg, Prof. Dr. Karl-Dieter Grüske, möchten wir ebenso wie dem Kanzler, Dipl.-Volkswirt Thomas Schöck, für die wichtige Unterstützung danken. Für die Überlassung seiner umfangreichen Dokumentation wie auch für viele Erfahrungsberichte wollen wir Herrn Dipl.-Ing. Rudolf Frank, Patientenfürsprecher und Ehrenbürger der Universität, sehr herzlich danken. Dank geht auch an Dr. Manfred Brunner, den Datenschutzbeauftragten am UK Erlangen für hilfreiche Hinweise zum Umgang mit den Patientenakten. Für den interessanten wissenschaftlichen Austausch möchten wir dem Qualitätsmanagement am Universitätsklinikum, den Kollegen in der Arbeitsgruppe, an der Professur für Ethik in der Medizin und im Universitätsklinikum Erlangen danken. Unser besonderer Dank gilt Yang Jiao, Stefanie Grabler, Anja Koberg, M.A. und Dr. Florian Bruns sowie PD Dr. Christian Stumpf für die jeweilige Unterstützung. Dem Peter Lang Verlag mit Dr. Kurt Wallat, Dr. Benjamin Kloss, Andrea Kolb und Isolde Fedderies danken wir für die Geduld bei der Bearbeitung des Manuskripts. Vor allem aber danken wir den engagierten Mitautorinnen und -autoren des vorliegenden Werkes für ihre wissenschaftliche Expertise und die Ausdauer bei der Überarbeitung im Rahmen der umfangreichen Redaktion.

Wir freuen uns, dass Wolfgang Zöller, Mitglied des Deutschen Bundestags und Patientenbeauftragter der Bundesregierung, ein Geleitwort zu diesem Buch beitragen konnte.

Wir hoffen, dass der vorliegende Band die wichtige Arbeit der Patientenfürsprecher unterstützt und zur Patientenorientierung im Sinne der Klinischen Ethik beiträgt.

Erlangen, im Herbst 2013

Andreas Frewer
Inken Emrich
Leyla Fröhlich-Güzelsoy

Geleitwort

Patientinnen und Patienten wollen im Unterschied zu früheren Zeiten heute dem Arzt partnerschaftlich begegnen und mit ihm gemeinsam über die Behandlung entscheiden. Dazu informieren sie sich oftmals aus vielfältigen Quellen über Erkrankungen und Therapiemöglichkeiten. Der Gesetzgeber hat diese Entwicklung in vielen Bereichen unterstützt und gefördert. Patienten und Versicherte verfügen über so umfangreiche Informationsrechte und Wahlmöglichkeiten wie nie zuvor. Für Patientinnen und Patienten ist das Gesundheitssystem trotzdem in vielen Punkten nicht mehr nachvollziehbar. Deshalb haben wir mit dem Patientenrechtegesetz die dringend benötigte Transparenz über die Rechte und Pflichten aller Beteiligten hergestellt. Auf dieser Informationsgrundlage können die Patienten zu Partnern und ein vertrauensvolles Miteinander zur Regel werden.

Mit den Regelungen zum Behandlungsvertrag im Bürgerlichen Gesetzbuch können Patientinnen und Patienten endlich an einer Stelle nachlesen, welche Rechte sie gegenüber dem Behandler, also dem Arzt oder dem Zahnarzt, aber auch gegenüber dem Physiotherapeuten, der Hebamme oder dem Heilpraktiker haben. Dabei kommt unter anderem dem Recht auf Aufklärung und Information große Bedeutung zu. Die Regelungen zu Risikomanagement- und Fehlermeldesystemen werden zudem die Versorgung in Zukunft sicherer machen. Dabei ist es wichtig, auch die Sichtweise sowie die Erfahrungen von Patientinnen und Patienten und deren Angehörigen einfließen zu lassen. Ich habe mich deshalb dafür eingesetzt, dass mit dem Patientenrechtegesetz klargestellt wird, dass in Krankenhäusern zu der Einführung eines einrichtungsinternen Qualitätsmanagements auch die verpflichtende Durchführung eines patientenorientierten Beschwerdemanagements gehört. Patientenfürsprecher und Beschwerdebeauftragte nehmen dabei eine wichtige Funktion ein. Nicht zuletzt werden mit dem Patientenrechtegesetz auch erneut die Beteiligungsrechte der Patientinnen und Patienten im Gemeinsamen Bundesausschuss gestärkt. Patientinnen und Patienten kommt damit inzwischen sowohl im Behandlungsprozess als auch in den Gremien der Gesetzlichen Krankenversicherung eine wichtige und vor allem eine aktive Rolle zu. Ich bin mir sicher, dass diese Entwicklung weitergeführt und vor allem die Patientenbeteiligung in Zukunft noch größere Bedeutung erhalten wird. Denn dies ist ein entscheidender Beitrag zu mehr Therapiequalität und Transparenz.

Ich freue mich sehr über die vorliegende Publikation und wünsche dem Buch im Sinne unserer Patientinnen und Patienten eine weite Verbreitung.

Wolfgang Zöller, MdB   Patientenbeauftragter der Bundesregierung

Leyla Fröhlich-Güzelsoy, Inken Emrich, Andreas Frewer

Klinische Ethik aus Patientensicht
Zur Einführung

Patientinnen und Patienten brauchen für die Bewältigung ihrer Krankheitsphase Unterstützung auf mehreren Ebenen: Die medizinische Versorgung soll Therapien ermöglichen und Leiden lindern; gleichzeitig ist eine Förderung der Selbstbestimmung für schwierige Entscheidungen notwendig. Biographische Planung bei reduzierter Lebenserwartung und Bewältigung von alltagsverändernden Diagnosen oder Prognosen stellen große ethische Herausforderungen für die Lebenswelt des Patienten wie auch die betreuenden Professionen dar.[1] Häufig erfahren Kranke schon in gelingenden klinischen Kontexten eine Einschränkung in verschiedenen Bereichen – noch heikler wird es jedoch, wenn Probleme oder Fehler die klinischen Behandlungsabläufe erschweren.[2] Das 2012 vom Deutschen Bundestag verabschiedete Patientenrechtegesetz[3] hat dabei mehrere Ziele in Bezug auf die Wahrnehmung der Belange von Erkrankten: Transparenz klinischer Therapiewege, ein besserer Umgang mit möglichen Behandlungsfehlern und schnellere Verfahrensabläufe. Im Kern markiert dieser neue juristische Rahmen vor allem aber einen Wandel[4] in der ethischen Wertschätzung: den zentralen Perspektivwechsel im Gesundheitswesen hin zu einer noch stärkeren Orientierung am Patienten[5] und seiner klinischen Selbstbestimmung.[6] Kranke sind in den letzten Jahrzehnten durch Möglichkeiten des Internets und Strukturen eines zunehmend ökonomisierten Gesundheitsmarktes nicht nur „informierte Patienten",[7] sondern teils auch „konsumgesteuerte Kunden"[8] geworden. Aus Sicht der Medizinethik ergeben sich dabei moralische Fragen und gravierende Herausforderungen für die Behandlungsqualität.

---

1 Zu Grundlagen der Medizinethik vgl. u.a. Maio (2012) und Beauchamp/Childress (2013), zur Ethik in der Klinik Hick (2007), Albisser Schleger et al. (2012) und Frewer et al. (2013a).
2 Vgl. Bundesärztekammer (2009a) und (2009b) sowie zuletzt Frewer et al. (2013b).
3 Vgl. Bundesgesetzblatt (2013) und den Gesamttext im Anhang; siehe ferner Geiger (2006).
4 Vgl. u.a. Hoefert/Klotter (2011) und Pundt (2014).
5 Vertrauen und Freiheit von Angst sind dabei wesentliche Aspekte für den Patienten, vgl. u.a. Frei et al. (1997) und Jaeger/Bovelet (2007).
6 Zur angewandten Ethik in der Klinik siehe Frewer et al. (2010), Bruns et al. (2010) und Frewer et al. (2011) sowie zur Ethikberatung insbesondere Frewer et al. (2012).
7 Siehe u.a. Harro (1999), Kowarowsky (2005) und Baumgart (2010).
8 Vgl. etwa Dierks/Hensmann (2011) und Emrich et al. (2011).

Der vorliegende Band dokumentiert und analysiert zentrale Aspekte dieser wichtigen Entwicklungen in zwei großen Abschnitten: Kapitel I rekonstruiert die sich wandelnde Rolle von Patienten im Gesundheitswesen in ihrer historischen Abfolge und nimmt dabei verschiedene Bereiche näher in den Blick. Alf Trojan und Stefan Nickel beleuchten die Genese von Qualitätsmerkmalen der Gesundheitseinrichtungen und identifizieren dabei Selbsthilfefreundlichkeit als ein Kernelement der Patientenorientierung. Die Autoren zeigen die Voraussetzungen zur Entfaltung des „Laienpotenzials" wie auch die einzelnen Formen der Kooperation zwischen professionellem System und Selbsthilfegruppen. Sie illustrieren ihre Überlegungen mit Berichten aus Modellprojekten zur Selbsthilfefreundlichkeit im stationären und im ambulanten Bereich sowie im Öffentlichen Gesundheitsdienst. Auf diese Weise werden neben der historischen Entwicklung auch spezifische politische Kontexte in der aktuellen Debatte um Patientenrechte im Gesundheitswesen deutlich.

Hans Dietrich Engelhardt vertieft die Frage, wie der Beitrag von Selbsthilfeinitiativen für die Patientenorientierung im Gesundheitswesen aussehen kann. Dabei zeigt er, in welcher Weise die Betroffenen als die zentrale moralische Instanz und damit langfristig als Korrektiv gewirkt haben. Die kontextualisierende Analyse der Patienten- und Selbsthilfebewegungen kann hierbei die Reformanstrengungen „von unten" außerordentlich fruchtbar aufzeigen.

Christoph Kranich bietet in seinem Beitrag über den patientenorientierten Umgang mit Beschwerden ein konkretes Beispiel hierzu. Seine Fallstudie bezieht sich auf Erfahrungen im Hamburger Gesundheitssystem und zeigt nach einer Darstellung der inneren Strukturen von Kunden- oder Anbieter-orientiertem Beschwerdemanagement die einzelnen Prozessabläufe. Der Autor greift dabei nationale und internationale Erfahrungen zu Beschwerden in der Medizin auf und zeigt die Entwicklungsschritte patientenorientierten Vorgehens auf Basis von sieben Anforderungen einer Selbstverpflichtung für kundenorientiertes Beschwerdemanagement.

Rainer Sbrzesny zeigt die Möglichkeiten zur Stärkung von Patientenperspektive und Patientenrechten am Beispiel der Entwicklung der „Unabhängigen Patientenberatung Deutschland" (UPD). Er beschreibt Genese und handlungsleitende Prinzipien dieser neuen Anlaufstelle im deutschen Gesundheitswesen und erläutert das Leitbild in Bezug auf Haltungen und Aufgaben in den Handlungsfeldern der Patientenberatung. Dabei differenziert der Autor die verschiedenen Formen und Beratungsinhalte vor, während und nach einem stationären Klinikaufenthalt sowie auch die Grenzen der Patientenberatung.

Katja Stahl und Merle Riechmann zeigen das Instrument empirischer Untersuchungen zur Arzt-Patient-Beziehung am Beispiel von umfangreichen Befragungen, die das Picker Institut Deutschland zusammen mit den Krankenhäusern in den letzten zehn Jahren durchgeführt hat. Die Ausführungen belegen, dass von den Betroffenen im Gesundheitswesen die Dimensionen Selbstbestimmung und Vertrauen als zentrale Werte in den Kliniken hervorgehoben werden: Das übergreifende Vertrauen in die behandelnden Ärzte sowie Freundlichkeit und entgegengebrachtes Verständnis erweisen sich als zentrale Komponenten für die Weiterempfehlungsbereitschaft von Patienten.

Der zweite Abschnitt des vorliegenden Bandes vertieft die strukturellen Fragen der Patientenorientierung an einer zentralen Stelle für Menschen im Gesundheitswesen: Das Amt des Patientenfürsprechers steht dabei im Mittelpunkt von Beiträgen zu den Grundlagen und (inter)disziplinären Herangehensweisen an diese Funktion in deutschen Krankenhäusern.[9]

Inken Emrich und Leyla Fröhlich-Güzelsoy gehen zunächst der Bedeutung gesundheitsbezogener Informationen für eine Patientenorientierung in Medizin und Ethik nach. Dabei zeigen sie, dass Quellen und Beratungsangebote für gesundheitsbezogene Informationen als zentrale Grundlage für den Behandlungserfolg angesehen werden können. Speziell beleuchten die Autorinnen die Hilfestellungen durch das Amt des Patientenfürsprechers und zeigen, wie der Informationswunsch aus medizinethischer Sicht im Zentrum des Themas Patientenorientierung steht.

Peter Friemelt berichtet über Netzwerke von Patientenfürsprechern am Beispiel der Stadt München. Sein Erfahrungsbericht zur Implementierung dieser Position und die Aufbauarbeit seit Mitte der 1990er Jahre werden praxisnah geschildert. Der Autor zeigt die vorhandenen Probleme sowie unterstützende Strukturen für die Arbeit der Fürsprecher und entwickelt dabei auch ein Curriculum zur sinnvollen Einführung in die Tätigkeitsfelder.

Christine Ritter und Erika Sturm nehmen aus eigener Erfahrung die Rolle der „Patientenfürsprache" genauer in den Blick. Sie zeigen die notwendigen Rahmenbedingungen zur erfolgreichen klinischen Einbettung von Patientenfürsprecherinnen und Patientenfürsprechern sowie die praktischen Aspekte der Arbeit vor Ort. Neben einer Dokumentation ihrer Fälle mit einer differenzierten Auswertung der Beschwerden bieten sie Fallbeispiele und Lösungsansätze zu den wichtigen Feldern Kommunikation und Information, medizinische und pflegerische Versorgung.

Margareta Klinger und Claudia Gall-Kayser stellen ihre Erfahrungen mit dem Amt des Patientenfürsprechers am Universitätsklinikum Erlangen vor. Dabei beziehen sie sich auf aktuelle Probleme der Patienten anhand von 100 Fällen für den jüngsten Zeitraum (2011-2012). Statistische Auswertungen, eine Einstufung der Probleme nach empfundenem Schweregrad und ausgewählte Beispielfälle illustrieren die praktische Arbeit.

Leyla Fröhlich-Güzelsoy und Inken Emrich nehmen im letzten Beitrag des Bandes Aspekte einer kultursensitiven Medizin in den Blick: In welcher

---

9 Vgl. Honert (2007), Bruns et al. (2010), Patientenportal des Bayerischen Staatsministeriums für Umwelt und Gesundheit (2012), Emrich et al. (2013) und Fröhlich-Güzelsoy/Emrich (2013); zur Patientenzufriedenheit siehe generell Neugebauer/Porst (2001).

Form ist ein patientengerechter Einsatz von Beschwerderessourcen auch für Patienten mit Migrationshintergrund möglich? Der Beitrag betrachtet vor dem Hintergrund demografischer Entwicklungen transkulturelle Aspekte der Arzt-Patient-Begegnung. Wegen der Probleme in der klinischen Praxis haben sich international „Ombudspersonen" als Ansprechpartner etabliert; die Autorinnen stellen zudem häufig artikulierte interkulturelle Konflikte von sprachlichen Barrieren bis zu Beschwerden über Klinikessen vor. Dabei werden interkulturelle Fälle aus der Arbeit eines Patientenfürsprechers zur Analyse medizinethischer Herausforderungen herangezogen sowie abschließend ein Leitfaden für interkulturelle Beschwerden vorgestellt.

Der vorliegende Band wird abgerundet durch einen dritten Abschnitt mit informativem Charakter; dort werden das neue Patientenrechtegesetz, Hinweise auf Dokumente zur Selbst- und Mitbestimmung von Patienten im Gesundheitswesen sowie ergänzende Notizen zu den Autorinnen und Autoren bereit gestellt. Auf diese Weise sollen Patienten einen noch schnelleren Zugang zu wichtigen Informationen, zur Expertise von Fachleuten wie auch den Strukturen von Selbsthilfe und Patientenfürsprechern erhalten. So kann letztlich die Qualität der klinischen Versorgung, die Patientenzufriedenheit und auch die ethische Angemessenheit der Behandlungsformen gesteigert werden.

Literatur

Albisser Schleger, H./Mertz, M./Meyer-Zehnder, B./Reiter-Theil, S. (2012): Klinische Ethik – METAP. Leitlinie für Entscheidungen am Krankenbett, Berlin. Heidelberg.

Baumgart, J. (2010): Ambivalentes Verhältnis. Ärzte und informierte Patienten, in: Deutsches Ärzteblatt 107, 51/52, S. A2554-A2556.

Beauchamp, T. L./Childress, J. F. (2013): Principles of Biomedical Ethics. New York, Oxford.

Bruns, F./Emrich, I./Fröhlich-Güzelsoy, L./Friedrich, B./Frewer, A. (2010): Patientenfürsprecher als Hoffnungsträger. Eine Analyse der Beratungsarbeit aus ethischer Perspektive, in: Frewer et al. (2010), S. 221-234.

Bundesärztekammer (2009a): Pressekonferenz der Bundesärztekammer 2009 in Berlin, Bundesärztekammer stellt Behandlungsfehler-Statistik für 2008 vor. „Fehler vermeiden, Ursachen erforschen", in: http://www.Wernerschell.de/Rechtsalmanach/Strafrecht/schlichtungsstellen.php. (Stand 10.06.2013).

Bundesärztekammer (2009b): Statistische Erhebung der Gutachterkommissionen und Schlichtungsstellen für das Statistikjahr 2009, in: http://www.bundesaerztekammer.de/downloads/gutachterkommission.statistik_2009.pdf (Stand 21.10.2012).

Bundesgesetzblatt (2013): Gesetz zur Verbesserung der Rechte von Patientinnen und Patienten vom 20. Februar 2013, in: Bundesgesetzblatt, 9, I (2013), am 25.02.2014, Bonn.

Collyar, D. (2005): How have patient advocates in The Unites States benefited cancer research?, in: Nature Reviews Cancer 5 (2005), S. 73-78.

Dierks, C./Hensmann, J. (2011): Consumer Health – Was bedeutet ein konsumorientiertes Gesundheitswesen für den Einzelnen?, in: Bürgerzentriertes Gesundheitswesen, Europäische Schriften zu Staat und Wirtschaft, Bd. 32. Baden-Baden.

Emrich, I./Fröhlich-Güzelsoy, L./Friedrich, B./Bruns, F./Frewer, A. (2011): Ökonomisierung im Klinikalltag. Engpässe bei der stationären Versorgung aus Patientensicht, in: Frewer et al. (2011), S. 125-140.

Emrich, I. A./Fröhlich-Güzelsoy, L./Bruns, F./Friedrich, B./Frewer, A. (2013): Clinical Ethics and Patient Advocacy. The Power of Communication in Health Care, in: HEC FORUM 25, DOI: 10.1007/s10730-013-9225-1 (online first).

Frei, U./Frewer, A./Winau, R. (Hrsg.) (1997): Vertrauen und Ethik in der Medizin. Grundsatzfragen einer klinisch orientierten Moraltheorie. Berlin.

Frewer, A. (1997): Vertrauen und eine klinisch orientierte Ethik. Grundsatzfragen für den medizintheoretischen Diskurs, in: Frei et al. (1997), S. 71-81.

Frewer, A./Bruns, F./May, A. (Hrsg.) (2012): Ethikberatung in der Medizin. Heidelberg u.a.

Frewer, A./Bruns, F./May, A. T. (unter Mitarbeit) (Hrsg.) (2013a): Klinische Ethik. Konzepte und Fallstudien. Freiburg.
Frewer, A./Bruns, F./Rascher, W. (Hrsg.) (2010): Hoffnung und Verantwortung. Herausforderungen für die Medizin, Jahrbuch Ethik in der Klinik, Bd. 3. Würzburg.
Frewer, A./Bruns, F./Rascher, W. (Hrsg.) (2011): Gesundheit, Empathie und Ökonomie. Kostbare Werte in der Medizin, Jahrbuch Ethik in der Klinik, Bd. 4. Würzburg.
Frewer, A./Schmidt, K./Bergemann, L. (Hrsg.) (2013b): Fehler und Ethik in der Medizin. Neue Wege für Patientenrechte. Jahrbuch Ethik in der Klinik (JEK), Bd. 6. Würzburg.
Fröhlich-Güzelsoy, L./Emrich, I. (2013): Klinische Ethik und Patientenperspektive. Forschungsprojekt „Beratungsfälle eines Patientenfürsprechers", in: Frewer et al. (2013), S. 60-86.
Geiger, D. (2006): Die rechtliche Organisation kollektiver Patienteninteressen. Heidelberg.
Harro, A. (1999): Aufstand der E-Patienten, in: Der Spiegel 11 (1999). Hamburg.
Hick, C. (Hrsg.) (2007): Klinische Ethik. Heidelberg.
Hoefert, H.-W./Klotter, C. (Hrsg.) (2011): Wandel der Patientenrolle. Neue Interaktionsformen im Gesundheitswesen. Göttingen.
Honert, M. (2007): Patientenfürsprecher. Die Anwälte der Patienten, in: Der Tagesspiegel, 04.07.2007, S. 24.
Jaeger, H./Bovelet, J. (Hrsg.) (2007): Krankenhaus ohne Angst. Befürchtungen, Bedürfnisse und Wünsche von (zukünftigen) Patienten, Angehörigen und Besuchern. Berlin.
Kowarowsky, G. (2005): Der schwierige Patient. Kommunikation und Patienteninteraktion im Praxisalltag. Stuttgart.
Maio, G. (2012): Mittelpunkt Mensch: Ethik in der Medizin. Ein Lehrbuch. Mit 39 kommentierten Patientengeschichten. Stuttgart.
Neugebauer, B./Porst, R. (2001): Patientenzufriedenheit. Ein Literaturbericht. ZUMA – Zentrum für Umfragen und Analysen. ZUMA-Methodenbericht 7 (2001). Mannheim.
Patientenportal des Bayerischen Staatsministerium für Umwelt und Gesundheit (2012): Handlungsempfehlungen zur Anleitung und Unterstützung von Krankenhäusern bei der Einrichtung von Patientenfürsprechern, in: http://www.patientenportal.bayern.de/krankenhaus/patientenfuersprecher/index.htm (Stand 02.04.2013).
Pundt, J. (Hrsg.) (2014): Patientenorientierung: Wunsch oder Wirklichkeit? Bremen.

I.
Patientenorientierung im Gesundheitswesen
Entwicklung und Kontexte

Alf Trojan, Stefan Nickel

Selbsthilfefreundlichkeit als Kernelement der Patientenorientierung. Entstehungsgeschichte und Weiterentwicklung zu einem Qualitätsmerkmal von Gesundheitseinrichtungen

1. Einleitung

Patientenorientierung war schon immer ein häufig deklariertes Ziel der Krankenversorgung. Inzwischen reicht aber die rein rhetorische Beschwörung dieses Konzepts in Sonntagsreden nicht mehr aus: Konkrete Bemühungen müssen heutzutage im Qualitätsmanagement von Gesundheitseinrichtungen verankert und empirisch nachgewiesen werden.

In diesem Zusammenhang sind Mündigkeit und Mitsprache der Bürger bzw. Patienten und ihre Mitwirkung in Gremien der sozialen und gesundheitlichen Sicherung in den letzten Jahren immer bedeutsamer geworden.[1] Dies ist die Grundlage auch für eine zunehmend intensivere Integration der organisierten Selbsthilfe[2] in die Prozesse und Strukturen des Gesundheitswesens. Seit etwa sieben Jahren ist das Schlagwort für diese Entwicklung „Selbsthilfefreundlichkeit". Fachlich wird darunter die institutionalisierte und auf Dauer angelegte Zusammenarbeit von Einrichtungen der Gesundheitsversorgung mit Selbsthilfezusammenschlüssen verstanden.[3] Integration von Selbsthilfefreundlichkeit in das Gesundheitswesen heißt, eine selbsthilfefreundliche Begegnungs-, Kommunikations- und Kooperationskultur in allen Bereichen des Gesundheitswesens nachhaltig festzuschreiben. Selbsthilfefreundlichkeit ist so ein wesentliches Element der Patientenorientierung und damit in allen Bereichen des Gesundheitswesens Bestandteil und Aufgabe des Qualitätsmanagements geworden. Die Umsetzung dieser Aufgabe ist allerdings erst am Anfang und in den verschiedenen Bereichen des Gesundheitswesens unterschiedlich weit fortgeschritten.

Im vorliegenden Beitrag soll im ersten Abschnitt kurz auf die Ursprünge der Beteiligung von Selbsthilfegruppen sowie den aktuellen politischen Kontext eingegangen werden. Die anschließenden drei Abschnitte

---

1 Badura (2002) und Robert-Koch-Institut (2006).
2 Die Verwendung des Begriffs „Selbsthilfe" im Text steht immer allgemein für alle Formen der Selbsthilfe, Selbsthilfeorganisationen/Selbsthilfegruppen sowie Selbsthilfekontaktstellen beziehungsweise Selbsthilfe-Unterstützungsstellen.
3 Trojan (2010).

behandeln den aktuellen Entwicklungsstand im Krankenhausbereich, in der vertragsärztlichen Versorgung und im Öffentlichen Gesundheitsdienst. Im letzten Abschnitt wird kurz Bilanz gezogen und ein Blick auf das im Juni 2009 gegründete bundesweite Kooperationsnetzwerk und die daraus resultierenden Perspektiven für die Zukunft geworfen.

2. Entwicklungsstränge und aktueller politischer Kontext

Wir können grob drei wesentliche Entwicklungsstränge für die heutige Bedeutung von Selbsthilfefreundlichkeit identifizieren: die Entdeckung des „Laienpotenzials" für die Gesundheitsversorgung, die Erwartungen von Patienten an „ihr" Gesundheitssystem und die spezifischen Vorarbeiten für eine bessere Kooperation zwischen professionellem System und Selbsthilfegruppen.

2.1 Entdeckung des „Laienpotenzials"

Eines der ersten Bücher, die einen grundlegenden Wandel der Wahrnehmung des Laien in die Wege leiteten, war das Buch von Levin und Idler, das 1981 erschien und die Bedeutung des Bereichs jenseits der professionellen Versorgung unter dem plakativen Titel des „hidden health care system" bekannt machte.[4] In Deutschland wurde dieser Bereich durch ein Forschungsprogramm sichtbar gemacht, das den Titel trug „Laienpotential, Patientenaktivierung und Gesundheitsselbsthilfe".[5] Die bewusste Wahrnehmung und Förderung dieses Bereichs wurde aktiv unterstützt durch die WHO als Herausgeber eines Bandes über „Self-help and Health Care in Europe". Im Vorwort dieses Buches wird das „lay health care system" mit seinen verschiedenen Aspekten definiert:[6]

- Laienversorgung (laycare) bezieht sich auf alle Formen von Versorgung, die Menschen einander zuteil werden lassen, sowohl in natürlichen als auch organisierten Zusammenhängen.
- Selbstversorgung (self-care) bezieht sich auf unorganisierte gesundheitsbezogene Aktivitäten und Entscheidungen von Individuen, Familien, Nachbarschaften, Freunden, Arbeitskollegen usw. Darin enthalten sind Selbstmedikation, Selbstbehandlung, soziale Unterstützung bei Krankheit, Erste Hilfe im Alltagsleben, meistens ad hoc und in privaten Zusammenhängen.

---

4 Levin/Idler (1981).
5 Ferber v./Badura (1983) und Forschungsverbund (1987).
6 Hatch/Kickbusch (1983).

- Freiwilligenhilfe (volunteer care) bezeichnet Formen der Laienhilfe, die durch Mitglieder eines Gemeinwesens in organisierter Form, z.B. durch gemeinnützige Vereinigungen erbracht werden.
- Selbsthilfe (self-help) bezieht sich auf formale und zweckgerichtete organisierte Gruppen in der Gesundheitsversorgung, das heißt auf neu geschaffene soziale Einheiten, die einen gemeinsamen Beweggrund haben, nämlich neue soziale Formen der Krankheitsbewältigung, der Laienautonomie und der Humanisierung der Gesundheitsversorgung zu entwickeln und zu praktizieren.

In diesen Definitionen ist also eine Bedeutung des Laien erkennbar, die sich in vielfältigen Aktivitäten äußert, von der individuellen Gesundheitsvorsorge bis hin zu gegenseitiger Hilfe in der Familie oder der Versorgung chronisch Kranker als Angehöriger oder Mitglied von Freiwilligenorganisationen.

Dass der Laie in seiner Bedeutung für die Gesundheitsversorgung nicht versteckt blieb, sondern sichtbar wurde, ist in starkem Maße auf die Gesundheitsbewegung zurückzuführen. Diese war zwar vorrangig eine Bewegung von mit dem Gesundheitswesen in seiner bisherigen Form unzufriedenen Professionellen, gab aber auf den Gesundheitstagungen und in ihren Aktivitäten den Laien und namentlich der Selbsthilfe in ihren verschiedenen Formen großen Raum. Als eine gleichsam offizielle Anerkennung als Teil des Gesundheitswesens kann das Erscheinen des „Gesundheitsberichts für Deutschland"[7] betrachtet werden: „Laien- und Selbsthilfe" erscheinen dort mit einem eigenen Abschnitt unter der Überschrift „Ressourcen der Gesundheitsversorgung". Die dort vorgenommene Differenzierung des Bereichs unterscheidet sich nur geringfügig von der vorher zitierten. Wesentlich neues Element ist allerdings, dass Unterstützungseinrichtungen, insbesondere Kontaktstellen für Selbsthilfegruppen, diesem Bereich zugerechnet werden.

Als Hintergründe der neuen Selbsthilfe werden dort aufgeführt: die Zunahme chronisch-degenerativer Erkrankungen, die eine ganzheitlichere Sichtweise erfordern, und die sich verändernden Familien-, Haushalts- und Nachbarschaftsstrukturen. Ergänzend wird die Unzufriedenheit mit den medizinisch-technischen und medikamentös ausgerichteten Versorgungsangeboten als Grund genannt. Hinzuzufügen wäre auch, dass sich abzeichnete, dass die Kosten der medizinischen Leistungen bzw. der sich rasant entwickelnden naturwissenschaftlich-technischen Medizin langfristig nicht bezahlbar sein würden.

Die Rolle des Laien und der Selbsthilfe, die Entwicklungspotenziale, Strukturen und Kompetenzen des Laiensystems, sind in den letzten Jahren immer wieder im Überblick gewürdigt worden.[8] Auch das Robert-Koch-Institut hat im Rahmen der Gesundheitsberichterstattung des Bundes maß-

---

7   Statistisches Bundesamt (1998).
8   Borgetto (2004), Borgetto/Troschke v. (2001) und Schwartz et al. (2003), Kap. 14.

geblich dafür gesorgt, die Rolle des Laien im Gesundheitswesen würdigend zu bilanzieren und zu fördern: Heft 23 „Selbsthilfe im Gesundheitsbereich"[9] widmet sich insbesondere der organisierten Selbsthilfe (Selbsthilfegruppen, -organisationen, -kontaktstellen); Heft 32 ist der Bürger- und Patientenorientierung im Gesundheitswesen, d.h. der Rolle des Laien als Mitgestalter des Gesundheitswesens gewidmet.[10]

In den vergangenen Jahren ist die „Patientenorientierung" als zentrales Stichwort nicht nur in der Gesundheitspolitik, sondern auch in der Versorgungsforschung zunehmend bedeutsam geworden. Auch wenn Patientenorientierung zunächst einmal stärker die passive Seite des Laien, nämlich die Hinwendung der Professionellen auf den Patienten als Objekt der Versorgung zu akzentuieren scheint, geht es doch auch unter dieser Überschrift darum, den aktiven Bürger, das Subjekt bzw. den Akteur in der Versorgung wahrzunehmen und die genannten Fragestellungen im Kontext der Versorgungsforschung weiter zu verfolgen.[11]

2.2 Erwartungen von Patienten an „ihr" Gesundheitssystem

Untersuchungen über Einstellungen und Erwartungen von Patienten helfen zu beurteilen, ob und welche Aspekte von Patientenorientierung den Wünschen von Patienten entsprechen oder zumindest eine Chance haben, bei ihnen auf Resonanz zu stoßen. Einige knapp zusammengefasste Ergebnisse sollen diese Frage beleuchten.

Studien zur Ermittlung relevanter Qualitätsdimensionen aus Patientenperspektive

Anforderungen, die in solchen Studien ermittelt wurden, beziehen sich vor allem auf bessere Qualität der Interaktion zwischen Arzt und Patient, Information und Aufklärung, Wirksamkeit der Behandlung, fachliche Kompetenz und (zuletzt) auf organisatorische Aspekte der Versorgung.[12] Bei den relevanten Merkmalen für die Arzt-Patient-Interaktion spielt neben psychosozialen Aspekten der Kommunikation auch die Autonomie des Patienten eine bedeutsame Rolle. Dabei wünschen sich die Patienten Partnerschaft, als Mensch behandelt zu werden, dass sie als Experten für den eigenen Körper anerkannt und vom Arzt ernst genommen werden. Im Bereich der Information und Aufklärung bzw. Beratung kann man den Wunsch nach

---

9 Hundertmark-Mayser/Möller (2004).
10 Dierks et al. (2006).
11 Borgetto/Trojan (2007).
12 Dierks/Bitzer (1998) und Bitzer/Dierks (2001) sowie die dort zitierte weitere Literatur.

einem „mündigen Patienten" erkennen und in einzelnen Aspekten auch den Wunsch selbst aktiv zu werden. Hier erwarten die Patienten Auskünfte über Selbsthilfegruppen, Patientenschulungen, Ernährungsberatung und Angaben vom Arzt, was sie als Erkrankte selbst zur Genesung beitragen können.[13]

In einer Befragung von 429 Patienten aus zwölf Hausarztpraxen gab es ähnliche Ergebnisse, insbesondere den Wunsch nach umfassender Information und genügend Kommunikationsmöglichkeiten mit dem Arzt.[14] In dieser standardisierten Befragung wurden auch einige Statements vorgegeben, die nach der Autonomie des Patienten fragten (z.B. akzeptieren, dass der Patient die letzte Entscheidung bezüglich Untersuchung und Behandlung hat). Dabei zeigte sich, dass der Wunsch nach Autonomie bei Patienten aus den alten Bundesländern häufiger als in den neuen Bundesländern für „sehr wichtig" oder „besonders wichtig" gehalten wurde.

In einer folgenden Studie (N = 2.224 Patienten aus 36 Hausarztpraxen; 77,2% Rücklauf) erwiesen sich als kritische Punkte, bei denen Erwartungen unerfüllt blieben, insbesondere die Vorbereitung auf Facharzt oder Krankenhaus, Erinnerung des Arztes an frühere Gespräche und der Umgang mit den Gefühlen des Patienten.[15]

Studien mit Selbsthilfegruppen

In einer Bilanz von insgesamt sechs Selbsthilfeforen, bei denen die Selbsthilfegruppen-Mitglieder Wünsche an die Ärzte äußern konnten, wurden folgende Punkte genannt (geordnet nach Häufigkeit des Auftretens):

- Arzt-Patient-Beziehung verbessern
- Aufklärung und Information
- Ganzheitlichkeit
- bessere Kooperation zwischen Versorgungsinstitutionen und Berufsgruppen, aber auch mit Angehörigen
- partnerschaftliche Zusammenarbeit mit Selbsthilfegruppen[16]

Ein ähnliches Bild zeigt sich in einer quantitativen Studie bei 296 Selbsthilfegruppen-Mitgliedern, die äußerten, was ihnen am Arzt gefällt und womit sie unzufrieden sind.[17]

Ein Vergleich der zehn wichtigsten Bedürfnisse von Patienten aus Arztpraxen im Vergleich zur Prioritätensetzung von Patienten aus Selbsthilfegruppen in einer anderen Studie zeigte keine großen Unterschiede mit

---

13 Vgl. Bitzer/Dierks (2001), S. 151ff.
14 Klingenberg et al. (1997).
15 Klingenberg et al. (1999).
16 Trojan (1999).
17 Bahrs/Klingenberg (1995).

Ausnahme eines deutlich stärkeren Wunsches der Selbsthilfegruppen-Mitglieder nach größerer Autonomie.[18]

Repräsentative Studien

Die Repräsentativ-Umfrage der Janssen-Cilag-Zukunftsarbeit ermittelte unter anderem, dass 65% der Deutschen einen höheren Organisationsgrad der Patienten fordern, um größeren politischen Einfluss nehmen zu können (die eigenen Einflussmöglichkeiten in der Gesundheitspolitik wurden von den Befragten als sehr gering wahrgenommen).[19] 76% der Deutschen hielten es für wünschenswert, dass die Gründung von Selbsthilfegruppen von den Krankenkassen finanziell unterstützt wird. Es wird auch ein grundsätzlicher Wunsch nach mehr Autonomie im Umgang mit der eigenen Krankheit festgestellt – insbesondere von chronisch Kranken. In einer bundesweiten Umfrage des Forsa-Instituts meinten 27% der Befragten, dass der Patient selbst seine Rechte vertreten soll; 21% hielten es für eine Aufgabe der Krankenkassen, 17% sahen die Ärzte in der Pflicht.[20] Aus dieser exemplarischen Zusammenstellung von Befragungsergebnissen mit unterschiedlichen methodischen Zugängen lassen sich recht eindeutige Hinweise darauf entnehmen, dass Bürger und Patienten Defizite in der professionellen Versorgung sehen, die durch mehr Patientenorientierung vom Medizinsystem besser wahrgenommen würden und zu einer stärkeren Mitwirkung der Patienten führen könnten. Es zeigen sich erhebliche Informationsbedürfnisse, Kritikbereitschaft und -fähigkeit, Mitgestaltungs- und Mitentscheidungswünsche sowie die Bereitschaft, innerhalb und außerhalb des Gesundheitswesens für die eigene Gesundheit aktiv zu werden. Über die Bedingungen, unter denen dieses Entwicklungspotenzial zur Entfaltung gebracht werden kann, ist zwar nichts Genaues bekannt; klar ist aber, dass die organisierte Patientenschaft, also Selbsthilfezusammenschlüsse und ähnliche Gruppen, dabei ein wichtige Rolle zu spielen hätten.

2.3 Kooperation zwischen professionellem System und Selbsthilfegruppen

Obwohl in fast allen Studien zu diesem Thema von Professionellen die Zusammenarbeit mit Selbsthilfegruppen generell befürwortet wird, sind die Beispiele und Erfahrungen für direkte Kooperationen doch *bundesweit* bis Anfang der 2000er Jahre relativ selten und im Wesentlichen auf den stationären Bereich begrenzt geblieben; insbesondere gab es kaum Strukturmodelle.

---

18   Vgl. Dierks (1995), S. 152.
19   Wasem/Güther (1998) und Wasem (1999).
20   Zitiert nach Ärztezeitung Nr. 132 vom 16./17.07.1999, S. 1.

Eine Münchner Public Health Studie untersuchte die Kooperation systematisch.[21] In einer der Erhebungen wurden 595 verschiedene Einrichtungen (ca. 50% Selbsthilfekontaktstellen und ebenso viele andere, in ihrer Zusammensetzung sehr heterogene Institutionen) nach Kooperationsmodellen gefragt. Aus den 201 zurückgesandten Fragebögen (34%) ergaben sich einige interessante Schlüsse auf die häufigsten Krankheitsbereiche mit Kooperationserfahrungen (Diabetes, Allergie/Asthma, psychische Erkrankungen, Krebs, Rheuma etc.). Initiativen zur Zusammenarbeit gingen zu knapp ein Drittel von den Selbsthilfegruppen aus, zu einem Drittel von den Professionellen und beim Rest von beiden gemeinsam. Durch eine Inhaltsanalyse von ausführlicher beschriebenen Kooperationsansätzen gelangten die Untersucher zu drei verschiedenen Typen:

- Unter „solide Praxis" wurden Kooperationen mit alltagspraktischem Schwerpunkt zusammengefasst (z.B. Informationsaustausch, Vernetzungsarbeit, menschliche Unterstützung, Lebensqualität von Betroffenen verbessern, Öffentlichkeitsarbeit etc.). Dies war das häufigste Muster (71%).
- Der Kooperationstyp „verbindliche Zusammenarbeit" beschreibt Modelle guter Praxis auf der Basis pragmatischer Aushandlungsprozesse. Die Modelle bestehen zumeist schon über längere Zeit und sind im Sinne definierter Beziehungen und verbindlicher Rahmenbedingungen institutionalisiert (22%).
- „Innovative Modelle" sind durch einen expliziten Prozess der gemeinsamen Zielfindung, meist einen werbewirksamen Titel für das Projekt und eine Kooperation charakterisiert, die Neues erprobt. Dies war der seltenste Typ der Zusammenarbeit (6%).

Das bedeutet allerdings keinesfalls, dass es nicht positive Einzelfälle einer innovativen, kontinuierlichen Zusammenarbeit gibt: Sannwald[22] berichtet z.B. über die strukturelle Verknüpfung von Sozialarbeit im Krankenhaus mit der Selbsthilfe am Beispiel der Universitätsklinik Ulm. Geislinger[23] beschreibt im Rahmen der Selbsthilfe und professionellen Versorgung im Bereich psychischer Erkrankungen das Beispiel des psychiatrischen Bezirkskrankenhauses Haar (mit ca. 1.200 Betten) bei München. Zu den Elementen der Zusammenarbeit gehörten ein monatlicher „Treffpunkt Selbsthilfe", bei dem sich psychiatrische Selbsthilfegruppen in der Klinik vorstellten, eine wöchentliche Beratungsstunde für Selbsthilfe-Interessierte (was allerdings kaum wahrgenommen wurde), ein jährlicher Selbsthilfetag und zwei Instrumente der psychiatrischen Selbsthilfe (Krisenpass und Behandlungsvereinbarungen). Gemeinsam ist diesen – wie sicher auch einigen anderen engagierten – Kooperationsansätzen, dass sie sehr stark auf die Initiatoren an-

---

21 Vgl. Stark (2001), S. 17ff.
22 Sannwald (2002).
23 Geislinger (2004).

gewiesen sind, die das Projekt aus persönlicher Begeisterung für die „gute Sache" angeschoben haben und tragen.

Ein weiteres Projekt aus Süddeutschland mit dem Titel „Kooperation Krankenhaus und Selbsthilfe" wurde von dem Selbsthilfezentrum München und dem Krankenhaus Neuperlach durchgeführt und evaluiert.[24] Das Projekt war allerdings darauf fokussiert, Vorschläge für die Anleitung von begleiteten Selbsthilfegruppen-Gründungen zu entwickeln und mündete in einem entsprechenden Leitfaden.

Auch im Münchner „dialog"-Projekt gab es einzelne Kooperationen mit Krankenhäusern.[25] Das Selbsthilfezentrum München initiierte und begleitete dieses Modellprojekt mit dem vollen Titel „dialog – Münchner Ärzte und Selbsthilfegruppen kooperieren". Es wird bis heute als Kernaufgabe des Selbsthilfezentrums mit dem leicht veränderten Titel „dialog – Fachwelt und Selbsthilfe kooperieren" fortgeführt. „dialog" hat das übergeordnete Ziel, die Akzeptanz der Selbsthilfe als ergänzende Unterstützung im Rahmen der medizinischen Behandlung zu erhöhen, also auch den Ansatz, die Selbsthilfefreundlichkeit im Gesundheitswesen zu fördern.[26]

Ein nahe liegender Gedanke ist, dass die Zusammenarbeit zwischen Selbsthilfegruppen und Rehabilitationskliniken besonders gut entwickelt sein sollte. Tatsächlich gibt es in diesem Bereich auch eine hohe verbale Kooperationsbereitschaft.[27] Allerdings ist die tatsächliche Kooperation sehr viel geringer als die Bereitschaft dazu. Außerdem handelt es sich meistens um zusätzliche ehrenamtliche Tätigkeiten neben den sonstigen umfangreichen Routinearbeiten. Immerhin scheint es im Bereich der Rheuma-Selbsthilfeorganisationen eine gut etablierte – wenn auch bei weitem nicht flächendeckende – Kooperation zu geben.[28]

Eine Bestandsaufnahme vom Frühjahr 2002 bei 1.522 deutschen Rehabilitationseinrichtungen (Rücklauf 31%) zeigte generell sehr positive Grundeinstellungen gegenüber Selbsthilfezusammenschlüssen (SHZ).[29] Nur sehr wenige der antwortenden Kliniken nannten auf die Frage nach konkreten Kooperationsformen gar keine Angebote. Die bei weitem häufigsten Kooperationsformen waren eher indirekter Art (Weitervermittlung von Adressen und Informationsmaterial). Es gab jedoch auch einige, allerdings deutlich seltener praktizierte Formen struktureller Kooperation, wie z.B. die Einbindung von Selbsthilfezusammenschlüssen in Patientenschulungsprogramme (21%), Sprechstunden von Selbsthilfezusammenschlüssen in der Reha-Einrichtung (19%), Beratung durch SHZ-Mitglieder in Fachfragen (18%), Rückmeldungen aus SHZ als Bestandteil des Qualitätsmanagements

---

24 Hammerl/Hermes (2002).
25 Bobzien (2003) und SHZ Selbsthilfezentrum München (2005).
26 Vgl. www.shz-muenchen.de (Stand 15.09.2013).
27 Kardorff v./Leisenheimer (1999).
28 Ehlebracht-König (2001) und Borgetto (2002).
29 Klein (2004).

(16%) und sogar finanzielle Förderung von Selbsthilfezusammenschlüssen (14%).

Nur wenig später stellte eine im Jahre 2003 durchgeführte Befragung der NAKOS bei 196 Selbsthilfekontaktstellen[30] fest, dass 90% aller befragten Institutionen Kontakte zu Rehabilitationseinrichtungen bzw. zu (ehemaligen) Rehabilitanden haben. Insgesamt drängt sich der Eindruck auf, dass gerade in den letzten Jahren über die Zusammenarbeit von Selbsthilfe und Reha-Kliniken intensiver nachgedacht und recherchiert wird. Allerdings sind offenbar keine systematischen, strukturell abgesicherten Formen der Zusammenarbeit etabliert worden.

Besonders starkes Engagement für eine intensivere Zusammenarbeit zwischen Krankenhäusern und Selbsthilfezusammenschlüssen ist in Nordrhein-Westfalen festzustellen. Ein Workshop mit dem Titel „Der Gesundheit nutzen: Krankenhaus trifft Selbsthilfe" (veranstaltet von den WKA-Kliniken und KOSKON, der Koordination für Selbsthilfe in Nordrhein-Westfalen) führte zu etwa gleichen Teilen Klinikangehörige und Vertreter der Selbsthilfe (ein Drittel örtliche Selbsthilfegruppen, ein Drittel Landesverbände, ein Drittel Kontaktstellen) zusammen. In Arbeitsgruppen wurden die positiven und negativen Erfahrungen bei der Begegnung zwischen Selbsthilfegruppen und Krankenhäusern festgehalten, fördernde und hemmende Strukturen für die Kooperation aufgelistet und Handlungsempfehlungen für die Kooperation zwischen Selbsthilfegruppen und Krankenhäusern entwickelt. Der Workshop mündete in eine Broschüre des Arbeitskreises „Selbsthilfe und Krankenhaus" (Januar 2004).[31] Auf Seite 4 der Broschüre heißt es, dass gemäß § 10 Abs. 1 Krankenhausgesetz des Landes Nordrhein-Westfalen Krankenhäuser entsprechend ihrer Aufgabenstellung zur Zusammenarbeit mit den Selbsthilfeorganisationen verpflichtet seien. Die Broschüre soll Chancen der Kooperation anhand von realen Beispielen darstellen und Anregungen und Umsetzungstipps für eine stärkere Kooperation geben. Im Abschnitt über praktische Tipps zur Umsetzung der Kooperation finden sich auch einige wichtige Kriterien für das Qualitätssiegel eines Selbsthilfefreundlichen Krankenhauses wieder. Die Beispiele für Kooperationen zeigen ein buntes Spektrum möglicher dauerhafter und punktueller Kooperationsmöglichkeiten.

Auch in einer nur einen Monat später erschienenen Dokumentation (Februar 2004) zum Thema „Patientenberatung – die neue Rolle der Selbsthilfe?" gibt es mehrere Beiträge, die ganz generell die Zusammenarbeit von Krankenhäusern und Selbsthilfegruppen fordern, begründen und exemplarisch darstellen. Die Beispiele stammen von Bernd Janota[32] (Projekt der Selbsthilfekontaktstelle Witten-Wetter-Herdecke und eines regionalen Allgemeinkrankenhauses) mit einer interessanten wie auch aufschlussreichen

---

30 Möller (2004).
31 Diakonisches Werk et al. (2004).
32 Janota (2004).

Bilanzierung der gemachten Erfahrungen und von Karl Deiritz[33] aus der Essener Selbsthilfeberatungsstelle Wiese e.V. Im letztgenannten Beitrag werden Erfahrungen aus der Zusammenarbeit mit fünf Kliniken in Essen resümiert. Der Nutzen für die Krankenhäuser wird in dem Satz festgehalten: „Im Wettbewerb untereinander, aber auch in der öffentlichen Wahrnehmung können sich Kliniken als gesundheitsförderndes, als selbsthilfefreundliches Krankenhaus positionieren."[34] Allerdings heißt es auch an anderer Stelle: „Die Idee, Selbsthilfegruppen im Krankenhaus zu verankern, ist ein Langzeitprojekt, sagen wir ruhig: ein Zehn-Jahres-Projekt."[35]

Klaus Bremen formuliert in seinem Beitrag sechs gute Gründe, warum Krankenhäuser mit der Selbsthilfe kooperieren sollten:

„Erstens, weil es den PatientInnen-Wünschen entspricht, zweitens weil es gute Beispiele gibt, drittens aus rechtlichen Gründen, viertens aus medizinischen Gründen, fünftens aus Versorgungsgründen und sechstens aus wirtschaftlichen Gründen."[36]

Die genannten Dokumente zeigen deutlich, dass die Diskussion um eine intensivere Kooperation im stationären Bereich an Boden gewonnen hatte und dass die Zahl der dazu bereiten Akteure und Unterstützer kontinuierlich wuchs.

Auf der Ebene der Unternehmensleitung des Landesbetriebes Krankenhäuser (LBK) Hamburg entstand ein „Strukturmodell zukünftiger Kooperationen zwischen Selbsthilfegruppen und den Krankenhäusern des LBK". Es sah die Übertragung der positiven Erfahrungen aus dem Allgemeinen Krankenhaus Eilbek auf die anderen LBK-Krankenhäuser vor. Von einer Zertifizierung ist allerdings auch in diesem Dokument noch nicht die Rede. Die positive Stimmung der Kooperation und die langjährigen Vorarbeiten mündeten in eine formelle Vereinbarung zwischen dem LBK und KISS Hamburg. Der LBK Hamburg setzte mit der Projektvereinbarung ein deutliches Zeichen für die Patientenorientierung im Krankenhaus. Zudem wurden gemeinsam mit KISS erstmals in Deutschland Kriterien für ein Zertifikat „Selbsthilfefreundliches Krankenhaus" entwickelt.[37] In einer späteren Presse-Veröffentlichung zum Zertifikat wird der LBK-Vorstandssprecher Heinz Lohmann zitiert mit den Worten: „Moderne Krankenhäuser sind gut beraten, wenn sie gezielt Selbsthilfegruppen ins Haus holen und diese Kooperationen pflegen."[38]

Eine Anfrage zur Beteiligung an einem Modell der Zertifizierung wurde von zwei Krankenhäusern, dem AK Eilbek und dem Klinikum Nord, angenommen (Januar 2004). Auch die anderen Hamburger Krankenhäuser wurden eingeladen, an einer Arbeitsgruppe „Kriterien für die Zertifizie-

---

33 Deiritz (2004).
34 Ebd., S. 72.
35 Ebd., S. 65.
36 Siehe Bremen (2004).
37 LBK Forum (2004), S. 8.
38 Ärzte-Zeitung (2004).

rung" teilzunehmen (Frühjahr 2004). Es kam jedoch nur zur vorübergehenden Beteiligung aus einzelnen frei-gemeinnützigen Häusern. Das erste Treffen der Arbeitsgruppe fand im April 2004 statt, das zweite Treffen im Juni 2004. Schon beim ersten Treffen wurde deutlich, dass eine Zertifizierung, wenn sie ernst genommen wird und als Modell dienen soll, aufwändiger ist als zunächst angenommen. Daraufhin wurde eine Initiative vom „Ärztekammer-Ausschuss für die Zusammenarbeit mit Selbsthilfegruppen" und KISS zur Etablierung des Modellprojekts gestartet. Der BKK Bundesverband war schnell zur Förderung dieses strukturell wichtigen Projektes bereit. Im Herbst 2004 wurde eine Kooperationsvereinbarung zur Förderung der Selbsthilfe nach § 20 Abs. 4 des SGB V zwischen dem BKK Bundesverband (Essen) und KISS Hamburg (in Trägerschaft des Paritätischen Wohlfahrtsverbandes Hamburg e.V.) unterzeichnet. Dies war der Startschuss für die weitere Entwicklung des Konzepts der Selbsthilfefreundlichkeit und seine Integration in Managementsysteme für Gesundheitseinrichtungen.

Der allgemeine Hintergrund für die Erfindung der sozialen Innovation „Selbsthilfefreundlichkeit" ist der bei fast allen krankheitsbezogenen Selbsthilfezusammenschlüssen vorzufindende Wunsch, mit Ärzten bzw. dem Gesundheitssystem enger zu kooperieren. Die Entwicklung dieser gewünschten Kooperation ist allerdings in den letzten 30 Jahren nur sehr langsam und störanfällig vorangegangen. Regelmäßige und etablierte Kooperationsformen waren und sind die große Ausnahme. Allerdings gibt es zahlreiche Beispiele der Kooperation, die von beiden Seiten auch immer wieder positiv beurteilt werden.

Bevor im nächsten Abschnitt auf ein Modellprojekt zum stationären Bereich näher eingegangen wird, soll zunächst noch kurz der politische Kontext skizziert werden, ohne den die weiteren Entwicklungen nicht möglich gewesen wären.

2.4 Aktueller politischer Kontext

Wir erleben seit etlichen Jahren eine Phase, in der das Gesundheitswesen sich immer deutlicher zu einem „Markt" für den Erwerb des individuellen Gutes „Gesundheit" entwickelt. Damit einher geht eine Stärkung des „Konsumenten", „Kunden" bzw. „Nutzers". Die „Anbieterdominanz"[39] im Gesundheitswesen erfordert eine Stärkung der Nachfragerseite. Daraus resultiert eine Verpflichtung für die Gesundheitsdienste, die Qualität ihrer Angebote kontinuierlich zu verbessern und transparent zu dokumentieren. Dies

---

39 Unter Anbieterdominanz verstehen wir die Macht der professionellen Leistungsanbieter (Ärzte, Krankenhäuser etc.), dem Patienten zu sagen (und manchmal auch aus eigennützigen Motiven einzureden), was gut für ihn sei und was er aus eigener Tasche oder als Versicherungsleistung in Anspruch nehmen sollte.

ist zweifellos vor allem deswegen erforderlich, um zu verhindern, dass sich die Qualität aufgrund des zunehmenden Wettbewerbs der Anbieter und den damit verbundenen Preissenkungen verschlechtert. In diesem Rahmen sind Selbsthilfezusammenschlüsse als Repräsentanten der Nutzer der Gesundheitsdienste stärker als früher gefragt.

Diese Entwicklung, die mit den Schlagworten Privatisierung, Ökonomisierung und Kommerzialisierung als negativ für unsere Gesundheitsversorgung kritisiert wird, bringt aber auch positive Randbedingungen für die Integration von Selbsthilfefreundlichkeit in die Einrichtungen des Gesundheitswesens mit sich: In den Paragraphen 135a-137b SGB V wird ein einrichtungsinternes Qualitätsmanagement für viele Institutionen des Gesundheitswesens festgeschrieben. Für die vertragsärztliche Versorgung wurde auf dieser Basis am 18.10.2005 eine Qualitätsmanagement-Richtlinie erlassen, die das Qualitätsmanagement für die ambulante Versorgung konkretisiert.

Im Qualitätsmanagement wird der Patientenorientierung stets ein großes Gewicht beigemessen. Selbsthilfefreundlichkeit ist ein wesentliches Element, diese abstrakte Forderung zu konkretisieren und unter Beteiligung der Patienten in den Alltag der medizinischen Versorgungseinrichtungen zu implementieren. Die im Folgenden beschriebenen Entwicklungen der Integration von Selbsthilfefreundlichkeit in stationären, ambulanten und öffentlichen Gesundheitsdiensten sind nicht denkbar ohne die enge Koppelung an die Entwicklung des Qualitätsmanagements im Gesundheitswesen.

3. Selbsthilfefreundlichkeit im stationären Bereich

In diesem Abschnitt wird zu Beginn das erste systematische Praxisprojekt der Integration mit dem Titel „Selbsthilfefreundliches Krankenhaus" vorgestellt. Ein entsprechendes Qualitätssiegel wurde mit zwei Krankenhäusern Hamburgs entwickelt und wird teilweise im Rahmen eines BMBF-Forschungsprojektes als Ansatz zur patientenorientierten Versorgungsgestaltung begleitend evaluiert.[40] Das Qualitätssiegel „Selbsthilfefreundliches Krankenhaus" wurde initiiert, weil in der Vergangenheit Kooperationen zwischen Selbsthilfe und Krankenhäusern meist nur punktuell durchgeführt wurden und auf dem besonderen Engagement einzelner Personen im Krankenhaus oder in Selbsthilfegruppen beruhten.[41] Gleichzeitig ließ sich jedoch bei Ärzten in Krankenhäusern eine wachsende Akzeptanz gegenüber der Selbsthilfe beobachten.[42]

Das Modellprojekt wurde 2004 begonnen und bis 2007 von KISS, der Kontakt- und Informationsstelle für Selbsthilfegruppen in Hamburg, in der

---

40 Trojan et al. (2009b).
41 Werner et al. (2006).
42 Slesina/Knerr (2007).

Trägerschaft des Paritätischen Wohlfahrtsverbandes Hamburg e.V. durchgeführt. Finanziell gefördert wurde es vom Bundesverband der Betriebskrankenkassen (BKK BV) in Essen. Das Modellprojekt verfolgte u.a. auch das Ziel der Nutzung der aus dem Modellprojekt gewonnenen Erkenntnisse für eine bundesweite Verbreiterung des Selbsthilfeansatzes in der professionellen stationären Versorgung. Bedingung für die Verleihung des Qualitätssiegels „Selbsthilfefreundliches Krankenhaus" war das erfolgreiche Durchlaufen eines standardisierten Verfahrens, in dem das Krankenhaus oder eine Fachabteilung die systematische Erfüllung vereinbarter Qualitätskriterien zur Selbsthilfefreundlichkeit nachweist. Parallel wurde daran gearbeitet, das Merkmal „Selbsthilfefreundlichkeit" in das Qualitätsmanagementsystem KTQ® (Kooperation für Transparenz und Qualität im Gesundheitswesen) zu integrieren.[43] Vor diesem Hintergrund hat sich das Vergabeverfahren an der Systematik des KTQ®-Bewertungsverfahrens orientiert. Das Nebenziel der Integration in KTQ® hat sich gegen Ende des Projekts zum Hauptziel entwickelt, weil sich herauskristallisierte, dass ein eigenes Qualitätssiegel „Selbsthilfefreundliches Krankenhaus" aus verschiedenen Gründen eine kaum zu verwirklichende Verbreitungsstrategie sein würde.

Die Entwicklung der Qualitätskriterien für ein „Selbsthilfefreundliches Krankenhaus" basierte auf Daten einer bundesweiten Befragung zum Status der Kooperationen zwischen Selbsthilfe und Krankenhäusern.[44] Acht Qualitätskriterien wurden in einer Arbeitsgruppe unter Beteiligung von Vertretern aus Selbsthilfezusammenschlüssen und Selbsthilfekontaktstellen sowie den Qualitätsbeauftragten ausgewählter Hamburger Krankenhäuser diskutiert, eingegrenzt und festgelegt:

1. Um über Selbsthilfe zu informieren, werden Räume, Infrastruktur und Präsentationsmöglichkeiten zur Verfügung gestellt. Ihre Gestaltung orientiert sich an den Bedürfnissen der Patienten, der Angehörigen sowie der Selbsthilfegruppen.
2. Patienten bzw. deren Angehörige werden regelhaft und persönlich über die Möglichkeit der Teilnahme an einer Selbsthilfegruppe informiert. Sie erhalten Informationsmaterial und werden ggf. auf die Besuchsdienste oder Sprechzeiten von Selbsthilfegruppen im Krankenhaus aufmerksam gemacht.
3. Selbsthilfegruppen werden in ihrer Öffentlichkeitsarbeit unterstützt und treten gegenüber der Fachöffentlichkeit als Kooperationspartner auf.
4. Das Krankenhaus benennt einen Selbsthilfebeauftragten.
5. Zwischen Selbsthilfegruppen, Selbsthilfekontaktstellen und Krankenhaus findet ein regelmäßiger Erfahrungs- und Informationsaustausch statt.

---

43 Informationen zu KTQ® siehe unter http://www.ktq.de (Stand 15.09.2013).
44 Werner et al. (2006).

6. In die Fort- und Weiterbildung der Krankenhausmitarbeiter zur Selbsthilfe sind Selbsthilfegruppen bzw. die Selbsthilfekontaktstellen einbezogen.
7. Das Krankenhaus ermöglicht Selbsthilfegruppen die Mitwirkung an Qualitätszirkeln, Ethikgremien u.ä.
8. Die Kooperation mit Selbsthilfezusammenschlüssen bzw. Selbsthilfekontaktstellen ist formal beschlossen und dokumentiert.

Das Qualitätssiegel „Selbsthilfefreundliches Krankenhaus" verpflichtet die Krankenhäuser und die Selbsthilfe zu einer systematischen Zusammenarbeit. Es bietet allen beteiligten Gruppen und Einrichtungen – Patienten, Selbsthilfegruppen, Selbsthilfeunterstützungsstellen und Krankenhäusern – Vorteile: Für die Krankenhäuser bedeutet das Qualitätssiegel eine Entlastung in ihrer patientenbezogenen Arbeit wie auch einen Imagegewinn und somit einen Wettbewerbsvorteil. Die Selbsthilfegruppen gewinnen durch den fachlichen Informationsaustausch an Kompetenz, ihre Arbeit wird anerkannt, und sie erhalten die Bestätigung, dass eine systematisch etablierte Zusammenarbeit erwünscht ist. Die Selbsthilfeunterstützungsstellen sind für die konkrete Kooperation vor Ort wichtige Brückeninstanzen, und ein regelmäßiger Erfahrungs- und Informationsaustausch verbessert die Zusammenarbeit zwischen Selbsthilfe und professioneller Versorgung. Den Patienten signalisiert das Qualitätssiegel schließlich, dass in diesem Krankenhaus die Patientenorientierung besonders betont wird.

Die Erfahrungen aus dem Hamburger Modellprojekt wurden auf einer Internetseite[45] und in einem Leitfaden für interessierte Krankenhäuser festgehalten.[46] Ein Anfang 2008 begonnenes Praxisprojekt in Nordrhein-Westfalen namens „Selbsthilfefreundliches Krankenhaus" nutzt dort die Qualitätskriterien gezielt als Orientierung für die Stärkung einer systematischen Zusammenarbeit zwischen Krankenhäusern und Selbsthilfe. Interessierte Krankenhäuser schätzen hieran vor allem das Potenzial für eine Konkretisierung der patientenorientierten Versorgung sowie die Möglichkeit, die bereits erprobten Kriterien in den allgemeinen Qualitätsentwicklungsprozess integrieren zu können. Das mehrjährige Projekt (das ebenfalls durch den BKK BV finanziell gefördert wird) hat die Aufgabe, Krankenhäuser für den Selbsthilfeansatz in der stationären Versorgung regional zu gewinnen und die Kooperationspartner bei der konkreten Umsetzung der Qualitätskriterien vor Ort zu unterstützen. In sechs Kliniken werden mit Hilfe der neu gegründeten „Agentur Selbsthilfefreundlichkeit NRW" (angesiedelt bei der BIKIS/Bielefelder Kontakt- und Informationsstelle für Selbsthilfegruppen) standardisierte Arbeitsschritte bei der Umsetzung erfolgreich entwickelt und erprobt.[47] Im Herbst 2011 wurde als erstes das

---

45 Informationen zur Webseite auf http://www.selbsthilfefreundliches-krankenhaus.de (Stand 15.09.2013).
46 Bobzien (2008).
47 Der Paritätische NRW (2012).

Klinikum Bielefeld formell als „Selbsthilfefreundliches Krankenhaus" ausgezeichnet.

Seit 2008 wird das Qualitätskonzept „Selbsthilfefreundliches Krankenhaus als Ansatz patientenorientierter, partizipativer Versorgungsgestaltung" vom Institut für Medizinische Soziologie des Universitätsklinikums Hamburg-Eppendorf wissenschaftlich analysiert.[48] Im Fokus dieses Forschungsprojektes steht die Entwicklung und Erprobung von Bewertungsinstrumenten für die selbsthilfebezogene Qualität der stationären Versorgung sowie die dauerhafte strukturelle Verankerung von Patientenorientierung durch eine institutionalisierte Kooperation zwischen Krankenhäusern und Selbsthilfezusammenschlüssen.

4. Selbsthilfefreundlichkeit im ambulanten Bereich

Die prinzipielle Offenheit gegenüber einem solchen Projekt zeigte sich zuerst in einer Befragung der KV Bayern:[49] 33% der 323 antwortenden Ärzte (bei einem Rücklauf von 30%) stimmten dem Statement „Ich wäre bereit, nach außen als ,selbsthilfefreundliche Praxis' zu firmieren", „voll und ganz" oder „weitgehend" zu. Weitere 33% antworteten, dass dieses „eher zutreffe", und nur das restliche Drittel lehnte diese Aussage ab („trifft eher nicht" bis „überhaupt nicht zu").

Die Strategie ist auch hier, Qualitätskriterien mit bestehenden Qualitätsmanagementsystemen und/oder bestehenden Fortbildungsformen und den damit verknüpften Anreizen zu verbinden. Der Zeitpunkt für eine Implementation der Selbsthilfefreundlichkeit als Bestandteil des Qualitätsmanagements (QM) ist günstig: Mit dem GKV-Modernisierungsgesetz wurden die Ärzte 2004 verpflichtet, ein praxisinternes Qualitätsmanagement einzuführen und weiterzuentwickeln. Am 1. Januar 2006 trat eine entsprechende Richtlinie des Gemeinsamen Bundesausschusses (G-BA) in Kraft.[50] Bis Ende des Jahres 2007 sollten die Ärzte die Qualitätsmanagement-Planung abgeschlossen und innerhalb der folgenden zwei Jahre mit konkreten Umsetzungsmaßnahmen begonnen haben. Stichprobenartige Überprüfungen der Richtlinie werden seit 2011 von den Ärztekammern durchgeführt, haben bisher aber keine negativen Konsequenzen für säumige Praxen.

Eine explorative Machbarkeitsexpertise zu „Patientenorientierung und Selbsthilfefreundlichkeit in Managementsystemen" bestätigte die Offenheit für Selbsthilfefreundlichkeit auch für die QM-Systeme.[51] Ebenso ermutigende Ergebnisse erbrachte eine Befragung von Moderatoren ärztlicher Qualitätszirkel in mehreren Bundesländern (Publikation in Vorbereitung).

---

48 Nickel et al. (2009).
49 Scholze (2008).
50 G-BA (2005).
51 Trojan et al. (2009a).

Darüber hinaus kann auf Vorerfahrungen und konkrete Kooperationsmodelle insbesondere in Bayern zurückgegriffen werden.[52]

Die Qualitätsmanagement-Richtlinie „Vertragsärztliche Versorgung" des G-BA vom 18.10.2005 nennt als Ziele in Paragraph 2 unter anderem: „systematische Patientenorientierung, alle an der Versorgung Beteiligten angemessen einbeziehen, strukturierte Kooperation an den Nahtstellen der Versorgung". In Paragraph 3 werden als Grundelemente unter anderem genannt Patientenorientierung, Patienteninformation und -beratung sowie Patientenmitwirkung.[53] Es liegt auf der Hand, dass eine systematische Kooperation mit der organisierten Selbsthilfe ein entscheidendes Element sein muss, um diese Ziele zu erreichen bzw. die Grundelemente mit Leben zu erfüllen.

Analog zur Entwicklung im Krankenhausbereich wurden auch für die vertragsärztliche Versorgung Qualitätskriterien diskutiert. Sie waren als Ausgangspunkt und als Grundlage in einem Modellprojekt in NRW für die weitere Erprobung und Entwicklung verwendet worden. Die im Folgenden wiedergegebenen Kriterien wurden im Juni 2009 mit Vertreterinnen und Vertretern der Selbsthilfeorganisationen im Wittener Kreis und der KOSA in der KV Westfalen-Lippe und KV Nordrhein erarbeitet und haben sich dort bewährt, sind jedoch durch Praxiserfahrungen weiter veränderbar:

1. Informationen zu Selbsthilfe sind übersichtlich an zentraler Stelle in den Praxisräumen für Patienten zugänglich.
2. Die Praxis weist auf die Zusammenarbeit mit der Selbsthilfe in ihren Medien und innerhalb der Praxisräume hin.
3. Der Arzt/Psychotherapeut gibt insbesondere bei einer seltenen Erkrankung den konkreten Hinweis auf die Selbsthilfe.
4. Die Praxis benennt für die Selbsthilfe einen Ansprechpartner.
5. Praxis und Selbsthilfe treffen Vereinbarungen zur Zusammenarbeit.
6. Die Praxis ist über Strukturen und Arbeitsweise der Selbsthilfe durch regelmäßigen Erfahrungsaustausch informiert.

Im nordrhein-westfälischen Projekt wurde erfolgreich nachgewiesen, dass die Umsetzung der Kriterien im Alltag möglich ist. Die beteiligten Ärzte haben ein Ablaufschema dafür entwickelt und bei der Kassenärztlichen Vereinigung beantragt, dass dies in das landesübliche Qualitätsmanagementsystem (KPQM®) eingeführt wird.

Bundesweit besonders wichtig im vertragsärztlichen Bereich ist das QEP®-System („Qualität und Entwicklung in Praxen") der Kassenärztlichen Bundesvereinigung. Nach einer repräsentativen Umfrage der Kassenärztlichen Vereinigungen ist dieses System mit einem Anteil von 36%

---

52 Vgl. www.kvb.de/de/patienten/selbsthilfegruppen.html (Stand 15.09.2013) und SeKO Bayern (2012).
53 G-BA (2005).

das am häufigsten verwendete Qualitätsmanagementsystem in Praxen.[54] Schon im letzten QEP®-Manual von 2005 wurde im Rahmen eines Kernziels die „Kooperation mit lokalen Unterstützungsmöglichkeiten und Selbsthilfegruppen" abgefragt. Im aktualisierten Manual 2010 ist der Aspekt der Selbsthilfefreundlichkeit (im Sinne der vorstehend genannten sechs Kriterien) noch stärker konkretisiert worden. Diese Integration in das wichtigste Qualitätsmanagementsystem (das auch Vorbild für mehrere andere QM-Systeme im vertragsärztlichen Bereich ist) bedeutet, dass die Kooperation mit der organisierten Selbsthilfe bei jedem Durchgang durch die Kriterien des Qualitätsmanagementsystems wieder auf dem Prüfstand steht und ihre Realisierung angemahnt wird.

5. Selbsthilfefreundlichkeit im Öffentlichen Gesundheitsdienst

Auch im Öffentlichen Gesundheitsdienst (ÖGD) gilt die Zusammenarbeit mit Selbsthilfegruppen als ein wichtiges Element der Reformen und Innovationen der letzten 20 Jahre.[55] In diesem Bereich gibt es zwar keine gesetzliche Verpflichtung zu einem kontinuierlichen Qualitätsmanagement; Bürgernähe und Kundenorientierung (analog zur Patientenorientierung) sind inzwischen jedoch anerkannte Maximen, die im Kontext von Verwaltungsreformen (neues Steuerungsmodell) und damit verbundenen Qualitätsverbesserungsansätzen Fuß gefasst haben. Dennoch gilt im Allgemeinen, dass auch im ÖGD die Zusammenarbeit mit Selbsthilfezusammenschlüssen eher sporadisch stattfindet und weitgehend von Zufälligkeiten abhängig ist.

Diese letzte Aussage gilt nicht für die 49 Gesundheitsämter auf Bundesebene, die in ihren Aufgabenkatalog die Funktion einer Kontakt- bzw. Unterstützungsstelle für Selbsthilfegruppen integriert haben und daher auch in der NAKOS-Liste der Kontaktstellen in der Bundesrepublik geführt werden. In einer kleinen Vorstudie haben wir bei diesen Gesundheitsämtern zu ermitteln versucht, welche möglichen Qualitätskriterien für Selbsthilfefreundlichkeit im ÖGD gesehen werden. Die Ergebnisse dieser aktivierenden Kurzbefragung (Aussand: 49 Fragebögen; Rücklauf: 27 Fragebögen, entspricht 55%) werden im Folgenden kurz vorgestellt.

In der Selbstdefinition bezeichneten sich 21 als „Selbsthilfekontaktstellen" und sechs als „Selbsthilfeunterstützungsstellen" (d.h. als Stellen mit geringeren personellen und materiellen Ressourcen). Entsprechend variierte die wöchentliche Arbeitszeit für die Kooperation mit Selbsthilfe in den befragten Ämtern zwischen 1,5 und 126 Stunden (Mittelwert: 38,5 Stunden). 20 waren „im Großen und Ganzen" zufrieden mit ihren Möglichkeiten der Selbsthilfeunterstützung, sieben waren nicht zufrieden. Insgesamt kamen 82

---

54 Kassenärztliche Bundesvereinigung (2008).
55 Müller/Menn (2010).

Vorschläge für Kriterien guter Qualität in der Zusammenarbeit mit der Selbsthilfe. Die zentralen Aspekte der Vorschläge waren den Qualitätskriterien im stationären und ambulanten Bereich recht ähnlich. Von unserer Forschergruppe wurden daraus zehn potenzielle Qualitätskriterien für ein „Selbsthilfefreundliches Gesundheitsamt" (GA) abgeleitet (siehe Abb. 1 und weiter unten die endgültige Fassung der Kriterien).

Um einen konkreteren Eindruck von der Kooperation mit Selbsthilfezusammenschlüssen in einem Gesundheitsamt ohne Kontaktstelle zu bekommen, wurde ein Expertengespräch mit dem Leiter des Gesundheitsamtes Hamburg-Eimsbüttel durchgeführt. Als reale Beispiele für konkrete Kooperationen wurden von ihm genannt: die fachliche Beratung auf Bitten von Selbsthilfegruppen (besonders im Psychiatriebereich); Beteiligung von Selbsthilfegruppen bei den regelmäßigen Informationsveranstaltungen des Gesundheitsamtes zu Umwelt- und Gesundheitsfragen; die Vermittlung von Räumen in einer Außenstelle des Gesundheits- und Umweltamtes, dem so genannten Gesundheits- und Umwelttreff (zur Zeit von fünf Gruppen genutzt); die Unterstützung einer Angehörigengruppe von psychisch Kranken; die Beteiligung von Selbsthilfe- bzw. Bürgergruppen an dem Präventionsprogramm „Lenzgesund" (einem langfristigen Engagement des Gesundheitsamtes in einem Quartier mit besonderem Entwicklungsbedarf) sowie in der Gesundheits- und Pflegekonferenz des Bezirks.

Ein hervorragendes Beispiel einer nachhaltigen Integration der Selbsthilfe lässt sich aus dem Bezirk Hamburg-Altona berichten. In diesem Bezirk wurde 2007 (auf Basis der nationalen Gesundheitsziele und initiiert durch die Bezirksversammlung Altona) ein systematischer Prozess der Entwicklung von Gesundheitszielen und darauf aufbauenden Maßnahmen begonnen. Für die Gesundheitsziele war die Gesundheits- und Pflegekonferenz des Bezirks Altona zuständig. Von Beginn an hat die Kontakt- und Informationsstelle für Selbsthilfegruppen (KISS) Altona selber daran teilgenommen und die Partizipation von Selbsthilfeorganisationen so wie Selbsthilfegruppen initiiert, unterstützt und verbreitet. Selbsthilfeorganisationen und Patientenvertreter/-innen haben durch ihre Teilnahme an den Arbeitsgruppen auf die krankheits- oder themenbezogenen Gesundheitszielformulierungen Einfluss genommen. Sie haben dort ihre Sichtweisen, Forderungen und Ideen zur Verbesserung der Gesundheitsversorgung im Bezirk unmittelbar eingebracht. Die kontinuierliche Verbesserung der „Integration der Selbsthilfe in das bezirkliche Gesundheitsversorgungssystem" war dabei eines der expliziten Ziele.

Selbsthilfefreundlichkeit als Kernelement der Patientenorientierung

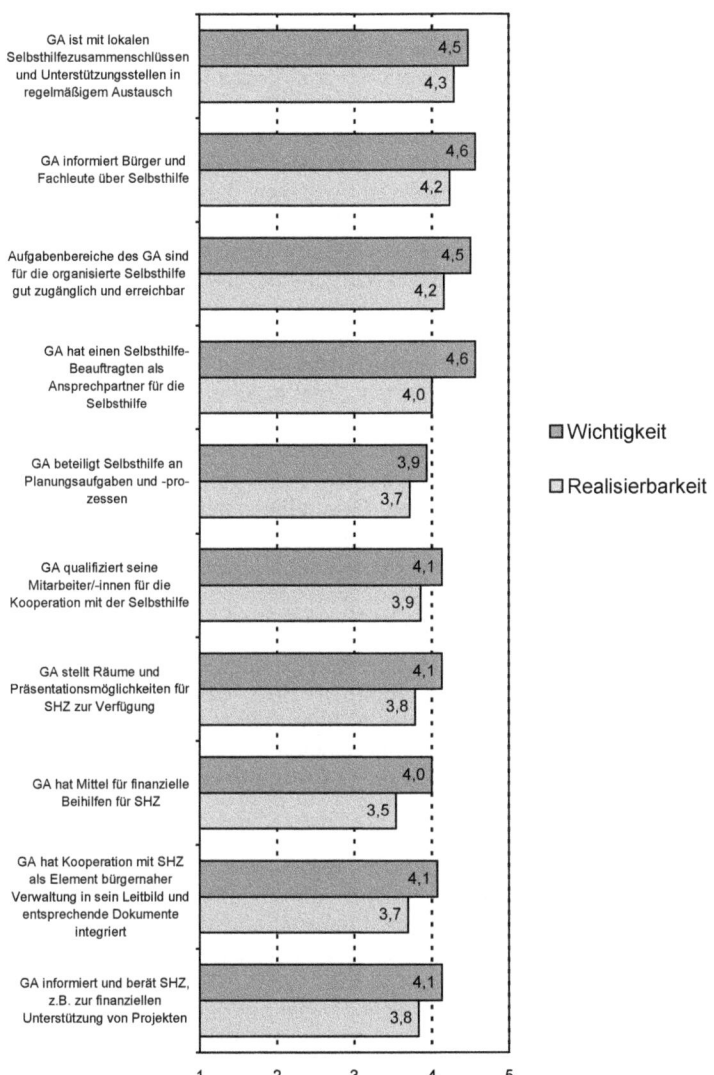

Abkürzungen: GA=Gesundheitsamt; SHZ=Selbsthilfezusammenschluss

Abbildung 1: Wichtigkeit und Realisierbarkeit von Qualitätskriterien für ein „Selbsthilfefreundliches Gesundheitsamt" (Mittelwerte; 1= weniger wichtig/weniger gut realisierbar 5= sehr wichtig/sehr gut realisierbar; n=16)

Kontinuität für eine regelhafte Zusammenarbeit von KISS mit dem Gesundheitsamt wurde durch eine formelle Kooperationsvereinbarung für 2009 bis 2010 hergestellt. Ein weiterer grundlegender Aspekt der nachhaltigen Integration ist ein Selbsthilfe-Terminal, der seit Anfang 2010 im Kundenzentrum des Bezirksamtes Hamburg-Altona den unmittelbaren Kontakt zur KISS erlaubt.[56] Die Beispiele zeigen, dass die Gesundheitsämter insbesondere im Rahmen von innovativen Ansätzen durchaus vielfältige Möglichkeiten der Kooperation mit Selbsthilfezusammenschlüssen haben. Insofern war ein systematischer Prozess der Entwicklung von Qualitätskriterien für die Zusammenarbeit analog den Vorgehensweisen in anderen Bereichen des Gesundheitswesens erfolgversprechend. Der erste Schritt hierfür war, dass wir die kooperationsbereiten Gesundheitsämter die potenziellen zehn Kriterien nach Wichtigkeit und Realisierbarkeit beurteilen ließen.

Die in Abbildung 1 präsentierten Ergebnisse zeigen, dass die auch in anderen Einrichtungen erarbeiteten Qualitätskriterien sowohl nach Wichtigkeit als auch nach Realisierbarkeit an der Spitze stehen. Insgesamt ist die Zustimmung zu allen Kriterien einheitlich sehr groß. Auf der Jahrestagung 2011 der Ärzte für den Öffentlichen Gesundheitsdienst in Trier wurden die in einem ca. einjährigen Prozess entwickelten Qualitätskriterien nochmals von den ca. 20 Workshop-Teilnehmerinnen und Teilnehmern diskutiert und in der folgenden Formulierung gemeinsam verabschiedet. Trierer Qualitätskriterien für die Kooperation von ÖGD und Selbsthilfe vom 13.05.2011:

1. Geeignete Arbeits- bzw. Aufgabenbereiche des GA* stehen in regelmäßigem *Austausch* (z.B. im Rahmen eines Beirats) mit Selbsthilfezusammenschlüssen (d.h. Selbsthilfegruppen, -organisationen, -initiativen) und Selbsthilfekontakt- und Unterstützungsstelle(n).
2. Das GA *informiert* Bürger/innen und professionelle Helfer/innen aktiv über Selbsthilfe.**
3. Die Arbeits- bzw. Aufgabenbereiche des GA machen sich der Selbsthilfe bekannt und sind zuverlässig *ansprechbar*.
4. Das GA benennt einen *Ansprechpartner/eine Ansprechpartnerin* für die Selbsthilfe, macht ihn nach außen bekannt und stattet ihn mit einem definierten Auftrag aus, zu dem auch eine regelmäßige Berichterstattung gehört.***
5. Das GA *arbeitet* anlass- und fachbezogen mit der Selbsthilfe *zusammen* und *beteiligt* sie ggf. an Koordination und Planung (z.B. in Gesundheits- und Pflegekonferenzen).****
6. Das GA informiert und *qualifiziert* geeignete Mitarbeiter/innen für die Kooperation mit der Selbsthilfe.****
7. Das GA stellt *Räume und Präsentationsmöglichkeiten*, z.B. Flyerauslagen, Aushangmöglichkeiten in eigenen Räumen und öffentlichen Auf-

---

56 KISS (2010).

tritten (z.B. im Internet) für Selbsthilfezusammenschlüsse zur Verfügung.
8. Das GA hat die Kooperation mit Selbsthilfezusammenschlüssen als Element bürgernaher Verwaltung in ein *Leitbild* oder in entsprechende Dokumente integriert.
9. Das GA informiert Selbsthilfezusammenschlüsse, z.b. zur finanziellen Unterstützung und versucht auch selbst *Projekte* zu *unterstützen.*****
10. Das GA fördert ein *selbsthilfefreundliches Klima* in der Kommune.****

* *Alle Aussagen beziehen sich auf die fachlichen Ressorts eines Gesundheitsamtes im Allgemeinen, nicht auf eine manchmal angegliederte oder eingegliederte Kontakt- oder Unterstützungsstelle.*
** *„Selbsthilfe" umfasst sowohl alle Formen von Selbsthilfezusammenschlüssen (siehe Kriterium 1) als auch von Kontakt- und Unterstützungsstellen.*
*** *Falls das GA Träger einer Kontakt- oder Unterstützungsstelle ist, entfällt ein Ansprechpartner / eine Ansprechpartnerin. Stattdessen muss sichergestellt sein, dass geeignete Aufgabenbereiche des GA eng mit dem Bereich der Selbsthilfeunterstützung kooperieren.*
**** *Falls vor Ort vorhanden: In Absprache und Kooperation mit einer Kontakt- bzw. Unterstützungsstelle für Selbsthilfegruppen.*

Es wurde beschlossen, dieses vorläufige Endergebnis des Entwicklungsprozesses von zehn Qualitätskriterien für selbsthilfefreundliche Gesundheitsämter sowohl im Bereich der Selbsthilfe bekannt zu machen (NAKOS-Informationen und Internetseite, Netzwerk Selbsthilfefreundlichkeit etc.), als auch im Bereich der Gesundheitsämter (Elektronisches Handbuch des ÖGD in Bayern, Fachausschüsse GBE und Prävention, Handbuch der Sozialmedizin, Zeitschrift Prävention etc.). Nach kurzer Diskussion bestand Konsens, dass die Initiative für ein mehr oder weniger ausformuliertes Verfahren der Anerkennung als „Selbsthilfefreundliches Gesundheitsamt" aus dem ÖGD selbst kommen muss. Sollte sich ein GA als „selbsthilfefreundlich" bezeichnen, wird dies bis auf weiteres als öffentliche Selbstverpflichtung verstanden. Die Qualitätskriterien versetzen jeden interessierten Außenstehenden und insbesondere die Selbsthilfe in die Lage, die Einhaltung dieses Anspruchs zu überprüfen und nötigenfalls auf weitere Verbesserungen zu drängen.

6. Bilanz und Perspektiven

Im Sommer 2009 haben sich verschiedene Institutionen und Personen zu einem Netzwerk „Selbsthilfefreundlichkeit im Gesundheitswesen – gemeinsam für Selbsthilfe- und Patientenorientierung" zusammengeschlossen.[57] Gründungsorganisationen des Netzwerkes sind die gemeinnützige Gesellschaft für soziale Projekte mbH, die Projektgesellschaft des Paritätischen in Nordrhein-Westfalen (GSP), die Nationale Kontakt- und Informationsstelle zur Anregung und Unterstützung von Selbsthilfegruppen (NAKOS), der Bundesverband der Betriebskrankenkassen (BKK BV), der Landesverband der Betriebskrankenkassen in Nordrhein-Westfalen (BKK LV NRW) sowie das Institut für Medizinische Soziologie am Universitätsklinikum Hamburg-Eppendorf mit seiner Arbeitsgruppe „Patientenorientierung und Selbsthilfe". Die verschiedenen Akteure und Träger von Projekten der vergangenen Jahre haben mit diesem Schritt die Kooperation und Koordination systematisiert und sich deutlich sichtbar in der Versorgungslandschaft positioniert. Ziele des Netzwerkes sind:

- gemeinsam das Thema Selbsthilfefreundlichkeit und Patientenorientierung in Einrichtungen des Gesundheitswesens zu befördern.
- Selbsthilfe- und Patientenorientierung als Qualitätsmerkmal in Gesundheitseinrichtungen zu verankern.
- neue Impulse für eine nachhaltige Zusammenarbeit von Selbsthilfe und Gesundheitseinrichtungen zu setzen sowie einen Beitrag zu den demographischen und gesundheitspolitischen Herausforderungen zu leisten.

Wesentliche strategische Elemente für die weitere Integration von Selbsthilfefreundlichkeit in das Gesundheitswesen sind einerseits Unterstützungsagenturen für Selbsthilfefreundlichkeit sowie ein gemeinsamer Internetauftritt.[58] Die Arbeit des Netzwerkes wird unterstützt durch einen Fachbeirat, der das Projekt begleitet und unterstützt sowie die wichtige Funktion hat, Selbsthilfefreundlichkeit in die einzelnen Institutionen der Gesundheitsversorgung hineinzutragen. Im Herbst 2011 wurde beschlossen, die weitere Arbeit des Netzwerks unter dem Dach und im Rahmen des Deutschen Netzwerks gesundheitsfördernder Krankenhäuser fortzuführen. Der neue verkürzte Titel „Selbsthilfefreundlichkeit und Patientenorientierung im Gesundheitswesen" (SPiG) signalisiert die enge Verknüpfung dieser beiden zentralen Konzepte.

Die hier berichteten Entwicklungen zeigen, dass in den vergangenen Jahren Fortschritte bei der Integration von Patienten in das Gesundheitswesen und bei der gemeinsamen Qualitätsentwicklung erzielt wurden. Die gesetzliche Verankerung der Selbsthilfe, ihre Unterstützung und Förderung

---

57 Siewerts (2010).
58 Vgl. www.selbsthilfefreundlichkeit.de (Stand 15.09.2013).

sowie ihre Mitwirkungsmöglichkeiten haben sich auch in anderen Bereichen deutlich verbessert.[59]

Die Einbindung der Patientenvertreter in die Arbeit des G-BA (SGB V, § 140 f) war der bisher wichtigste Schritt zur Patientenbeteiligung an der Qualitätssteuerung des Gesundheitswesens. Allerdings hat sich daraus für die Selbsthilfe auch eine neue Situation ergeben: Bei einer allzu großen quantitativen Ausweitung des Kooperationswunsches der professionellen Institutionen könnte die organisierte Selbsthilfe schnell an die Grenzen ihrer zeitlichen und kräftemäßigen Ressourcen kommen. Auch erfordert die Mitarbeit in Institutionen der professionellen Versorgung und insbesondere in den Gremien des G-BA neue Kompetenzen, die weit über die Qualifikation durch die eigene Betroffenheit hinausgehen. Neben diesen möglichen quantitativen und qualitativen Überforderungen der Mitglieder von Selbsthilfezusammenschlüssen wird in den letzten Jahren auch die Gefahr sichtbar, dass ihr größerer Einfluss zu Beeinflussungsversuchen durch Dritte (insbesondere durch die Pharmaindustrie) führen kann.[60]

Auch wenn es bisher keine eindeutigen Lösungen für diese absehbaren Probleme gibt, kann man davon ausgehen, dass die positiven Elemente einer intensivierten Kooperation zwischen Selbsthilfe und professionellen Institutionen überwiegen. Die institutionalisierte Kooperation und Mitsprache von Patientinnen und Patienten ist neben den Institutionen der Fürsprache (insbesondere durch Ombudsleute) als zentrales Instrument zu betrachten, um den Interessen und Belangen der Patienten im Gesundheitswesen besser gerecht zu werden.

---

59 In diesem Zusammenhang sind in diesem Band u.a. die Beiträge von Engelhardt und Kranich zu nennen.
60 SEKIS (2006).

Anmerkung

Die in diesem Beitrag berichteten Teilstudien gehen auf Förderung mehrerer Projekte durch den Bundesverband der Betriebskrankenkassen (BKK BV) zurück sowie auf Förderung eines Projektes des BMBF zur versorgungsnahen Forschung „Chronische Krankheiten und Patientenorientierung" (FKZ 01GX0748).

Die Ergebnisse sind größtenteils im Rahmen der zitierten Publikationen der beiden Hamburger AGen „Patientenorientierung und Selbsthilfe" und „Krankenhausforschung" in anderen Kontexten vorgestellt worden. Wir danken ganz herzlich den Förderern und den an den Studien in unterschiedlicher Weise beteiligten Selbsthilfegruppenmitgliedern, professionellen Mitarbeitern von Gesundheitseinrichtungen sowie Kolleginnen und Kollegen!

Literatur

Ärzte-Zeitung (2004): Zertifikat für enge Kooperation und Selbsthilfe (01.03.2004).
Badura, B. (2002): Beteiligung von Bürgern und Patienten im Gesundheitswesen. Vom Anbieter- zum Verbraucherschutz. Bundesgesundheitsblatt – Gesundheitsforschung – Gesundheitsschutz 45 (2002), S. 21-25.
Bahrs, O./Klingenberg, A. (1995): Die Beurteilung ärztlicher Arbeit durch Teilnehmer von Selbsthilfe-Gruppen, in: Szecsenyi/Gerlach (1995), S. 81-96.
Bitzer, E. M./Dierks, M. L. (2001): Qualität und Transparenz, in: Dierks et al. (2001), S. 148-178.
Bobzien, M. (2008): Selbsthilfefreundliches Krankenhaus – auf dem Weg zu mehr Patientenorientierung. Ein Leitfaden für interessierte Krankenhäuser. Essen.
Bobzien, M. (2003): Kooperation von Selbsthilfekontaktstellen mit dem professionellen Versorgungssystem – den Wandel mit den Akteuren initiieren, in: DAG SHG (2003), S. 72-83.
Borgetto, B. (Hrsg.) (2004): Gesundheitswissenschaften und Gesundheitsselbsthilfe. Freiburg.
Borgetto, B./Trojan, A. (2007): Versorgungsforschung und Laiensystem, in: Janßen et al. (2007), S. 25-47.
Borgetto, B. (2002): Gesundheitsbezogene Selbsthilfe in Deutschland. Stand der Forschung. Band 147 der Schriftenreihe des BMGS. Baden-Baden.
Borgetto, B./Troschke, J. v. (Hrsg.) (2001): Entwicklungsperspektiven der gesundheitsbezogenen Selbsthilfe im deutschen Gesundheitswesen. Freiburg i. Br.
Bremen, K. (2004): Patientenberatung durch Krankenhäuser – Ist die Beteiligung von Selbsthilfegruppen ein Gewinn für beide? – Statement, in: Ministerium für Gesundheit, Soziales, Frauen und Familie des Landes Nordrhein-Westfalen (2004), S. 53-58.
Dahme, H. J./Wohlfart, N. (Hrsg.) (2010): Systemanalyse als politische Reformstrategie. Wiesbaden.
DAG SHG (Hrsg.) (2002): Selbsthilfegruppenjahrbuch 2002. Gießen.
DAG SHG (Hrsg.) (2003): Selbsthilfegruppenjahrbuch 2003. Gießen.
DAG SHG (Hrsg.) (2004): Selbsthilfegruppenjahrbuch 2004. Gießen.
Deiritz, K. (2004): Patientenberatung durch Krankenhäuser – Ist die Beteiligung von Selbsthilfegruppen ein Gewinn für beide? – Praxisbeispiel, in: Ministerium für Gesundheit, Soziales, Frauen und Familie des Landes Nordrhein-Westfalen (2004), S. 64-73.
Der Paritätische NRW (2012): Selbsthilfefreundlichkeit im Gesundheitswesen, in: http://www.sozialeprojekte.de/content/e334/e813 (Stand 25.10.2012).

Diakonisches Werk der Evangelischen Kirche im Rheinland/Der Paritätische Wohlfahrtsverband – Landesverband NRW/Koordination für Selbsthilfe-Kontaktstellen – KOSKON NRW (Hrsg.) (2004): Selbsthilfe und Krankenhaus: ein Gewinn für alle. Leitfaden für eine gelingende Kooperation. Gelsenkirchen.
Dierks, M. L. (1995): Was erwarten Patienten von ihrem Hausarzt? Ergebnisse einer Pilotstudie, in: Szecsenyi/Gerlach (1995), S. 69-80.
Dierks, M. L. (2006): Bürger- und Patientenorientierung im Gesundheitswesen. Heft 32 der Gesundheitsberichterstattung des Bundes. Berlin.
Dierks, M. L./Bitzer E. M. (1998): Die Patientenperspektive im Qualitätsmanagement, in: Ruprecht (1998), S. 58-69.
Dierks, M. L./Bitzer, E. M./Lerch, M./Martin, S./Röseler, S./Schienkiewitz, A./Siebeneick, S./Schwartz, F.-W. (2001): Patientensouveränität. Der autonome Patient im Mittelpunkt. Arbeitsbericht Nr. 195 der Akademie für Technikfolgenabschätzung in Baden-Württemberg. Stuttgart.
Döhner, H./Kaupen-Haas, H./v. Knesebeck, O. (Hrsg.) (2009): Medizinsoziologie in Wissenschaft und Praxis. Berlin.
Ehlebracht-König, I. (2001): Möglichkeiten der Einbindung von Selbsthilfe in die rehabilitative Versorgung, in: Borgetto/Troschke v. (2001), S. 120-127.
Ferber, C. v./Badura, B. (Hrsg.) (1983): Laienpotential, Patientenaktivierung und Gesundheitsselbsthilfe. München, Wien.
Forschungsverbund Laienpotential, Patientenaktivierung und Gesundheitsselbsthilfe (Hrsg.) (1987): Gesundheitsselbsthilfe und professionelle Dienstleistungen. Soziologische Grundlagen einer bürgerorientierten Gesundheitspolitik. Berlin.
G-BA (Hrsg.) (2005): Richtlinie des Gemeinsamen Bundesausschusses über grundsätzliche Anforderungen an ein einrichtungsinternes Qualitätsmanagement für die an der vertragsärztlichen Versorgung teilnehmenden Ärzte, Psychotherapeuten und medizinischen Versorgungszentren (Qualitätsmanagement-Richtlinie vertragsärztliche Versorgung) vom 18. Oktober 2005, in: Bundesanzeiger 248 (2005), S. 17-329, in Kraft getreten am 1. Januar 2006.
Geislinger, R. (2004): Selbsthilfe und professioneller Bereich bei psychischen Erkrankungen: Formen der Kooperation, in: DAG SHG (2004), S. 91-96.
Hammerl, V./Hermes, K. (2002): Evaluation des Modellprojektes „Kooperation Krankenhaus und Selbsthilfe" im Auftrag des Selbsthilfezentrums München und des Krankenhauses Neuperlach. Unv. Endbericht. München.
Hatch, S./Kickbusch, I. (Hrsg.) (1983): Self-help and health in Europe. New approaches in health care. Copenhagen.
Hundertmark-Mayser, J./Möller, B. (2004): Selbsthilfe im Gesundheitsbereich. Heft 23 der Gesundheitsberichterstattung des Bundes. Berlin.

Janota, B. (2004): Patientenberatung durch Krankenhäuser – Ist die Beteiligung von Selbsthilfegruppen ein Gewinn für beide? – Praxisbeispiel, in: Ministerium für Gesundheit, Soziales, Frauen und Familie des Landes Nordrhein-Westfalen (2003), S. 59-63.

Janßen, C./Borgetto, B./Heller, G. (Hrsg.) (2007): Medizinsoziologische Beiträge zur Versorgungsforschung. Weinheim.

Kardorff, E. v./Leisenheimer, C. (1999): Selbsthilfe im System der Gesundheitsversorgung – Bestehende Formen der Kooperation und ihre Weiterentwicklung, in: Psychomed 4 (1999), S. 238-245.

Kassenärztliche Bundesvereinigung (Hrsg.) (2008): Umfrage zu Qualitätsmanagementsystemen: QEP® ist meistgenutztes System in deutschen Praxen. Pressemitteilung vom 10. Oktober 2008.

KISS (2010): KISS Hamburg-Altona: Gesundheitsziel realisieren – aus der Kooperationsarbeit, in: NAKOS Info 101 (2010), S. 26-28.

Klein, M. (2004): Selbsthilfe und Rehabilitation. Perspektiven einer Zusammenarbeit, in: DAG SHG (2004), S. 124-131.

Klingenberg, A./Bahrs, O./Szecsenyi, J. (1997): Patientenerwartungen an den Hausarzt. Unterschiede in den alten und neuen Bundesländern, in: Die Ortskrankenkasse 79, 1-2, S. 29-32.

Klingenberg, A./Bahrs, O./Szeczenyi, J. (1999): Wie beurteilen Patienten Hausärzte und ihre Praxen? Deutsche Ergebnisse der europäischen Studie zur Bewertung hausärztlicher Versorgung durch Patienten (Euro PEP), in: Zeitschrift für ärztliche Fortbildung und Qualitätssicherung (ZaeFQ) 93, S. 437-445.

LBK Forum (2004): Selbsthilfeforum der Ärztekammer Hamburg. Nr. 1, S. 2.

Levin, L. S./Idler, E. L. (1981): The hidden health care system: Mediating structures and medicine. Cambridge, Mass.

Ministerium für Gesundheit, Soziales, Frauen und Familie des Landes Nordrhein-Westfalen (Hrsg.) (2004): Patientenberatung – Die neue Rolle der Selbsthilfe? Duisburg.

Möller, B. (2004): Selbsthilfekontaktstellen und Rehabilitationskliniken – Besser als ihr Ruf: Die Praxis der Kooperation, in: NAKOS-INFO 81, S. 39-40.

Müller, W./Menn, T. (2010): ÖGD – Entwicklung in den letzten 20 Jahren. Referat auf der ÖGD-Tagung 30.4.2010 in Hamburg, in: http://www.aerzte-oegd.de/pdf/kongress/60_kongress/vortraege/menn_mueller_entwicklung.pdf (Stand 25.10.2012).

Nickel, S./Werner, S./Kofahl, C. (2009): Selbsthilfebezogene Patientenorientierung als Qualitätsziel: Entwicklungsstand, Modellprojekte und Forschungsergebnisse, in: Döhner et al. (2009), S. 79-193.

Robert-Koch-Institut (Hrsg.) (2006): Bürger- und Patientenorientierung im Gesundheitswesen. Gesundheitsberichterstattung des Bundes, Themenheft 32. Berlin.

Ruprecht, T. (Hrsg.) (1998): Patienten fragen, Experten antworten. St. Augustin.

Sannwald, E. (2002): Sozialarbeit im Krankenhaus und ihr Verhältnis zur Selbsthilfe am Beispiel der Universitätsklinik Ulm, in: DAG SHG (2002), S. 101-107.

Schmacke, N. (Hrsg.) (1999): Gesundheit und Demokratie. Von der Utopie der sozialen Medizin. Psychosoziale Aspekte in der Medizin. Bad Homburg.

Scholze, P. (2008): Selbsthilfegruppen im Fokus: KVB stellt Umfrageergebnisse vor, in: Bayerisches Ärzteblatt 63, 3 (2008), S. 150-152.

Schwartz, F. W./Badura, B./Busse, R./Leidl, R./Raspe, H./Siegrist, J./ Walter, U. (Hrsg.) (2003): Das Public Health Buch. Gesundheit und Gesundheitswesen. München, Jena.

SEKIS Selbsthilfe Kontakt- und Informationsstelle (2006): Schwerpunktthema Selbsthilfe und Pharma, in: http://www.nakos.de/site/data/ SHSPSEKISBerlinNewsl200603.pdf (Stand 25.10.2012).

SeKO Bayern (2012): Suche nach Selbsthilfegruppen in Bayern, in: http://www.selbsthilfekontakt.de (Stand 25.10.2012).

SHZ Selbsthilfezentrum München (Hrsg.) (2005): Abschlussbericht des Modellprojektes „Dialog – Münchner Ärzte und Selbsthilfegruppen" des FÖSS e.V. München, in: http://www.shz-muenchen.de/fileadmin/ shz/downloads/Dokumentationen/dialog-Muenchner_Aerzte_und_SH. pdf (Stand 25.10.2012).

Siewerts, D. (2010): Mehr Patientenorientierung ist angesagt. Netzwerk will Kliniken und Arztpraxen für Kooperation mit der Selbsthilfe gewinnen, in: Der Paritätische 1 (2010), S. 13-15.

Slesina, W./Knerr, A. (2007): Zusammenarbeit von Ärzten und Selbsthilfegruppen – Formen, Nutzen, Wünsche. Bremerhaven.

Stark, W. (2001): Selbsthilfe und PatientInnenorientierung im Gesundheitswesen – Abschied von der Spaltung zwischen Professionellen und Selbsthilfe?, in: Borgetto/Troschke v. (2001), S. 47-66.

Statistisches Bundesamt (Hrsg.) (1998): Gesundheitsbericht für Deutschland. Stuttgart.

Szecsenyi, J./Gerlach, F. M. (Hrsg.) (1995): Stand und Zukunft der Qualitätssicherung in der Allgemeinmedizin. Stuttgart.

Trojan, A. (1999): Beteiligung von Patienten an der Qualitätsverbesserung im Gesundheitswesen. Erfahrungen und Ergebnisse aus 6 Selbsthilfe-Foren der Ärztekammer Hamburg, in: Schmacke (1999), S. 231-243.

Trojan, A./Huber, E./Nickel, S./Kofahl, C. (2009a): Selbsthilfefreundlichkeit als Qualitätsziel in der vertragsärztlichen Versorgung. Bestandsaufnahme und Schlussfolgerungen, in: Das Gesundheitswesen 71 (2009), S. 628-637.

Trojan, A./Werner, S./Bobzien, M./Nickel, S. (2009b): Integration von Selbsthilfezusammenschlüssen in das Qualitätsmanagement im ambulanten und stationären Versorgungsbereich, in: Bundesgesundheitsblatt – Gesundheitsforschung – Gesundheitsschutz 52 (2009), S. 47-54.

Trojan, A. (2010): Selbsthilfegruppen in der Versorgungsgestaltung: Von der Kooperation zu nachhaltiger Beteiligung, in: Dahme/Wohlfart (2010), S. 347-369.

Wasem, J. (1999): Das Gesundheitswesen in Deutschland: Einstellungen und Erwartungen der Bevölkerung. Wissenschaftliche Analyse und Bewertung einer repräsentativen Bevölkerungsstudie. Studienreihe zur Zukunft des Gesundheitswesens der Janssen-Cilag AG. Neuss.

Wasem, J./Güther, B. (1998): Das Gesundheitssystem in Deutschland: Einstellungen und Erwartungen der Bevölkerung. Eine Bestandsaufnahme. Studienreihe zur Zukunft des Gesundheitswesens der Janssen-Cilag AG. Neuss.

Werner, S./Nickel, S./Trojan, A. (2006): Ergebnisse einer bundesweiten Befragung zum Status Quo der Kooperation von Selbsthilfe und Krankenhäusern, in: Werner et al. (2006), S. 21-48.

Werner, S./Bobzien, M./Nickel, S./Trojan, A. (Hrsg.) (2006): Selbsthilfefreundliches Krankenhaus. Vorstudien, Entwicklungsstand und Beispiele der Kooperation zwischen Selbsthilfegruppen und Krankenhäusern. Bremerhaven.

Hans Dietrich Engelhardt

Patienten als ethische Instanz und Korrektiv im Gesundheitswesen – was Selbsthilfeinitiativen dazu beigetragen haben

1. Bezugspunkte dieses Beitrags

Die Themenstellung des vorliegenden Bandes lässt es sinnvoll erscheinen, eine kurze Erörterung jener grundsätzlichen Bezugspunkte voranzustellen, die diesem Beitrag zugrunde liegen. Ich folge einer soziologischen Perspektive und möchte von diesem Ausgangspunkt die folgenden Aspekte von *Ethik* hervorheben:

– Konkret und inhaltlich entfaltet sich Ethik in einer Gesellschaft als eine *Struktur von Verhaltensnormen*, die für definierte Situationen bei angebbaren Personen unter angebbaren Bedingungen zu einem bestimmten Zeitpunkt Geltung beanspruchen und der Kontrolle unterworfen sind.

– Diese Struktur von Verhaltensnormen steht in engem Zusammenhang mit einem *grundsätzlich wandelbaren System von Wertvorstellungen*, die aufeinander bezogen sind und sich mindestens teilweise wechselseitig begrenzen. Dabei erwächst der spezifische Charakter eines solchen Systems von Wertvorstellungen zwar auch aus der *Eigenart der einbezogenen Werte*, aber in besonderer Weise aus der jeweiligen *Gewichtung* der einzelnen Wertvorstellungen und der Art ihrer *Verknüpfung*.

– Diese Struktur von Wertvorstellungen kann, wie im Falle der Religions- und Weltanschauungsgemeinschaften, auf einer Akzeptanz einfordernden, *letztlich nicht rational begründbaren Legitimationsgrundlage*, die man als *Sinndeutung menschlicher Existenz in Gesellschaft und Welt* bezeichnen kann, beruhen.

– Von zentraler Bedeutung ist, welche Institutionen, Organisationen, Gruppen oder Individuen über die *gültigen* Verhaltensnormen, die *verbindlichen* Werte und – gegebenenfalls – beider *Legitimation* entscheiden und die *Deutungshoheit und Definitionsmacht*[1] für sich in An-

---

1 Unter *Deutungshoheit* wird hier die Kompetenz verstanden, die *Werte* und das *System der Sinndeutung* für einen angebbaren Personenkreis verbindlich zu interpretieren, während *Definitionsmacht* in diesem Kontext bedeutet, die Verhaltens*normen* verbindlich festzulegen und zu kontrollieren. Mit ethischer Instanz ist die Zuordnung

spruch nehmen und behaupten können. Denn: Die jeweilige Ausprägung der Werte und Verhaltensnormen begünstigt bzw. benachteiligt die einzelnen Gruppierungen einer Gesellschaft und hat deshalb vitale Bedeutung für den Zugang zu gesellschaftlichen Ressourcen aller Art. Die Möglichkeit, für andere Gruppen, Menschenkategorien bzw. Individuen Ziele, Werte und Verhaltensnormen zu definieren und durchzusetzen, macht den Kern von Herrschaft aus.[2]
- Wandel kann auf jeder der genannten Ebenen einsetzen und auf die jeweils anderen übergreifen. Im Laufe der Menschheitsgeschichte haben sich derartige Wandlungsprozesse mit weit reichenden Folgen immer wieder vollzogen. Die Deutungshoheit und Definitionsmacht sowie ihre Zuordnung zu Organisationen, Institutionen, Gruppen und Individuen spielt primär unter Bezug auf den Gesundheitsbereich in diesem Beitrag eine besondere Rolle, weil es den Selbsthilfeinitiativen als Repräsentanten der Patientenperspektive im Verlauf der vergangenen vier Jahrzehnte im Verbund mit inhaltlich kompetenten Mediatoren aus Wissenschaft, Praxis, Verwaltung und Politik gelungen ist, der *Selbstbestimmung, Mitbestimmung und Mitwirkung der Patienten/Nutzer* im Gesundheits- und Sozialwesen zum Durchbruch zu verhelfen. Denn: Selbstbestimmung, Mitbestimmung und Mitwirkung sind als wesentliche Elemente der Deutungshoheit und Definitionsmacht der Individuen anzusehen. Es hat sich also eine wesentliche *Verlagerung von Deutungshoheit und Definitionsmacht von traditionellen Institutionen* (Staat, Kirchen/anderen religiösen Gemeinschaften, Professionen) *auf einzelne Individuen vollzogen*.
- Die Selbsthilfeinitiativen haben für die Gestaltung des Gesundheits- und Sozialbereichs fünf miteinander verwobene Leistungen erbracht, die zu einer Modifizierung bzw. Neuordnung ethischer Verantwortung im Gesundheits- und Sozialbereich – und zusammen mit den anderen sozialen Bewegungen darüber hinaus – führten: Sie haben

(1) durch ihre berechtigte, weil längst überfällige, *Kritik* an den in den siebziger Jahren vorgefundenen Verhältnissen (Fremdbestimmung, Entfremdung, Verplanung, Missbrauch usw.) *und* ihre *konstruktive, Weg weisende Arbeit* in zahlreichen Arbeitsfeldern des Gesundheits- und Sozialwesens der Selbstbestimmung, Mitbestimmung und Mitwirkung der Patienten/Nutzer mit Unterstützung von fachlich ausgewiesenen Mediatoren zum *rechtlichen* Durchbruch verholfen.

(2) durch Selbsthilfegruppenarbeit *selbsthilfespezifische Beiträge* zur Verbesserung der Lage der Patienten/Nutzer sowie zur gesundheitsbezogenen und sozialen Versorgung geschaffen.

---

von Deutungshoheit bzw. Definitionsmacht zu bestimmten Institutionen, Organisationen, Gruppen oder auch Personen gemeint.
2 Weber (1964) [1921/1922], S. 691-696.

(3) durch diese eigenen Leistungen strukturelle Einschränkungen und Mängel sowie offensichtliche *Grenzen der professionellen Arbeit* aufgezeigt und im Gesundheits- und besonders im Sozialbereich im Rahmen ihrer Möglichkeiten Wege zur weiteren *Qualifizierung* der professionellen Arbeit gewiesen.

(4) der *Nutzerorientierung* in den Zielsystemen des Gesundheits- und Sozialbereichs zu einem höheren Stellenwert verholfen.

(5) zur Öffnung und zu einem teilweisen *Einstellungswandel der Ärzteschaft* und ihrer zögerlich wachsenden Bereitschaft zur Kooperation zwecks Qualifizierung der gesundheitsbezogenen und sozialen Arbeit maßgeblich beigetragen.

Diesem Entwicklungsprozess wird im Folgenden zusammenfassend nachgegangen.[3] Dabei geht der zweite Abschnitt auf die durch Selbsthilfeinitiativen induzierten *grundsätzlichen* Veränderungen im Gesundheits- und Sozialwesen ein, die ich auch in Bezug auf die Verlagerung unter den ethischen Instanzen als Paradigmenwechsel sehe und dann kulturgeschichtlich einordne. Der dritte Abschnitt beschreibt die besonderen *konkreten* Leistungen der Selbsthilfeinitiativen des Gesundheitsbereichs und was diese einerseits über Mängel und Grenzen professioneller Arbeit und andererseits über die Verantwortlichkeit aussagen. Dabei möchte ich auch darauf eingehen, welche Qualitätsverbesserungen der gesundheitsbezogenen professionellen Arbeit zusammen mit dem sich abzeichnenden Einstellungswandel der Ärzteschaft erschlossen werden können. Im vierten Abschnitt wird ein Resümee gezogen.

2. Geschichtliche Entwicklungen

2.1 Von Mitwirkungspflichten zu Mitwirkungsrechten
Ein Überblick zur Entwicklung

Die Sorge für die eigene Gesundheit liegt seit jeher als Anliegen und zugeschriebene Aufgabe in der Verantwortung der Individuen, die sich allerdings in akuten Notfällen auf kundige Personen wie Zauberer, Heilige, Schamanen, Priester, Ärzte oder andere angewiesen sahen. Seit die Gesundheitsberufe und hier insbesondere die Ärzte eine rasante Professionalisierung durchlaufen, geht in Fällen von Krankheit und akuter Gesundheitsbedrohung die Verantwortung durch staatliche Zuweisung auf die professionellen Kräfte über. Ihnen hat der Gesetzgeber auf Grundlage der ihnen attestierten Qualifikation die Berechtigung zu *autonomen* Entscheidungen zugewiesen. Im Jahr 1981 sind in den Sozialgesetzen nahezu ausschließlich Mitwirkungspflichten, keine Mitwirkungsrechte definiert.[4] Erst 1991 ändert

---

3 Hierzu ausführlich Engelhardt (2011), S. 191-247.
4 Riedmüller (1981).

sich dieser Zustand durch das Kinder- und Jugendhilfegesetz. Das Interesse des Staates an einer derartigen Lokalisierung und Bündelung der Entscheidungsbefugnisse bei den Fachkräften orientierte sich dabei zwar einerseits am Wohlbefinden und der Funktions- bzw. Arbeitsfähigkeit der jeweils betroffenen Personen, weil man von den professionellen Akteuren *allein* diese Leistung erwartete, aber deren *Eigennutz und eingeschränkte Sichtweise* unterschätzte und ihre *Orientierung an den Patienten* überschätzte. Andererseits war der Gesetzgeber ebenso an den mit dem autonomen Berufsmodell verbundenen *Chancen sozialer Kontrolle*[5] im Falle von Epidemien, Seuchen und – nicht zu vergessen – aus welchen Gründen auch immer unliebsamen Personen interessiert, wie der Einsatz bzw. Missbrauch der Psychiatrie in vielen Epochen der Menschheitsgeschichte, in Deutschland während der NS-Zeit und noch lange Zeit danach, zeigt. Im Falle von Krankheit werden Menschen zu Patienten, d.h. primär passiven sozialen Objekten, denen eigene Entscheidungen weitgehend entzogen und deren Beteiligung am Gesundungsprozess auf von Fachkräften gesteuerte *Mitwirkungspflichten* reduziert wurden.

Lange Zeit, bis in die späten 80er Jahre, wurden Probleme des Umgangs mit Krankheiten weit überwiegend aus dem Blickwinkel der Gesundheitsberufe thematisiert, diskutiert, gehandhabt und inhaltlich beherrscht. Seit der Studentenbewegung wehren sich Selbsthilfeinitiativen[6] zunehmend gegen diese Fremdbestimmung, Verplanung und Entfremdung durch die Fachkräfte – im Gesundheitsbereich besonders durch die Ärzteschaft – und fordern für Patienten bzw. Nutzer der Gesundheits- und Sozialdienste Selbstbestimmung, Mitbestimmung und Mitwirkung ein. Damals häufig als missliebige Außenseiter diskriminiert, erhalten die Selbsthilfeinitiativen mit ihren Forderungen besonderen Nachdruck durch einzelne praktizierende Fachkräfte und durch Wissenschaftler, die die Situation im Gesundheitswesen und die Selbsthilfegruppenarbeit untersuchen, sich auf dieser Grundlage die Forderungen der Selbsthilfeinitiativen zu eigen machen und – dies ist ihr eigener wesentlicher Beitrag – systematisch begründen sowie öffentlich vertreten und damit gesellschaftsfähig machen. Schließlich gewinnt die durch Selbstbestimmung, Mitbestimmung und Mitwirkung geprägte Patientenperspektive in der öffentlichen gesundheitspolitischen Diskussion insbesondere durch die zwischen Selbsthilfeinitiativen und Politik vermittelnden Wissenschaftler, Praktiker und Verwaltungsfachleute derart an Bedeutung für den Umgang mit Gesundheit, Krankheit und sozialen Problemen, dass ab 1991 Selbstbestimmung, Mitbestimmung und Mitwirkung der Pati-

---

5   Keupp (1982) und Forschungsverbund (1987).
6   Mit dem Begriff Selbsthilfeinitiativen fasse ich unterschiedliche Formen der Selbstorganisation zusammen. Dazu rechne ich klassische Selbsthilfegruppen auf der Basis gegenseitiger Hilfe wie Gesprächs- und Kontaktgruppen, aber auch nach außen in die Gesellschaft wirkende Aktionsgruppen sowie selbst organisierte und alternative Projekte, in denen überwiegend Betroffene und Fachleute mit neuen Konzepten Problemlösungen anstreben und meistens auch erreichen.

enten/Nutzer einerseits als deren Rechte und andererseits als Vorgaben für die Gesundheits- und Sozialberufe, zunächst im Kinder- und Jugendhilfegesetz[7] und schließlich durchgängig im Sozialgesetzbuch festgeschrieben werden.[8] Dass die Bundesregierung diese nach der Verfassung eigentlich selbstverständliche Umsetzung der Selbst- und Mitbestimmungsrechte im Sozial- und Gesundheitsbereich zunächst ziemlich zögerlich betrieben hat, ist mehreren Faktoren zuzuschreiben: der Machtstellung und Interessenvertretung der Professionen, den Bedenken zum Urteilsvermögen der Betroffenen, dem befürchteten Kontrollverlust und möglicherweise anderen nicht bekannten Faktoren. Schließlich aber haben die Selbsthilfeinitiativen und die sowohl in traditionellen Institutionen als auch in alternativen Projekten verwurzelten Wissenschaftler, Fachleute und Verwaltungsfachkräfte – so genannte Drehpunktpersonen,[9] hier Mediatoren genannt – den argumentativen Druck erzeugt, der zu den gesetzgeberischen Maßnahmen im Sozialgesetzbuch führte. Was beinhaltet diese Gesetzgebung?

- Neben die mehr oder weniger selbstverständlichen Mitwirkungspflichten sind mit den Regelungen des Sozialgesetzbuches und dessen Ausführungsbestimmungen *Mitwirkungsrechte der Patienten/Nutzer* und darauf bezogene *rechtliche Vorgaben für die Professionen* getreten.
- Damit ist das *autonome Berufsmodell* der Gesundheits- und Sozialberufe im *rechtlichen* Sinn aufgehoben bzw. relativiert: Es wird ersetzt durch eine Balance aus fachlich basierten Entscheidungsbefugnissen der Fachkräfte *und* Rechten der jeweils betroffenen Personen auf Selbstbestimmung, Mitbestimmung und Mitwirkung.
- Auf der Grundlage dieser Rechte haben die Willensbekundungen der Betroffenen, soweit sie im Rahmen der Verfassungs- und anderen relevanten Rechtsvorgaben erfolgen, im Konfliktfall Priorität gegenüber fachlichen Entscheidungen, die damit wesentlichen Einschränkungen unterliegen wie z.B. die Vorsorgevollmachten zeigen. Zwangsmaßnahmen sind nun an richterliche Entscheidungen gebunden.
- Die *Deutungshoheit* und *Definitionsmacht* für zentrale Fragen des Lebens, von Gesundheit und Krankheit sind damit, soweit sie sich im Rahmen der Verfassung und relevanter Einzelgesetze bewegen, unter rechtlichen Gesichtspunkten von den bis dahin zuständigen Institutionen und ihren Repräsentanten in erheblichem Umfang auf die jeweils betroffenen Individuen bzw. von ihnen beauftragte Personen übergegangen: Die *Patienten- bzw. Nutzerperspektive* ist im Gesundheits- und Sozialbereich hinsichtlich der Deutungshoheit und Definitionsmacht zu grundlegenden Fragen des Lebens eine zentrale Perspektive und Gegenstand intensiver Forschungen geworden.[10] Hier hat also eine *Indivi-*

---

7 Vgl. hierzu Bundesministerium für Familie, Senioren, Frauen und Jugend (1991).
8 Engelhardt (2011), S. 205-223.
9 Schwendter (1978) und Huber (1980).
10 Luxford et al. (2011).

dualisierung von Deutungshoheit und Definitionsmacht stattgefunden. *Patienten/Nutzer sind für die sie selbst betreffenden Angelegenheiten zu einer selbständigen, verbindlich entscheidenden ethischen Instanz geworden.*
- Von dieser Deutungshoheit und den darauf bezogenen Entscheidungsbefugnissen sind auch die Religions- und Weltanschauungsgemeinschaften betroffen, deren Rechte zur Gestaltung ihrer Einrichtungen auf der Grundlage der eigenen Überzeugungen – häufig als Tendenzschutz bezeichnet – durch die Regelungen des Sozialgesetzbuches wesentlich eingeschränkt werden; sie *müssen* nunmehr die Willensbekundungen und Entscheidungen der betroffenen Personen respektieren, auch wenn diese ihren eigenen Überzeugungen zuwiderlaufen.[11]
- Die Gesundheitsberufe und unter ihnen in besonderer Weise die mit weit reichenden Entscheidungsbefugnissen ausgestatteten Ärzte sehen sich deshalb vor der Notwendigkeit, sich mit dieser sie einschränkenden, neuen Rechtslage zu beschäftigen und die gesetzlichen Vorgaben, auch wenn sie fallweise ihren eigenen Grundsätzen widersprechen, in ihrem beruflichen Handeln umzusetzen.

2.2 Zur kulturgeschichtlichen Einordnung

Die soeben dargestellte Entwicklung und ihr Ergebnis in Deutschland beziehen sich auf einen relativ kurzen Zeitraum von ca. 40 Jahren und stellen hier den vorläufigen Endpunkt eines komplexen Prozesses dar, dessen Hauptmerkmale ich skizzieren möchte, um den Stellenwert dieses Ergebnisses zu profilieren. Es geht also um eine *kulturgeschichtliche Einordnung*, die in diesem Kontext holzschnittartig sein wird.

Die Deutungshoheit über Menschsein in Gesellschaft und Welt war ursprünglich in allen Gesellschaften bei den Repräsentanten der vielgestaltigen Mythologien, Religionen und anderer Deutungssysteme menschlichen Seins monopolisiert. Diese Monopolisierung hatte über den weitaus größten Zeitraum der Menschheitsgeschichte grundsätzlich Bestand, auch wenn sie sich immer wieder gegen Kritik und verschiedenartige Herausforderungen sowohl von Einzelpersonen als auch von sozialreligiösen Bewegungen behaupten und durchsetzen musste. Letztlich stellten derartige Auseinandersetzungen auch eher ausnahmsweise die *Institution* der *monopolisierten Deutungshoheit* als solche in Frage; vielmehr beinhalteten sie inhaltliche Differenzen, persönliche Herausforderungen und Rivalitäten der jeweiligen Inhaber der maßgeblichen Positionen der Deutungshoheit, aber auch soziale Konflikte. Diese Situation änderte sich – bezogen auf große Teile Europas – im Laufe des Mittelalters. Als Vorläufer der Reformation beanspruchten religiöse Gruppierungen wie z.B. Katharer, Albigenser, Hussiten die Deu-

---

11 Engelhardt (2011), S. 243-246.

tungshoheit für sich und entwickelten eigene, teilweise individualisierte und dezentralisierte Strukturen. Mit der Reformation Martin Luthers, aber auch der parallelen Bewegungen von Zwingli und Calvin entwickelten sich *grundsätzliche Verschiebungen der Deutungshoheit von der Institution auf das Individuum:* Die *einzelnen Gläubigen als Individuen* übernehmen in Verbindung mit der *Gemeinschaft der Gläubigen* die Deutungshoheit und Definitionsmacht. Das *individuelle Gewissen* wird zu einer Instanz der Deutungshoheit in Verbindung mit dem Glauben der Gemeinde, was die Formulierung *allgemeines Priestertum der Gläubigen* ausdrückt. Die Repräsentanten der lutherischen und reformierten Kirchen werden von den Gläubigen *gewählt*: Es hat sich eine Demokratisierung von Glaubensüberzeugungen vollzogen. Das Modell einer übergeordneten, unabhängigen und absoluten Institution der Deutungshoheit ist mit diesen Verlagerungen grundsätzlich aufgegeben. *Das Individuum wird zu einer eigenständigen ethischen Instanz.*

Die römisch-katholische Kirche blieb bei ihrem absoluten Institutionsmodell; sie konnte und wollte diesen kolossalen Umbruch hinsichtlich der Deutungshoheit und Definitionsmacht sowie den damit verbundenen Machtverlust bis heute nicht akzeptieren. Es kam zu den bekannten langwierigen, oft kriegerischen Auseinandersetzungen über mehr als zwei Jahrhunderte, die allerdings die Entwicklung nicht zurückdrehen konnten. Nebeneinander gibt es also um 1750 in Europa *zwei Modelle der Deutungshoheit*: das einer absoluten Institution und das (teil)individualisierte.

Dabei ist es nicht geblieben. Die *gesellschaftliche Differenzierung* vor allem der vergangenen drei Jahrhunderte hat das, was ich hier Deutungshoheit und Definitionsmacht nenne, strukturell grundlegend und entscheidend verändert. Je nachdem, welche Aspekte der gesellschaftlichen Differenzierung man herausarbeiten möchte, kann dieser Prozess unter unterschiedlichen Leitvorstellungen beschrieben werden, unter anderem als Säkularisierung, Liberalisierung, Individualisierung, Emanzipation, Entmythologisierung, soziale Differenzierung oder Demokratisierung.

Wesentliches Merkmal dieses höchst komplexen Prozesses ist es, dass Gruppen, Organisationen, Institutionen und nun auch Individuen für die von ihnen reklamierten Gegenstands- bzw. Zuständigkeitsbereiche selbst die Deutungshoheit beanspruchen und dafür – das ist entscheidend – auch gesellschaftliche Akzeptanz gewinnen, ob dies die traditionellen Deutungsinstitutionen nun akzeptieren oder nicht. Geradezu exemplarisch zeigen die Auseinandersetzungen um Galileo Galilei, dass die Deutungshoheit und Zuständigkeit für die diversen Gegenstandsbereiche von traditionellen Deutungsinstitutionen auf dafür spezialisierte und kompetente Einrichtungen und Institutionen übergehen, die Allzuständigkeit der römisch-katholischen Kirche aufhört zu bestehen *und* beansprucht zu werden. So entstand nebeneinander eine Vielfalt von jeweils auf Teilbereiche bezogenen Deutungshoheiten in den Gesellschaftsbereichen, Institutionen, Wissenschaften usw., mit denen jeweils Optionen zur meist verbindlichen Festlegung und

Kontrolle von Wert- und Normsetzungen verbunden sind. Insgesamt hat dieser immer noch fortschreitende Prozess eine doppelte Funktion: Er führt einerseits von allzuständigen, absoluten Deutungsinstitutionen zu einer sich weiter ausdifferenzierenden und komplizierenden Struktur von *Teildeutungshoheiten* in Wissenschaften, Gesellschaftsbereichen, Politik und zahlreichen Institutionen; andererseits mündet er in eine fortlaufende Verminderung von Zuständigkeit und damit von Einfluss/Macht der traditionellen Deutungsinstitutionen, denen Gestaltungs- und Kontrolloptionen in der Gesellschaft entzogen werden.

Während immer noch viele Staaten – insbesondere islamisch geprägte – die *Monopolisierung* der Deutungshoheit und Definitionsmacht bei religiösen Institutionen in hohem Maße beibehalten, treten nicht nur in Europa, sondern auch in anderen Ländern der Erde immer mehr, aber nicht durchgängig, die Staaten an die Stelle der traditionellen Deutungsinstitutionen: Sie beziehen sich in ihren Verfassungen zwar überwiegend ausdrücklich auf die jeweiligen gesellschaftlichen und religiösen Traditionen[12], legen jedoch selbst Ziele, Werte und Verhaltensweisen als übergreifenden und verbindlichen Rahmen fest. Mit diesem Rahmen müssen sich alle Organisationen, Institutionen und Personen arrangieren, auch die traditionellen Deutungsinstitutionen. Insbesondere die besonders demokratieresistente römisch-katholische Kirche wehrt sich – mit abnehmendem Erfolg – gegen die vollzogene Zurückstufung und die real schwindende Deutungshoheit sowie Definitionsmacht primär in den europäischen Ländern.

In diesem staatlich vorgegebenen Rahmen werden mit der Demokratisierung auch den Bürgern für ihre Lebensführung immer mehr Gestaltungs- und Entscheidungskompetenzen übertragen bzw. zugemutet. Von Zumutung spreche ich, weil diese *Individualisierung* eine höchst ambivalente Situation darstellt.[13] Einerseits erhalten Bürger damit ein Maximum an Selbstbestimmung, Mitbestimmung und Mitwirkung, d.h. an individuellen Gestaltungschancen zugesprochen. Mit *Zumutung* ist hier andererseits gemeint, dass viele Menschen insbesondere mit folgenreichen, langfristigen Entscheidungen zu ihrer Biografie, also dem, was in der Biografieforschung auch als *Lebenslaufmanagement* bezeichnet wird, häufig sowohl individuell als auch aus strukturellen, nicht beeinflussbaren Rahmenbedingungen überfordert sind, aber für die wie auch immer getroffenen Entscheidungen und damit übernommenen Risiken dennoch selbst verantwortlich gemacht werden. Der deutsche Staat als wesentlicher Gestalter der Rahmenbedingungen menschlichen Lebens war sich der Ambivalenz weit reichender individueller Gestaltungsrechte sehr wohl bewusst; er hat seinen Bürgern dieses Lebenslaufmanagement für bedeutsame Lebensrisiken wie z.B. Arbeitslosigkeit, Krankheit, Invalidität und Alter nicht zugetraut und deshalb selbst ausgewählte, rechtlich verbindliche Vorsorgeentscheidungen getroffen, um

---

12 Vgl. Graf (2007), S. 102-132.
13 Beck (1986), Keupp (1988) und Engelhardt (1991).

Lebensrisiken zu reduzieren und sich selbst vor sozialstaatlich begründeten Unterhaltsansprüchen zu schützen. Auch in Fragen der Gesundheit/Krankheit sowie sozialer und psychosozialer Notlagen hatte der Staat seinen Bürgern zunächst keine *angemessenen* Entscheidungen zugetraut und deshalb dem professionellen Personal die Befugnis zugewiesen, auf der Grundlage fachlicher Kompetenz die Not wendenden Entscheidungen zu treffen. Die Selbsthilfeinitiativen – insbesondere des alternativen Entwicklungsstrangs – haben dieses Entscheidungsmonopol als Entpersönlichung, Bevormundung, Entfremdung und Verplanung aufgefasst und stattdessen Selbstbestimmung, Mitbestimmung und Mitwirkung für Patienten/Nutzer eingefordert. Mit der oben beschriebenen Umsetzung der Forderungen im Sozialgesetzbuch hat der Gesetzgeber diesen Ansprüchen entsprochen und die Deutungshoheit und Definitionsmacht der Bürger zusätzlich zu den bereits früher fest gelegten Individualrechten auf grundlegende Entscheidungen im Gesundheits- und Sozialbereich ausgedehnt. Das Resultat mag im Prozess der Verlagerung der Deutungshoheit von einer absoluten Institution auf eine differenzierte Struktur von Teilhoheiten als kleiner Schritt erscheinen, unter dem Gesichtspunkt der Entscheidungsfreiheit des Individuums ist es ein wesentlicher Fortschritt: Der Bürger als Individuum hat als *eigenständige ethische Instanz* zusätzliche Bedeutung gewonnen, die Entscheidungsbefugnisse von Religions- und Weltanschauungsgemeinschaften sowie Professionen wurden reduziert. Dazu haben die Selbsthilfeinitiativen als winzige Minderheit maßgeblich beigetragen – eine außergewöhnliche Leistung.

Die Entwicklung der Deutungshoheit und Definitionsmacht in den pluralistischen Gesellschaften mit meist christlicher Tradition ging also eindeutig von einem ursprünglichen Monopol der Deutungsinstitutionen aus und führte zu einer differenzierten Struktur von Teildeutungshoheiten für begrenzte Sachgebiete unter *staatlicher* – und mittlerweile teilweise Staaten übergreifender Kontrolle. Dabei sind gleichzeitig die zunehmenden Entscheidungsbefugnisse der Individuen auf der *Legitimationsgrundlage Menschenwürde* unverkennbar. Zum gegenwärtigen Zeitpunkt haben in der Struktur der Teildeutungshoheiten vier Legitimationsmuster herausragende Bedeutung:

- Mit der Demokratisierung hat die *Legitimation durch Verfahren,* d.h. durch geregelte Mehrheitsbeschlüsse zentrale Bedeutung jedenfalls für demokratische Gesellschaften gewonnen. Durch demokratische Verfahren werden die grundlegenden Wertvorstellungen und diejenigen Rahmenbedingungen einer demokratischen Gesellschaft definiert, unter denen andere Legitimationsformen eine Existenzberechtigung erhalten.
- In diesem Rahmen sind nach wie vor *religiöse Überzeugungen* bedeutsame Legitimationsgrundlagen. Dabei nimmt die Wirksamkeit der *traditionellen* Deutungsinstitutionen in Europa seit etwa zwei Jahrhunderten insgesamt deutlich ab.

- Im vorgegebenen Rahmen, der durch internationale Vereinbarungen ergänzt und nachhaltig beeinflusst wird, gewinnt Legitimation durch *Fachkompetenz* (Wissenschaft) kontinuierlich an Bedeutung.
- Ebenso werden in diesem Kontext dem *Individuum* als eigenständiger ethischer Instanz auf der Grundlage der ihm zugesprochenen *Menschenwürde immer mehr Entscheidungsbefugnisse* zugewiesen.

Das beschriebene pluralistische Gesellschaftsmodell[14] ist in Europa ein Produkt der jüngeren Geschichte und in den einzelnen Ländern in recht unterschiedlichen Entwicklungsstadien zu beobachten. Konkurrierende Religions- bzw. Weltanschauungsgemeinschaften in *einer* Gesellschaft stellen insbesondere dann eine prekäre und konflikträchtige Situation dar, wenn sie sehr unterschiedliche Werte und Verhaltensweisen beinhalten und dafür gesellschaftliche Geltung einfordern. Obwohl den traditionellen Religionsgemeinschaften in Europa (ohne Balkanländer) relativ *ähnliche Überzeugungen* aus demselben Traditionsstrom zu eigen sind, hat es doch Jahrhunderte gedauert, bis dieses Gesellschaftsmodell leidlich funktionsfähig geworden ist. Drei gleichzeitige und miteinander untrennbar verwobene Prozesse haben eine Entwicklung zum pluralistischen Gesellschaftsmodell ermöglicht:

- die Aufklärung mit ihrer Betonung der Rationalität, Empirie und Individualität
- der rapide Bedeutungs- und Funktionsverlust der traditionellen Deutungsinstitutionen
- und die Entwicklung der Staaten zu obersten Rechtsetzungsinstanzen.

Das pluralistische Gesellschaftsmodell funktioniert also in Deutschland und anderen europäischen Staaten unter anderem wesentlich wegen der Schwäche der Religionsgemeinschaften.

Das pluralistische Gesellschaftsmodell baut wie jedes andere auf einer ideellen Basis auf, für die zwei Varianten formuliert werden können: ein Minimalkonsens oder – besser weil fundierter – eine Überzeugung. Der Minimalkonsens beinhaltet die rationale Einsicht, dass mehrere unterschiedliche Glaubensgemeinschaften mit ihren je spezifischen Deutungen menschlicher Existenz nur auf der Grundlage von Toleranz, d.h. gegenseitiger Achtung in einer Gesellschaft friedlich mit- und nebeneinander leben können. Diese Version ist geprägt von einem sich Abfinden mit den gegebenen Verhältnissen; sie beinhaltet immerhin den Respekt vor Menschen mit anderen Überzeugungen. Deutlich weiter geht die Überzeugung, dass grundsätzlich mehrere oder gar viele Deutungen menschlicher Existenz bestehen und plausibel sein können und diese Einsicht als solche mit gegenseitiger Achtung verbunden ist. Die ideelle Basis ist beides zugleich: Stärke

---

14 Zu den soziologischen Bezugspunkten siehe Engelhardt (1968), S. 97-148.

und Schwäche. Einerseits erlaubt sie der Bevölkerung, von der Vielfalt der Wertvorstellungen zu profitieren, die eigene Verortung zu wählen und zu leben. Andererseits ermöglicht Toleranz monistisch orientierten Personen und Gruppen, sich in einer freien pluralistischen Gesellschaft zu entfalten. Dies kann in Usurpation ausarten (vgl. Nationalsozialismus). Auch eine intakte pluralistische Gesellschaft kann durch gezielte Angriffe von außen nachhaltig gestört werden. In den USA vollzog sich nach dem Terrorakt auf das World Trade Center ein erheblicher Rechtsruck. Wie viele derartige Angriffe vermag das pluralistische amerikanische Modell zu verkraften, ohne sich selbst aufzugeben?

Wenn pluralistische Gesellschaften gegenwärtig einschließlich eines gewissen Konfliktpotenzials funktionieren, dann weisen die großen Religions- oder Weltanschauungsgemeinschaften hinsichtlich ihrer Überzeugungen, Werte und Verhaltensweisen vergleichsweise geringe Unterschiede auf. Dennoch sind geringe derartige Unterschiede kein Garant für gelingenden Pluralismus. Für friedliche Koexistenz sehr unterschiedlicher Religionsgemeinschaften in einer pluralistischen Gesellschaft kenne ich gegenwärtig keine gelingenden Beispiele. Die frühere Hoffnung, dass dies im Libanon[15] gelingen könnte, wurde bisher enttäuscht.

Die Idee friedlicher Koexistenz unterschiedlicher Religions- oder Weltanschauungsgemeinschaften in einer Gesellschaft ist auch für mich verführerisch. Dennoch kann ich als Sozialwissenschaftler und Religionssoziologe weder die Störungsanfälligkeit und Bedrohung des pluralistischen Gesellschaftsmodells durch starke Religions- oder Weltanschauungsgemeinschaften noch die aktuellen weltweiten Entwicklungen ignorieren. Den religionsbezogenen Grabgesängen einiger Autoren zum Trotz vollzieht sich in vielen Teilen der Welt in den Weltreligionen und darüber hinaus – nicht nur im Islam – eine Revitalisierung und Erneuerung religiöser Vorstellungen, wie man in der eindrucksvollen Darstellung von Friedrich Wilhelm Graf[16] nachlesen kann. Zahlreiche Indikatoren weisen darauf hin, dass ein existenzielles menschliches Bedürfnis in der Sinndeutung menschlichen Lebens zu sehen ist, die mit ihren Überzeugungen, Wertsetzungen und Verhaltensvorgaben die Grundlage für *individuelle* Orientierung und Lebensführung einerseits und für die Gestaltung der Gesellschaft andererseits darstellt. Das auffällige Wachstum primär fundamentalistischer Gruppen mit einfach strukturierten, klaren Deutungsansätzen in den Weltreligionen ist deshalb

---

15 Vgl. Engelhardt (1968), S. 117-123. Im Jahr 1968 schien es denkbar, dass auch in einer Gesellschaft mit sehr unterschiedlichen Religionsgemeinschaften friedliches Mit- und Nebeneinander möglich sein könnte. Nach mittlerweile 44 Jahren bestehen daran erhebliche Zweifel. Tatsächlich haben sich mehrere Parallelgesellschaften unter konfessionellen Vorzeichen gebildet bzw. verfestigt.
16 Graf (2007), S. 102-178.

nicht verwunderlich: Differenziertes, rationales Denken hat es sehr schwer, sich gegen emotional und existenziell bestimmte Heils- und Gewissheitsbedürfnisse durchzusetzen, wie z.B. die Diskussion um den Kreationismus bzw. die Darwin'sche Evolutionstheorie in den USA zeigt.

Starke Religionsgemeinschaften lassen sich nur selten – ich kenne keine Beispiele – ins Private abdrängen, sondern fordern für ihre Deutung und die damit verbundenen Werte sowie Verhaltensweisen Geltung und Umsetzung in der Gesellschaft ein. Bestehen in einer pluralistischen Gesellschaft mehrere starke und dazu sehr unterschiedliche Religionsgemeinschaften, so hat sich bisher stets ein Kampf um die Vorherrschaft bzw. die Unterordnung und Marginalisierung der jeweils anderen vollzogen, denen dann im günstigen Fall Duldung, im ungünstigen Verfolgung, Vertreibung usw. zuteil wird. Derartige Auseinandersetzungen sind weltweit gegenwärtig mehrfach im Gange, wofür die Medien breit gestreute Evidenz liefern.

Die genannten Argumente und Entwicklungen lassen es als sehr wahrscheinlich erscheinen, dass pluralistische Gesellschaften auf Dauer nur funktionsfähig bleiben, wenn zusätzlich zu anderen Bedingungen die zu ihnen gehörenden Religionsgemeinschaften hinsichtlich der für die Gesellschaft jeweils zentralen Werte und Lebensformen ähnliche Wertvorstellungen teilen oder mittelfristig – auf welche Weise auch immer – erreichen, d.h. keine *unvereinbaren* Auffassungen aufweisen. Eine gemeinsame Wertgrundlage ist für die Funktionsfähigkeit von Gesellschaften unabdingbar. Die Idee einer dauerhaften, gleichberechtigten sowie friedlichen Koexistenz *beliebiger* auch sehr unterschiedlicher Religions- und Weltanschauungsgemeinschaften in einer Gesellschaft halte ich bis zum Gegenbeweis wegen der latenten und manifesten Gegensätze bei Wertvorstellungen und Verhaltensweisen sowie der jeweils daraus abgeleiteten Geltungsansprüche für eine sozial-, welt- und lebensfremde Vorstellung.

3. Konkrete Leistungen der Gesundheitsselbsthilfeinitiativen und ihre Implikationen für Leistungsgrenzen, Mängel sowie für Qualitätsgewinne im professionellen Gesundheitswesen

Im zweiten Abschnitt wurden die Wirkungen der Selbsthilfeinitiativen auf der *Leitbildebene* beschrieben und *kulturgeschichtlich* eingeordnet. In diesem Abschnitt soll auf die *konkreten Leistungen der Gesundheitsselbsthilfe*initiativen eingegangen werden, weil sie einerseits Mängel und offensichtliche Leistungsgrenzen der Fachkräfte und andererseits qualitative Verbesserungschancen des Gesundheitswesens aus der Patientenperspektive der Selbsthilfeinitiativen erkennen lassen.[17]

Die konkreten Leistungen der *Gesundheits*selbsthilfeinitiativen werden in der Literatur ziemlich durchgängig als *Ergänzung* professioneller medizinisch-therapeutischer Arbeit beschrieben. Bereits der Ausdruck Ergänzung signalisiert, dass es einen Ergänzungs*bedarf* gibt: Die professionelle therapeutische Arbeit befriedigt einige von den Betroffenen für bedeutsam gehaltene Bedürfnisse nicht oder nicht ausreichend, sei es wegen individueller Unzulänglichkeiten der Fachkräfte, sei es wegen ihrer strikten Begrenzung auf medizinisch-therapeutische Aufgaben oder sei es aus strukturellen Gründen. Die Patientenperspektive der Gesundheitsselbsthilfeinitiativen erbringt nicht nur wesentliche Verbesserungen für die Lebensführung der von schwerer Krankheit/Behinderung betroffenen Teilnehmer/innen und für außen stehende Betroffene – darin ist die Ergänzung zu sehen; darüber hinaus führt sie mit ihren an Patienten/Nutzern orientierten Einschätzungen und Aktionen, mit ihrer Beteiligung an therapeutischen Verfahren, ihren variationsreichen Kooperationsbeziehungen mit Fachkräften sowie ihrer Mitwirkung in medizinischen Gremien[18] zu institutionell und gesamtgesellschaftlich relevanten Veränderungen und Verbesserungen. Mit anderen Worten: Selbstbestimmung, Mitbestimmung und Mitwirkung der Patienten/Nutzer bewirken einerseits im Kern nicht professionalisierbare, qualitative Verbesserungen für die Betroffenen *und* andererseits *eigene Gestaltungsbeiträge* zur Gesundheitsversorgung. Die professionelle Perspektive erweist sich dabei als nach wie vor sehr bedeutsame, aber eben unvollständige und erweiterungsbedürftige Sichtweise.

In einem ersten Teil charakterisiere ich deshalb die konkreten Leistungen der Selbsthilfeinitiativen, in einem zweiten markiere ich deren Implikationen für Grenzen, Schwachstellen und Aktionsmöglichkeiten der gesundheitsbezogenen Fachkräfte und Institutionen im Umgang mit kranken Menschen; im dritten Abschnitt wird auf die Qualitätsgewinne eingegangen, die das Gesundheitswesen durch Kooperation mit Selbsthilfeinitiativen teilweise bereits gewinnt und weiterhin gewinnen kann.

---

17 Zur Eigenart von Selbsthilfegruppenarbeit bieten drei Sammelbände ein breites Perspektivenspektrum: Kickbusch/Trojan (1981), Selbsthilfezentrum München (1988) und Balke/Thiel (1991).
18 Danner/Matzat (2005), Meinhardt et al. (2009), Etgeton (2009) und Hagemann et al. (2010).

3.1 Konkrete Leistungen von Gesundheitsselbsthilfeinitiativen

Man kann die konkreten Leistungen der Gesundheitsselbsthilfeinitiativen auf drei Ebenen beschreiben: Es handelt sich um Wirkungen für die Teilnehmer an einer Selbsthilfegruppe, um Wirkungen für das Umfeld und um Wirkungen für die Gesellschaft,[19] wie die folgende Tabelle zeigt:

Leistungen für *Teilnehmer*: Erfahrungsaustausch
- verbessert soziale Einbindung und kommunikative Fähigkeiten - lässt Selbstvertrauen wachsen und Verhalten ändern - verbessert die psychosoziale Befindlichkeit - aktiviert und entfaltet eigene Fähigkeiten - realisiert gegenseitige Unterstützung bei Problemen - entwickelt erprobte Hilfen für den Alltag - mindert Probleme, oft durch neue Konzepte
Leistungen für das *Umfeld der Teilnehmer:*
- Verbesserung der Beziehungen - Information über den Problemkontext mit unterschiedlichen Mitteln - Hilfe für andere Betroffene außerhalb der Gruppen - Wissensbestände und Ratschläge aus Betroffenenerfahrung für Betroffene außerhalb der SHG
Leistungen für die *Gesellschaft*:
- Interessenvertretung für Betroffene nach außen - Einstellungsänderung bei Professionellen - Änderung der Institutionen - Neue erprobte Konzepte zur Problemlösung - Mitwirkung in und Kooperation mit professionellen Arbeitszusammenhängen zugunsten Dritter - Ökonomische Wirkungen
Selbsthilfeinitiativen setzen auf die Selbstbestimmung und die Fähigkeiten der Betroffenen
Quelle: Engelhardt et al. (2008), geringfügig geändert.

---

19 Zu den gesellschaftlichen Wirkungen der Selbsthilfeinitiativen finden sich bei Selbsthilfeforschern nur selten Ausführungen. Auch Borgetto (2007) geht nicht darauf ein. Über die folgenden Ausführungen hinaus sind detaillierte Informationen zu Inhalten und Literatur zu finden bei Engelhardt (2011), S. 106-147.

Meiner Sekundäranalyse der Wirkungen von Gesprächs- und Kontaktgruppen zufolge, können insbesondere die Wirkungen der Gruppen für ihre Teilnehmer/innen als empirisch klar bestätigt angesehen werden.[20] Diese Leistungen stehen eindeutig im Mittelpunkt, sind sie es doch, warum Menschen sich zur Teilnahme an einer Selbsthilfegruppe entscheiden und warum sich Sozial- und Gesundheitspolitiker, aber auch immer mehr Fachleute für Selbsthilfegruppen interessieren. Von den Leistungen für das Umfeld der Teilnehmer können mit Ausnahme der zuerst genannten, alle anderen drei Leistungen als mehrfach bestätigt gelten.[21] Mindestens 50 % der Vereinigungen bieten derartige Leistungen für Betroffene außerhalb ihrer Gruppe. Von den Leistungen für die Gesellschaft können die an erster und vierter Stelle genannten als empirisch voll bzw. teilweise bestätigt gelten, während es für die übrigen Punkte zwar zunehmend mehr Beispiele und/oder unterschiedlich ausgeprägte Anhaltspunkte, aber auch erheblichen Forschungsbedarf gibt.

3.2 Was sagen die Leistungen der SHI über die Leistungsgrenzen/Mängel im Gesundheitswesen aus?

Psychosoziale Aspekte spielen bei Krankheit nahezu durchgängig eine Rolle, deren Bedeutung relativ gering sein mag, solange Verletzungen bzw. Krankheiten durch medizinische Therapien gewissermaßen technokratisch beseitigt und „repariert" werden können.

Aus der Patientenperspektive der Selbsthilfegruppen haben jedoch im Kontext von in der Regel sehr schweren, meist chronischen Erkrankungen und Behinderungen die soziale Einbindung, die Beteiligung und Aktivierung der Person, ihre psychosoziale Befindlichkeit, die Orientierung im Medizinsystem und die Bewältigung der Krankheitsfolgen im Alltag ausgesprochen zentrale Bedeutung. Gesundheitsbezogene Selbsthilfeinitiativen sind weit überwiegend auf der *psychosozialen* Ebene aktiv. Menschen mit schweren chronischen Erkrankungen/Behinderungen befinden sich also – verglichen mit Menschen mit heilbaren Erkrankungen – in einer besonderen Lage. Es ist deshalb nicht verwunderlich, dass Selbsthilfegruppen, diverse Gesundheitsprojekte und in diesem Feld arbeitende Fachkräfte einem *ganzheitlichen, physische und psychische Faktoren verbindenden* Gesundheitsverständnis, wie es die WHO idealtypisch definiert, nahe stehen. Selbsthilfegruppen gehen mit dem Erfahrungsaustausch und dessen Wirkungen erfolgreich auf die genannten Probleme ein und verdeutlichen damit – bezogen auf ihr Indikationsspektrum – einerseits ihren problemangemessenen Zugang zu chronischer Krankheit/Behinderung und andererseits Leistungsgrenzen bzw. Mängel des Medizinbetriebs. Letzterer konzentriert sich be-

---

20 Engelhardt (2011), S. 114-126, zum Wirkmechanismus siehe Möller (1979).
21 Bachl et al. (1995), Bachl et al. (1998) und Trojan/Estorff-Klee (2004).

wusst auf grundsätzlich heilbare Krankheiten und die physische Gesundung mit technokratisch angelegten Therapien. Es ist also zunächst festzuhalten, dass es *die* Patientenperspektive nicht gibt, sondern dass sich Patientenperspektiven je nach den ihnen zugrunde liegenden Indikationen unterscheiden, auch wenn sich dabei gewisse Gemeinsamkeiten abzeichnen. Dass sich Gesundheitsinstitutionen und Fachkräfte immer noch zögerlich auf Selbsthilfegruppen einlassen, ist u. a. auch auf Unterschiede im Gesundheitsverständnis und dem daraus abgeleiteten Therapieauftrag zurückzuführen: Die Ärzteschaft mag sich in ihrer überwiegenden Mehrheit nicht auf *generelle* Erwartungen/Forderungen einlassen, die sich aus einem *begrenzten* Indikationsspektrum und dem dazu passenden *ganzheitlichen* Gesundheitsverständnis ableiten lassen. Noch 1980 hat die Ärzteschaft das Gesundheitsverständnis der WHO attackiert und schroff abgelehnt.[22]

An dieser Stelle ist noch einmal ausdrücklich zu betonen, dass die Entscheidung für eine Selbsthilfegruppe nahezu durchgängig von Menschen mit sehr schweren meist lebenslangen Erkrankungen/Behinderungen als fast immer letztes Mittel getroffen wird. Es handelt sich also um eine *Teilgruppe* derer, die medizinische Betreuung benötigen. Die Schwere ihrer Krankheit/Behinderung führt zu Bedürfnissen, die bei nur vorübergehend Kranken gar nicht oder sehr viel seltener und weit weniger intensiv virulent werden und aus strukturellen Gründen vom Medizinbetrieb mit seinen vorherrschend auf physische Gesundung ausgerichteten technokratischen Therapien nicht geleistet werden können: die soziale Integration, die persönliche Zuwendung, die Orientierung im Gesundheitswesen sowie die Bewältigung der Krankheitsfolgen im Alltag. Die *hier* zur Debatte stehenden Leistungsgrenzen/Mängel des Gesundheitswesens beziehen sich also primär auf eine *bestimmte Gruppe von intensiv und chronisch betroffenen Kranken oder Behinderten* und müssen, auf alle anderen Kranken bezogen, nicht zwangsläufig als Mängel gesehen werden. Offensichtlich ist aber auch, dass die Organisation des Medizinbetriebs für die hier in Frage stehenden Personengruppen nicht über ein ausreichendes Instrumentarium verfügt und – auf welche Weise auch immer – weitere ergänzende Maßnahmen braucht, die für einen eher kleinen Teil der Betroffenen von den Selbsthilfegruppen übernommen werden können, die aber zusätzliche neue Ansätze notwendig machen.

Soziale Integration

Zweifellos ist soziale Integration ein wesentlicher Bestandteil von Gesundheit, wie sozialepidemiologische Studien nahe legen. Kann der Medizinbetrieb soziale Integration leisten? Sollte er das? Würde der Medizinbetrieb sich *regelmäßig* um soziale Belange der Kranken kümmern, so könnte dies

---

22 Deutsches Ärzteblatt (1980), S. 1512.

durchaus auch als Einmischung in individuelle Persönlichkeitsrechte verstanden werden – eine ethisch sehr relevante Frage. Welche *Reichweite* soll den Kompetenzen der Gesundheitsberufe und unter ihnen insbesondere der Ärzteschaft eingeräumt werden? Tatsächlich zählt *soziale* Integration nicht zu den derzeitigen Aufgaben des Medizinbetriebs. Die unterschiedlich begründbare Beschränkung auf medizinische Therapien kann auch als Respekt vor der Person des Kranken interpretiert werden, der die selbst bestimmte Organisation seiner Lebensführung und seiner Sozialbeziehungen zugetraut wird. Schließlich wurden die ehemaligen psychiatrischen Krankenhäuser gerade deshalb kritisiert, weil sie, totalen Institutionen gleich, das gesamte Leben insbesondere der Langzeitkranken bestimmten.

Dennoch: Die soziale Integration ist ein zentraler Aspekt von Gesundheit. Menschen geraten durch schwere Krankheit/Behinderung regelmäßig in soziale Isolation. Selbsthilfegruppen bieten ihren Teilnehmer/innen in variationsreichen Formen soziale Teilhabe und zeigen damit Schwachstellen bzw. Leistungsgrenzen des Medizinbetriebs. Die Frage ist also, was Gesundheitsberufe für besonders schwer belastete Kranke und ihre zweifellos auch gesundheitlich bedeutsame soziale Integration tun können, *ohne selbst individuell und organisatorisch verantwortlich tätig zu werden*, gewissermaßen als Multiplikatoren, z.B. für die zahlreichen Menschen, die nicht bzw. noch nicht an einer Selbsthilfegruppe teilnehmen. Selbsthilfegruppen werden hier nicht als Allheilmittel für alle Betroffenen verstanden, können aber für mehr Menschen als bisher wesentliche Hilfen bieten, zu deren Realisierung Kliniken und niedergelassene Ärzte als *Vermittler* wesentlich beitragen können: Im Bewusstsein ihrer Leistungen erwarten Selbsthilfegruppen und ihre professionellen Unterstützer von Ärzten und Kliniken, dass sie sich über für ihre Patienten/innen relevante Selbsthilfegruppen informieren, Hinweise selbst weitergeben und Informationen und Angebote von Selbsthilfegruppen, meist in der Form von Selbstdarstellungen durch Flyer, in ihren Einrichtungen verfügbar machen. Zum gegenwärtigen Zeitpunkt erfüllen die Gesundheitsberufe nur in geringem Maße, aber immerhin zunehmend, die eher bescheidenen Erwartungen. Kliniken scheinen diese Zusammenhänge weit besser zu berücksichtigen als die niedergelassene Ärzteschaft.[23]

Persönliche Akzeptanz und Zuwendung

Aus der Patientenperspektive der gesundheitlich besonders schwer belasteten Kranken gehören die psychosozialen und die medizinisch-therapeutischen Aspekte von Gesundheit zusammen. Selbsthilfegruppen bieten ihren Teilnehmer/innen durch den Erfahrungsaustausch ein reichhaltiges Anregungspotenzial, sich mit ihrer Krankheit in einer von Fachkräften nicht ko-

---

23 Werner et al. (2006).

pierbaren Weise konstruktiv und zukunftsbezogen auseinanderzusetzen, um zu einem erfüllten Leben trotz und mit der Krankheit zu kommen. Selbsthilfegruppen aktivieren also ihre Teilnehmer/innen und realisieren wechselseitiges Empowerment;[24] sie sind *Werkstätten der Identitätsfindung.*[25]

Auch Familien leisten dies häufig für ihre Kranken. Für zahlreiche Personen fehlen jedoch derartige Ausgleichs- und Verarbeitungsformen in Selbsthilfegruppen und Familie. Eine sicher nicht ausreichende und deshalb nur begrenzt befriedigende Alternative liegt dennoch in der oben genannten Vermittlung und Erschließung von Informationen über Selbsthilfegruppen. Denn: Der Erfahrungsaustausch in der Selbsthilfegruppe kann nicht professionell kopiert werden, und die den Ärzten grundsätzlich zugängliche persönliche Zuwendung kann von ihnen *serienweise* nicht geleistet und verkraftet werden – in Einzelfällen wird sie durchaus erbracht.

Orientierung im Gesundheitswesen für Betroffene innerhalb und außerhalb der Selbsthilfegruppen

Das hochgradig differenzierte Gesundheitswesen ist von Laien kaum noch zu überblicken und erschwert die Orientierung der Patienten/Nutzer erheblich. Selbst Insidern fallen wegweisende Ratschläge immer wieder schwer. In den Selbsthilfegruppen tauschen sich die Teilnehmer/innen auch über ihre Erfahrungen mit Ärzten, anderen Gesundheitsberufen, Kliniken, Medikamenten und gesundheitsbezogenen Hilfsmitteln aus und suchen Anregungen und Sicherheit für ihre eigenen Entscheidungen. Insofern sind Selbsthilfegruppen Pools von gesundheitsbezogenen Erfahrungen, die durch Selbsthilfeorganisationen größere Verbreitung finden, in der Rückmeldung an Fachkräfte aber auch für diese entscheidungsrelevante Informationen enthalten, die diese nur von Betroffenen erhalten können. Selbstverständlich rufen auch Teilnehmer/innen an Selbsthilfegruppen von ihren Fachkräften gesundheitsbezogene Informationen ab, sehen das aber häufig nicht als umfassend genug an und vertrauen insbesondere der *Patientenperspektive*, d. h. den eigenen Erfahrungen und denjenigen anderer Betroffener, von denen sie Informationen über die *Tauglichkeit bzw. den Gebrauchswert professioneller Aussagen* erwarten. Dieses Vertrauen auf Informationen aus Patientenperspektive zeigt sich auch in dem Strom der Personen, die Kontaktpersonen von Gesundheitsselbsthilfegruppen mit ihren Fragen bis an den Rand der Erschöpfung bedrängen. Die starke Nachfrage nach Beratung aus Patienten/Nutzerperspektive signalisiert, dass die Betroffenen den Fachkräften eine durch Eigeninteressen überformte Information und Beratung unterstellen, in der die eigene Erfahrung kaum berücksichtigt wird:

---

24 Bobzien/Stark (1988), Bobzien/Stark (1991), Stark (1996) sowie Herriger (1995), und Herriger (2002).
25 Wohlfahrt/Breitkopf (1996), S. 583, ähnlich Swientek (2001) und andere.

Darauf bezieht sich die durchgängige Klage, Ärzte würden nicht zuhören. Es fällt auf, dass die Gesundheits- und Sozialpolitiker diesem seit den achtziger Jahren offenkundigen Interesse nach Beratung aus Patienten/Nutzerperspektive über Förderungsansätze in Einzelfällen hinaus wenig tatkräftige Beachtung geschenkt haben.[26]

Bewältigung der Krankheitsfolgen im Alltag

Rehabilitationseinrichtungen kümmern sich darum, Menschen nach der medizinisch-therapeutischen Behandlung wieder fit für die eigenständige Lebensführung im Alltag zu machen; sie tun dies auf der Grundlage *professionellen* Wissens und *professioneller* Erfahrung. Dennoch bleiben immer noch zahlreiche Indikationen und Probleme, für die es derartige Hilfen entweder gar nicht oder nicht ausreichend, d. h. zu wenig nutzerbezogen gibt. Darüber hinaus reichen professionelle Problemzugänge häufig nicht bis in die Niederungen des Alltags. In diesem Feld entwickeln Selbsthilfegruppen auf der Grundlage der *Betroffenenerfahrung* indikationsbezogene Rezepte und Hilfen für die alltägliche Lebensführung; sie schaffen mit der *kumulierten Betroffenenerfahrung* Hilfen, die von professioneller Rehabilitationsarbeit wegen der andersartigen Ausgangsposition nicht zu erwarten sind, aber auch den nicht zu Selbsthilfegruppen gehörenden Betroffenen zur Verfügung stehen. An dieser Stelle ist zu betonen, dass das *Erfahrungswissen aus Betroffenheit* sowohl *innovativ* als auch *allgemein verfügbar* ist. Die *Patientenperspektive* stellt also nicht nur eine andere Perspektive auf Krankheit/Gesundheit dar, sondern produziert zum erfolgreichen Umgang mit den Krankheitsfolgen zudem *neue, selbsthilfespezifische Rezepte und Konzepte für alle Betroffenen und für Fachkräfte*.

Zwischenfazit: Die selbsthilfespezifischen Leistungen kommen zwar in erster Linie den Teilnehmer/innen, aber über sie hinaus teilweise durch Beratung und Information auch anderen Betroffenen und sogar Fachkräften zugute; sie sind professionell nicht kopierbar und deshalb professionell auch nicht ersetzbar, zeigen aber dennoch Leistungsgrenzen der Fachkräfte auf.

Leistungen für die Gesellschaft

Wollen Selbsthilfeinitiativen Mitglieder gewinnen und finanzielle Zuschüsse für ihre Arbeit erhalten, so müssen sie ihre Ziele, ihre Arbeitsweise und ihre Erfolge/Leistungen in die Umwelt so transportieren, dass sie Akzeptanz finden. Dieses geschieht durch *variationsreiche Formen der Öffentlichkeitsarbeit*. Für die unmittelbare Umgebung leisten dies die Selbsthil-

---

26 Zu diesen Zusammenhängen siehe Borgetto/von dem Knesebeck (2009).

feinitiativen selbst, darüber hinaus übernehmen Selbsthilfeorganisationen und deren Dachverbände die Aufgabe, Leistungen und Anliegen an die Fachöffentlichkeit und politische Gremien sowie Entscheidungsträger zu vermitteln. Diese über viele Jahre währende Arbeit auf lokaler, regionaler und bundesweiter Ebene hat in Verbindung mit den durch Forschung nachgewiesenen Leistungen bei den betroffenen Institutionen des Gesundheitswesens und den politischen Entscheidungsträgern schließlich zur Akzeptanz und Anerkennung dessen geführt, was Selbsthilfeinitiativen tun, tatsächlich leisten und zu sagen haben: Die Patientenperspektive ist nicht nur seit 2004 zur beratenden Mitsprache im Bundesausschuss[27] rechtlich anerkannt und legitimiert, sondern mit ihren Argumenten in den Spitzengremien der Gesundheit, aber auch in immer mehr lokalen und regionalen Gremien des Gesundheitswesens erwünscht. *Die Interessenvertretung für Betroffene durch Selbsthilfeinitiativen und ihre Verbände kann man also als Erfolgsgeschichte werten: Die Repräsentanten der Selbsthilfeinitiativen finden Gehör bei den Institutionen und politischen Entscheidungsträgern des Gesundheitswesens.*

In dieser Erfolgsgeschichte spiegelt sich auch die *Einstellungsänderung* eines wachsenden Teils der gesundheitsbezogenen Fachkräfte, von der man vor 30 Jahren allenfalls träumen konnte. Auch wenn die Patientenperspektive in der Ausprägung der Selbsthilfeinitiativen bei einem großen Teil der niedergelassenen Ärzteschaft noch nicht angekommen ist, so wird sie doch von zahlreichen Entscheidungsträgern z.B. in Kliniken in ihre aktuelle Gestaltungs- und Planungsarbeit einbezogen.[28] Während in den siebziger und achtziger Jahren die Initiative zur Kooperation mit Fachkräften fast ausschließlich von den Selbsthilfegruppen ausging, hat sich die Ärzteschaft zwischenzeitlich für Kooperationen geöffnet.[29]

Die angestrebte *Änderung der Gesundheitsinstitutionen* hat sich dagegen auf – allerdings sehr wirksame – Einzelfälle beschränkt, für die sich sowohl traditionelle als auch alternative Selbsthilfeinitiativen mit großem Engagement eingesetzt haben. Herausragende Beispiele sind die Umgestaltung der pädiatrischen Krankenhäuser und Abteilungen als Folge kontinuierlicher Initiativen des bundesweit agierenden Aktionskomitees *Kind im Krankenhaus* und die Dezentralisierung der Langzeitpatienten der psychiatrischen Krankenhäuser durch *Wohngemeinschaften mit indikationsbezogenen Konzepten*.[30] Weniger weit reichende Veränderungen konnten auch in anderen Gesundheitseinrichtungen erfolgreich angemahnt werden.

Als *therapeutische Partner von Ärzten* treten Selbsthilfegruppen bei Indikationen auf, bei denen physische und psychosoziale Aspekte der Krankheit untrennbar miteinander verwoben sind. So spielen z.B. Selbsthilfegrup-

---

27 Vgl. hierzu Meinhardt et al. (2009).
28 Werner et al. (2006).
29 Ärztekammer Hamburg und Kassenärztliche Vereinigung Hamburg (1995).
30 Vgl. Engelhardt (2011), S.140-144.

pen im Umgang mit und bei der Heilung von Angstsyndromen eine bedeutsame Rolle. Ebenso tragen Mitglieder von Selbsthilfegruppen, die psychisch besonders belastende chirurgische Eingriffe z.b. Kehlkopfoperationen durchgestanden haben, zur Rehabilitation bei: Als Beispiele gelingenden Lebens begleiten und beraten sie Patienten im Vorfeld der Operation und danach. Es bestehen also Arbeitsbeziehungen zwischen Rehabilitationskliniken und Selbsthilfegruppen sowie Kontaktstellen zur Unterstützung von Selbsthilfegruppen,[31] einige davon allerdings nur auf dem Papier.

Zu den *ökonomischen Wirkungen* von Selbsthilfegruppen liegen nur einige wenige Untersuchungen vor, wie ein zusammenfassender Überblick zeigt.[32] Eine intensive, allerdings methodisch aufwändige und deshalb teure Beforschung könnte aufschlussreiche Ergebnisse liefern. Im Mittelpunkt dürften dabei Kosten stehen, die im professionellen Bereich durch Selbsthilfegruppenarbeit vermieden bzw. verzögert werden oder nur in verringertem Umfang anfallen: so genannte *Vermeidungskosten*, die allerdings je nach Indikation und traditionellem professionellen Behandlungsaufwand exorbitante Unterschiede erwarten lassen.[33] Ohne jede Beachtung ist bisher der ökonomische Wert der zahl- und variationsreichen Innovationen der Selbsthilfeinitiativen geblieben. Diese faktische Geringschätzung gesundheitsbezogener und sozialer Innovationen ist in gleichem Maß ebenso erstaunlich wie bedenklich, wenn man sich die immensen Kosten professioneller Forschung im Gesundheitsbereich vergegenwärtigt.

Fazit: Weil primär die Selbsthilfegruppen selbst im Fokus standen,[34] haben sich bisher nur wenige Forscher wie auch Selbsthilfeunterstützer für die gesellschaftlichen Wirkungen/Leistungen der Selbsthilfeinitiativen interessiert, obwohl diese teilweise die rechtlichen Leitlinien des Sozialgesetzbuches bestimmen.

3.3 Qualitätsgewinne für Betroffene und Teile des professionellen Gesundheitswesens

Es bedarf hier keinen weiteren erklärenden Ausführungen, dass die oben dargestellten Wirkungen des Erfahrungsaustauschs einen überaus bedeutsamen Qualitätsgewinn für die betroffenen Teilnehmer/innen darstellen. Die empirisch bestätigten Wirkungen sprechen für sich selbst. Aus der Patientenperspektive werden wichtige Bedürfnisse artikuliert und jedenfalls mindestens teilweise befriedigt, auf die, wie gezeigt wurde, die Fachkräfte keine Antworten parat haben und mangels Betroffenheit grundsätzlich nicht geben können. Der selbstbestimmte Erfahrungsaustausch produziert quali-

---

31 NAKOS (2003).
32 Trojan et al. (2008).
33 Bertel et al. (1995).
34 Engelhardt (2011), S. 114-126.

tativ bedeutsame Leistungen, die – weil selbsthilfespezifisch – auf andere Weise nicht zu erreichen sind. Bereits in diesem Leistungsspektrum liegen bedeutsame Qualitätsgewinne.

Die Selbsthilfegruppenarbeit hat jedoch auch wesentliche Qualitätsgewinne für das Gesundheitswesen insgesamt ergeben, die in massiv eingeforderten Strukturänderungen und in Anregungen der zahl- und variationsreichen Kooperationsformen zu sehen sind, die teilweise bereits angeklungen sind und die ich hier systematisch zusammenfasse. Die bereits beschriebenen Qualitätsgewinne durch Selbsthilfegruppenarbeit im Gesundheitsbereich werden durch Kooperationsbeziehungen mit Fachkräften auf unterschiedliche Weise erweitert und teilweise auf eine neue qualitative Ebene gehoben. Von Anfang an haben sich Gesundheitsselbsthilfegruppen aus eigener Initiative um Kooperation mit Fachleuten bemüht, weil sie für ihre Arbeit auf Fachwissen angewiesen sind. Kooperation tritt dabei in mehreren Formen auf. Drei möchte ich hier unter Bezug auf die vorausgegangene Darstellung zusammenfassend hervorheben:

- Unmittelbare Kooperation zwischen Fachkräften und Selbsthilfegruppen, wobei letztere sich Fachwissen für ihre Selbsthilfegruppenarbeit erschließen. Diese Zusammenarbeit vollzieht sich in variationsreichen Formen, auf die hier nur hingewiesen werden kann.[35]
- Kooperation von Fachkräften und Selbsthilfegruppen in der Rolle von *Beratern und Cotherapeuten* bei Indikationen, für die neben den physischen Faktoren psychische eine entscheidende Rolle spielen und für den Gesundungsprozess eine zentrale Bedeutung haben.[36]
- Über diese unmittelbar auf Krankheit/Gesundheit bezogenen Kooperationsformen entstehen seit 2004 immer mehr neue, bei denen Selbsthilfegruppen durch ihre Vertreter als Partner mit den Fachkräften gemeinsam daran arbeiten, wichtige *Gesichtspunkte der Patientenperspektive* von vornherein in den Regelungen und Strukturen des Gesundheitswesens zu verankern. Derartige Kooperationen entstehen und bestehen mittlerweile auf allen Ebenen, von der lokalen bis zur Ebene des Bundesausschusses. Vertreter der Selbsthilfeinitiativen nehmen also als *Partner am korporatistischen System des Gesundheitswesens* teil, das sich durch ihre Teilnahme erweitert, d. h. verändert hat.

Bei allen drei genannten Grundformen kann man jeweils mehrere Variationen und recht unterschiedliche Ausprägungen beobachten. Immer müssen jedoch strukturelle Hindernisse überwunden werden, die in der grundsätzlichen Gegensätzlichkeit von Laien- und professionellem System liegen.[37] Dennoch: In der Weiterentwicklung und Ausgestaltung der aktuellen meist freiwilligen Kooperationsformen zu strukturell verankerten und deshalb

---

35 Engelhardt (2011), S. 157-164 und die dort angegebene Literatur.
36 Vgl. auch Bertel et al. (1995).
37 Findeiß et al. (2000), S. 18.

selbstverständlichen Arbeitsformen liegen die durch Selbsthilfeinitiativen induzierten Potenziale zur Qualitätsverbesserung im Gesundheitswesen. Dabei kommt der *Selbsthilfefreundlichkeit der gesundheitsbezogenen Institutionen und Professionen*[38] zentrale Bedeutung zu.

4. Resümee

Der vorliegende Beitrag verfolgte zwei Entwicklungslinien: Einerseits thematisiert er, wie Selbstbestimmung, Mitbestimmung und Mitwirkung als Leitbilder der alternativen Selbsthilfeinitiativen in einer ersten Phase in die Argumentationszusammenhänge von Forschern, Verwaltungsfachleuten und Sozialpolitikern Eingang gefunden haben und schließlich in einer zweiten Phase von der Bundesregierung übernommen und in mehreren Schritten im Sozialgesetzbuch verankert wurden. Dabei handelt es sich um eine Verlagerung von Deutungshoheit und Definitionsmacht zu existenziellen gesundheitsbezogenen und sozialen Kernfragen von den Professionen und den Religions- bzw. Weltanschauungsgemeinschaften auf die einzelnen Individuen, die damit auf der Grundlage des Legitimationsprinzips *Menschenwürde* als ethische Instanz wesentlich aufgewertet werden. Dieser Entwicklungsprozess erfolgte maßgeblich als Folge der Aktivitäten der Selbsthilfeinitiativen. Diese ca. vier Jahrzehnte umfassende Entwicklung wurde anschließend als vorläufiger Endpunkt der menschlichen Kulturgeschichte in Deutschland dargestellt, die mit der Monopolisierung von Deutungshoheit und Definitionsmacht bei den Repräsentanten von Religions- und Weltanschauungsgemeinschaften begann und schließlich in ein gegliedertes, staatlich bzw. international kontrolliertes System von Teildeutungshoheiten mit vier dominierenden Legitimationsgrundlagen mündete: Legitimation durch Verfahren, Legitimation durch religiöse/weltanschauliche Überzeugungen, Legitimation durch wissenschaftliche Kompetenz und Legitimation durch Menschenwürde.

Selbstbestimmung, Mitbestimmung und Mitwirkung haben sich als Leitbilder in den Kontexten und Bezugspunkten real durchgesetzt, bei denen Zustimmungen oder Ablehnungen formalrechtlich zwingend vorgeschrieben sind. Darüber hinaus öffnen sich immer mehr Ärzte und besonders Kliniken für die Patientenperspektive der Selbsthilfeinitiativen wie die zunehmenden Veröffentlichungen zur Kooperation von Fachkräften und Selbsthilfegruppen zeigen. Dennoch: Bewusstseinsveränderungen vollziehen sich langsam, werden auch nur begrenzt forciert, zumal jedenfalls im Sozialwesen eine Überprüfung der Umsetzung geltenden Rechts durch die zuständigen staatlichen Aufsichtsorgane nur selektiv bzw. halbherzig erfolgt (z.B. zu den Nutzerrechten in der Kinder- und Jugendhilfe im Kontext von § 36 SGB VIII; zur Einführung von Qualitätsmanagement).

---

38 Werner et al. (2006), Trojan/Nickel (2014).

Die zweite Entwicklungslinie der Patientenperspektive beinhaltet die *konkreten* Leistungen der Selbsthilfeinitiativen für die Teilnehmer/innen, für das Umfeld und für die Gesellschaft. Dazu gehören zunächst die überaus hilfreichen selbsthilfespezifischen Leistungen der Gruppen für die Teilnehmer/innen, die zugleich Grenzen professioneller Arbeit und deshalb weitere Unterstützungsbedarfe für Betroffene erkennen lassen. Sowohl diese Leistungen als auch diejenigen für das Umfeld und die Gesellschaft verdeutlichen die konstruktiv gestaltenden Potenziale der Selbsthilfeinitiativen, die, je mehr sich die gesundheitsbezogenen Fachkräfte und Institutionen für sie öffnen, zur Qualitätsverbesserung des Gesundheitswesens beitragen können. Dabei werden der Ausbau und die strukturelle Verankerung der Kooperationsbeziehungen zwischen Selbsthilfeinitiativen und Fachkräften die entscheidende Rolle spielen.

Die mit der Patientenperspektive verknüpften Rechte der Selbstbestimmung, Mitbestimmung und Mitwirkung sind somit zweifach legitimiert: Sie sind durch die in der Verfassung verbrieften individuellen Rechte ebenso begründet wie durch die aus ihnen erwachsende Qualitätsverbesserung der gesundheitsbezogenen und sozialen Versorgung.

Literatur

Ärztekammer Hamburg und Kassenärztliche Vereinigung Hamburg (Hrsg.) (1995): Arzt und Selbsthilfegruppen – Beispiele gelungener Zusammenarbeit, in: Hamburger Ärzteblatt 10 (1995).
Bachl, A./Büchner, B./Stark, W. (1995): Beratungskonzepte und Dienstleistungen von Selbsthilfe-Initiativen. Bericht zur Zwischenbegutachtung am 20.-21.06.1995. Münchner Forschungsverbund Public Health – Öffentliche Gesundheit. München.
Bachl, A./Büchner, B./Stark, W. (1998): Schlussbericht des Projekts C22 „Beratungskonzepte und Dienstleistungen von Selbsthilfeinitiativen". Münchner Forschungsverbund Public Health – Öffentliche Gesundheit. München.
Balke, K./Thiel, W. (Hrsg.) (1991): Jenseits des Helfens. Professionelle unterstützen Selbsthilfegruppen. Freiburg.
Beck, U. (1986): Risikogesellschaft. Auf dem Weg in eine andere Moderne. Frankfurt/Main.
Bertel, U./Kandler, J./Simeth, A./Stark, W./Süßmeier, H. (1995): Outputbezogene ökonomische Wirkungen von Selbsthilfeinitiativen anhand beispielhafter Bereiche, in: Engelhardt et al. (1995), S. 85-104.
Bobzien, M./Stark, W. (1988): Über das „Innenleben" von Selbsthilfegruppen. Empowerment als Selbstverständnis und Arbeitsprinzip, in: Selbsthilfezentrum München (1988), S. 196-207.
Bobzien, M./Stark, W. (1991): Empowerment als Konzept psychosozialer Arbeit und als Förderung von Selbstorganisation, in: Balke/Thiel (1991), S. 169-187.
Borgetto, B. (2007): Wirkungen und Nutzen von Selbsthilfegruppen, in: Public Health Forum 15, 2, S. 6-8.
Borgetto, B./von dem Knesebeck, O. (2009): Patientenselbsthilfe, Nutzerperspektive und Versorgungsforschung, in: Bundesgesundheitsblatt – Gesundheitsforschung – Gesundheitsschutz, Bd. 52, 1 (2007), S. 21-29.
Bundesministerium für Familie, Senioren, Frauen und Jugend (Hrsg.) (1991): Bericht über Bestrebungen und Leistungen der Jugendhilfe, Achter Jugendbericht der Bundesregierung, Drucksache 11/6576. Bonn.
Danner, M./Matzat, J. (2005): Patientenbeteiligung beim Gemeinsamen Bundesausschuss – ein erstes Resümee, in: Deutsche Arbeitsgemeinschaft Selbsthilfegruppen e.V. (2005), S. 150-158.
Deutsche Arbeitsgemeinschaft Selbsthilfegruppen e.V. (Hrsg.) (2010): Selbsthilfegruppenjahrbuch 2010. Gießen.
Deutsches Ärzteblatt (1980): Gesundheits- und sozialpolitisches Programm der deutschen Ärzteschaft 23 (1980), S. 1512.
Emrich, I./Fröhlich-Güzelsoy, L./Frewer, A. (Hrsg.) (2014): Ethik in der Medizin aus Patientensicht. Perspektivwechsel im Gesundheitswesen. Klinische Ethik, Bd. 4. Frankfurt/Main.

Engelhardt, H. D. (1968): Zur Kritik der funktionalistischen Religionstheorie. Inaugural – Dissertation zur Erlangung des Doktorgrades der Philosophischen Fakultät der Ludwig-Maximilians-Universität München. Augsburg.
Engelhardt, H. D. (1991): Innovation durch Organisation. Unterwegs zu problemangemessenen Organisationsformen. München.
Engelhardt, H. D./Simeth, A./Stark, W./Bertel, U./Kandler, J./Süßmeier, H./Wex, T. (Hrsg.) (1995): Was Selbsthilfe leistet... Ökonomische Wirkungen und sozialpolitische Bewertung. Freiburg.
Engelhardt, H. D./Trojan, A./Nickel, S. (2008): Leistungen von Selbsthilfegruppen. Ein Plädoyer für „grundlegende" Forschung, in: Forum Gemeindepsychologie 13, 2 (2008), S. 1-7.
Engelhardt, H. D. (2011): Leitbild Menschenwürde. Wie Selbsthilfeinitiativen den Gesundheits- und Sozialbereich demokratisieren. Kultur der Medizin, Bd. 34. Frankfurt/Main, New York.
Etgeton, S. (2009): Patientenbeteiligung in den Strukturen des Gemeinsamen Bundesausschusses, in: Bundesgesundheitsblatt – Gesundheitsforschung – Gesundheitsschutz, Bd. 5, 1 (2009), S. 107-110.
Findeiß, P./Schachl, T./Stark, W. (2000): Modelle der Einbindung von Selbsthilfeinitiativen in das gesundheitliche Versorgungssystem, Verein zur Förderung der Selbsthilfe und Selbstorganisation (FÖSS e.V.). München.
Forschungsverbund Laienpotenzial, Patientenaktivierung und Gesundheitshilfe (Hrsg.) (1987): Gesundheitshilfe und professionelle Dienstleistungen. Berlin.
Graf, F. W. (2007): Die Wiederkehr der Götter. Religion in der modernen Kultur. München.
Hagemann, R./Lackemann, C./Beier, N. (2010): Selbsthilfe ist Hilfe für sich und andere, in: Deutsche Arbeitsgemeinschaft Selbsthilfegruppen e.V. (2010), S. 61-65.
Herriger, N. (1995): Empowerment und das Modell der Menschenstärken. Bausteine für ein verändertes Menschenbild der Sozialen Arbeit, in: Soziale Arbeit 5 (1995), S. 155-162.
Herriger, N. (2002): Empowerment in der sozialen Arbeit. Eine Einführung. Stuttgart u. a.
Huber, J. (1980): Wer soll das alles ändern? Die Alternativen der Alternativbewegung. Berlin.
Keupp, H. (1982): Soziale Kontrolle, Psychiatrisierung, Psychologisierung, Medikalisierung, Therapeutisierung, in: Keupp/Rerrich (1982), S. 189-197.
Keupp, H./Rerrich, D. (Hrsg.) (1982): Psychosoziale Praxis. München.
Keupp, H. (1988): Riskante Chancen. Das Subjekt zwischen Psychokultur und Selbstorganisation. Heidelberg.
Kickbusch, I./Trojan, A. (Hrsg.) (1981): Gemeinsam sind wir stärker. Frankfurt/Main.

Luxford, K./Safran, D. G./Delbanco, T. (2011): Promoting patient-centered care: a qualitative study of facilitators and barriers in healthcare organizations with a reputation for improving the patient experience, in: International Journal for Quality in Health Care 23, 5 (2011), S. 510-515.

Meinhardt, M./Plamoer, E./Brunner, H. (2009): Beteiligung von Patientenvertretern im Gemeinsamen Bundesausschuss, Ergebnisse einer qualitativen Befragung, in: Bundesgesundheitsblatt – Gesundheitsforschung – Gesundheitsschutz, Bd. 5, 1 (2009), S. 99-106.

Ministerium für Arbeit Gesundheit und Soziales des Landes Nordrhein-Westfalen (Hrsg.) (1996): Zukunft des Sozialstaats. Freiwilliges Engagement und Selbsthilfe. Düsseldorf.

Möller, M. L. (1979): Das demokratische Arbeitsbündnis in Selbsthilfegruppen, in: Psychosozial 2 (1979), S. 36-66.

NAKOS (2003): Kooperation von Selbsthilfekontaktstellen und Rehabilitationskliniken, in: NAKOS EXTRA 34. Berlin.

Riedmüller, B. (1981): Selbsthilfe ist unerwünscht. Zur Stellung der Selbsthilfe im Sozialversicherungsrecht, in: Kickbusch/Trojan (1981), S. 225-234.

Schwendter, R. (1978): Theorie der Subkultur. Frankfurt/Main.

Selbsthilfezentrum München (Hrsg.) (1988): Zurück in die Zukunft. München.

Stark, W. (1996): Empowerment. Neue Handlungskompetenzen in der psychosozialen Praxis. Freiburg.

Swientek, C. (2001): Selbsthilfegruppen sind Werkstätten zum Leben lernen, in: NAKOS-Extra 31 (2001), S. 60-67.

Trojan, A./Estorff-Klee, A. (Hrsg.) (2004): 25 Jahre Selbsthilfeunterstützung. Münster.

Trojan, A./Nickel, S./Engelhardt, H. D. (2008): Zur Frage des volkswirtschaftlichen Nutzens der Leistungen von Selbsthilfegruppen, in: Gesundheitswesen 70 (2008), S. 219-230.

Trojan, A./Nickel, S. (2014): Selbsthilfefreundlichkeit als Kernelement der Patientenorientierung. Entstehungsgeschichte und Weiterentwicklung zu einem Qualitätsmerkmal von Gesundheitseinrichtungen, in: Emrich et al. (2014), S. 21-49.

Weber, M. (1964) [1921/22]: Wirtschaft und Gesellschaft. Berlin.

Werner, S./Bobzien, M./Nickel, S./Trojan, A. (Hrsg.) (2006): Selbsthilfefreundliches Krankenhaus. Vorstudien, Entwicklungsstand und Beispiele der Kooperation zwischen Selbsthilfegruppen und Krankenhäusern. Bremerhaven.

Wohlfahrt, N./Breitkopf, H. (1996): Selbsthilfegruppen in Nordrhein-Westfalen. Entwicklung – Unterstützung – Arbeitsformen, in: Ministerium für Arbeit Gesundheit und Soziales des Landes Nordrhein-Westfalen (1996), S. 369-754.

Katja Stahl, Merle Riechmann

Selbstbestimmung und Vertrauen im Krankenhaus
Empirische Untersuchungen zur Arzt-Patient-Beziehung

1. Einführung

Die Selbstbestimmung des Patienten[1] gilt als ein zentrales Prinzip in der medizinethischen Diskussion. Auch in Diskursen anderer Fachdisziplinen und in der Gesundheitspolitik spielt das Thema eine sehr wichtige Rolle. So gehört die Stärkung der Patientensouveränität seit mehr als zehn Jahren zu einem der erklärten nationalen Gesundheitsziele.[2] Für diese Entwicklung hin zu einer Stärkung der Patientenrolle sowie für die Kritik an dem über viele Jahrzehnte vorherrschenden paternalistischen Modell der Arzt-Patient-Beziehung, in dem die Entscheidung über Diagnostik und Therapie allein beim Arzt[3] liegt, werden unterschiedliche Gründe angeführt. Sie kann zunächst betrachtet werden vor dem Hintergrund einer seit Mitte des 20. Jahrhunderts zunehmenden Demokratisierung und geht einher mit einer gesamtgesellschaftlichen Entwicklung hin zu mehr Mitbestimmung und mehr Rechten für Bürger und Konsumenten.[4]

Darüber hinaus lässt sich in den letzten Jahren eine kritischere Haltung der Gesellschaft gegenüber der Medizin und ihren Möglichkeiten beobachten. Dies fand nicht zuletzt Unterstützung durch die Verbreitung des Konzepts der evidenzbasierten Medizin, die ein Bewusstsein dafür geschaffen hat, dass der empirische Nachweis für die Wirksamkeit einer Vielzahl medizinischer Interventionen bis heute nicht geführt wurde und so den Nimbus der Medizin als einer vertrauenswürdigen Wissenschaft bis zu einem gewissen Grad in Frage gestellt hat.

Des Weiteren führten die rasanten Fortschritte in der Medizin zu einer immer größeren Menge an diagnostischen und therapeutischen Möglichkeiten mit entsprechend zahlreichen Chancen, Risiken und Nebenwirkungen. In einer solchen Situation wird es für den Arzt zunehmend schwieriger, wie im traditionellen Modell der Arzt-Patient-Beziehung üblich, stellver-

---

1 Aus Gründen der besseren Lesbarkeit wird im Text auf die zusätzliche Verwendung der weiblichen Form verzichtet.
2 Vgl. Hölling (2011).
3 Ebd.
4 Vgl. Klemperer/Rosenwirth (2005).

tretend für den Patienten über die beste Diagnose- oder Behandlungsoption zu entscheiden.

Dierks und Kollegen sehen den in den letzten 30 Jahren auf allen gesellschaftlichen Ebenen zu beobachtenden Wertewandel „vom Paternalismus zur Betonung der individuellen Autonomie" als einen Grund, dass Menschen auch im Kontakt mit dem Gesundheitssystem Selbstbestimmung und Mitgestaltungsmöglichkeiten zunehmend einfordern.[5] In diesem Zusammenhang spielt der Umstand der zunehmenden finanziellen Selbstbeteiligung der Patienten ebenfalls eine Rolle. Zudem sind heutzutage laienverständliche medizinische Informationen – als eine wichtige Voraussetzung für die aktive Teilhabe an Entscheidungen – in zunehmendem Maße und auch leichter zugänglich verfügbar.

Bei der Selbstbestimmung des Patienten in der Beziehung zum behandelnden Arzt handelt es sich nicht um ein einheitlich definiertes Konzept. Im Wesentlichen werden jedoch drei in ihrer Grundstruktur voneinander abweichende Modelle der medizinischen Entscheidungsfindung mit unterschiedlichen Patienten- und Arztrollen beschrieben.[6,] Im traditionellen paternalistischen Modell nimmt der Arzt dem Patienten gegenüber eine übergeordnete Position ein, stellt ausschließlich die aus seiner Sicht relevanten Informationen zur Verfügung und entscheidet allein über Diagnose- und Behandlungsmaßnahmen. Inwieweit Patientenpräferenzen in die Entscheidung einfließen, liegt im Ermessen des Arztes. Dem gegenüber steht das Informative oder Konsumenten-Modell, in dem der Patient eigenständig und bewusst im Wissen um alle für seine Situation relevanten Optionen mit ihren jeweiligen Chancen, Risiken und Nebenwirkungen vor dem Hintergrund seiner Bedürfnisse und Präferenzen allein entscheidet. Der Arzt stellt die medizinischen Informationen zur Verfügung und führt die Entscheidung des Patienten aus. Eine Mittelstellung nimmt das Modell der gemeinsamen Entscheidungsfindung ein, in dem sich Arzt und Patient gleichberechtigt gegenüberstehen. Der Arzt informiert den Patienten in verständlicher Form über die jeweiligen Optionen mit ihren Vor- und Nachteilen, die Gesundheitsziele des Patienten fließen in die gemeinsame Entscheidung mit ein. Basis dieses Modells ist eine Grundhaltung, dass es eine einzig richtige Entscheidung im Normalfall nicht gibt, und nur durch die Berücksichtigung der Patientenpräferenzen eine situativ bestmögliche Entscheidung getroffen werden kann.

Sowohl das paternalistische als auch das Konsumenten-Modell werden dahingehend kritisiert, dass sie der Situation des Patienten nicht gerecht werden. Während ersteres die Bedürfnisse und Präferenzen des Patienten unberücksichtigt lässt, kann letzteres viele Patienten, insbesondere in kom-

---

5   Dierks et al. (2001c), S. 6.
6   Vgl. Klemperer/Rosenwirth (2005). Emanuel/Emanuel (2004) unterscheiden zwischen vier, Kronen/Richter (2006) sogar zwischen fünf idealtypischen Modellen der Arzt-Patient-Beziehung.

plexen und stark belastenden Situationen überfordern. Das Modell der gemeinsamen Entscheidungsfindung gilt allgemein als das Idealmodell[7] kann allerdings immer dann nicht greifen, wenn der Patient eine Einbindung in Abwägungs- und Entscheidungsprozesse nicht wünscht.

Kritiker an der rein individuellen Autonomie, wie sie im Konsumenten-Modell zum Tragen kommt, weisen darauf hin, dass das handlungsleitende Prinzip der Förderung der Selbstbestimmung das für den kranken Patienten in der Arzt-Patient-Beziehung wesentliche Prinzip der Fürsorge nicht außer Kraft setzen darf. Denn in der überwiegenden Mehrzahl der Fälle wird die Beziehung zwischen einem aufgrund seiner Erkrankung auf professionelle Hilfe und das Expertenwissen des Arztes angewiesenen Patienten und dem behandelnden Arzt durch ein Abhängigkeitsverhältnis sowie ein asymmetrisches Informationsgefälle geprägt sein, das einer vollständig unabhängigen Entscheidung – im Sinne eines souveränen Kunden – entgegensteht.

Auch aus Sicht der Patienten bedeutet Selbstbestimmung nicht immer das Gleiche. Für einige besteht sie bereits in der Möglichkeit, Wünsche äußern zu können, für andere, Wahlmöglichkeiten zu haben, und für wieder andere, tatsächlich selbst Entscheidungen treffen zu können.[8] Coulter sieht den die Selbstbestimmtheit des Patienten respektierenden Arzt in der Verantwortung, die Fähigkeit des Patienten zu einer souveränen Entscheidung zu fördern und zu unterstützen, indem er ihn in verständlicher Form mit den verfügbaren Informationen versorgt, sicher stellt, dass diese verstanden werden, sowie einen geeigneten Entscheidungsfindungsprozess fördert:

> „Discharging the obligation to respect patients' autonomy requires equipping them to overcome their sense of dependence and achieve as much control as possible and as they desire."[9]

Die Bedeutung von Vertrauen als einem wichtigen Element ist im Kontext therapeutischer Beziehungen anerkannt.[10] Seine Rolle im Zusammenhang mit dem Bedürfnis nach Selbstbestimmung und der Zufriedenheit der Patienten mit der Einbindung in Entscheidungsfindungsprozesse ist weniger ausführlich untersucht.

Vertrauen wird beschrieben als die Annahme, dass Entwicklungen einen positiven Verlauf nehmen, und dass die Vertrauensperson sich für die Interessen desjenigen, der vertraut, einsetzt und in seinem Sinne handelt.[11] Die Arzt-Patient-Beziehung ist stets durch die Vulnerabilität des Patienten sowie eine Wissens- und damit auch Machtasymmetrie gekennzeichnet. Vertrauen bedeutet dann seitens des Patienten zu akzeptieren, dass der Arzt auch über die Macht verfügt, dem Patienten zu schaden. Darüber hinaus beinhaltet es die Annahme, dass der Arzt der mit dieser Macht einherge-

---

7 Dierks et al. (2001c), S. 12.
8 Vgl. Altmann/Münch (1997), zitiert nach Dierks et al. (2001b), S. 94.
9 Vgl. Coulter (2003).
10 Vgl. Frei et al. (1997).
11 Vgl. Hall et al. (2001).

henden Verantwortung gerecht wird, mit der Verletzlichkeit des Patienten achtsam umgeht und alles in seiner Macht Stehende unternimmt, ihm keinen Schaden zuzufügen. In diesem Sinne ist der Arzt ein Treuhänder für das medizinische Wohlergehen des Patienten. Vertrauen in der Arzt-Patient-Beziehung hat die wichtige Funktion, Spannungen in einer für den Patienten ohnehin belastenden Situation zu reduzieren, denn ohne Vertrauen wäre ein hohes Maß an Wachsamkeit seitens des Patienten erforderlich sowie die Bereitschaft und Fähigkeit, das Recht auf Selbstbestimmung aktiv und vollumfänglich auszuüben.[12]

In der Literatur werden zwei Komponenten des Vertrauens unterschieden. Die kognitive Komponente bezieht sich auf das Vertrauen in das medizinische Fachwissen und die handwerklichen Fähigkeiten des Arztes. Bei der emotionalen Komponente geht es um bestimmte Annahmen oder Erwartungen hinsichtlich der Motivation oder Intention des Arztes im Sinne eines achtsamen und verantwortungsvollen Umgangs mit der Vulnerabilität des Patienten.[13] Gerade diese emotionale Komponente spielt in der Arzt-Patient-Beziehung eine wichtige Rolle. Dies gilt insbesondere für die Krankenhaussituation, in der der Patient in aller Regel gezwungen ist, schnell Vertrauen zu fassen, in einen Menschen, den er nicht kennt, und in der ein Vertrauensbruch (z. B. in Form fachlicher Inkompetenz oder durch Nichteingehen auf Ängste und Sorgen des Patienten) besonders schwer wiegen würde. Aus dem ambulanten Bereich gibt es Hinweise, dass Patienten relativ schnell zu einer Einschätzung der Vertrauenswürdigkeit des Arztes kommen, und Dauer und Häufigkeit der Arztkontakte nur einen schwachen Einfluss auf das Vertrauen zu dem behandelnden Arzt haben. Vertrauen ist darüber hinaus vor dem Hintergrund unumgänglich, dass viele Patienten Bedeutung, Qualität und Konsequenzen verschiedener Eingriffe nicht einordnen können und keine andere Wahl haben, als dem Arzt zu vertrauen.[14] Die Entscheidung, zu vertrauen, kann als eine Form der Selbstbestimmung gesehen werden, allerdings nur dann, wenn sie nicht aus der Not geboren wird, weil der Patient letztlich keine andere Option sieht, sondern nur dann, wenn dieser das Gefühl hat, sich guten Gewissens verletzlich machen zu können. Dies steht wiederum in engem Zusammenhang mit der angenommenen Fachkompetenz des Arztes sowie dem Gefühl, als Person wahrgenommen und wertgeschätzt zu werden. Pearson und Kollegen weisen schließlich noch auf einen weiteren wichtigen Aspekt hin, wenn sie argumentieren, dass Vertrauen auch eine Bewältigungsstrategie als Reaktion auf den mit der emotional stark belasteten Krankheitssituation verbundenen psychischen Stress darstellen kann. Schwer erkrankte Menschen müssen glauben, dass der Arzt die Fähigkeit besitzt, ihnen in ihrer Lage zu helfen,

---

12 Vgl. Joffe et al. (2003).
13 Vgl. Hall et al. (2001) und Pearson/Raeke (2000).
14 Vgl. Knoepffler (2008).

auch wenn dies möglicherweise objektiv nicht der Fall ist.[15] Zu den am häufigsten beschriebenen Dimensionen des ärztlichen Verhaltens, das Vertrauen erweckt, gehören die medizinische Fachkompetenz, Mitgefühl und Verständnis, Vertraulichkeit und Verschwiegenheit sowie Zuverlässigkeit und eine gelungene Kommunikation.[16]

Der Einfluss von persönlichen Merkmalen des Patienten wie Geschlecht, Bildungsstand, ethnischer Zugehörigkeit, Gesundheitszustand oder allgemeiner Lebenseinstellung ist nicht eindeutig geklärt. Mit Blick auf das Alter der Patienten scheint es, dass ältere Patienten ihrem Arzt eher vertrauen als jüngere. Allerdings ist nicht klar, ob dies möglicherweise ein Generationseffekt oder den häufigeren Arztkontakten im höheren Alter geschuldet ist.[17] Soziodemografische und professionelle Merkmale des Arztes haben nur einen geringen Einfluss darauf, ob der Patient Vertrauen fasst – Persönlichkeit, Sozial- und Kommunikationskompetenz hingegen zählen zu den stärksten Prädiktoren.[18] Der Zusammenhang zwischen dem Bedürfnis nach Selbstbestimmung bzw. dem Wunsch nach Einbindung in Entscheidungsprozesse und dem Vertrauen in den Arzt ist ebenfalls nicht eindeutig geklärt. Während einige Autoren – im ambulanten Bereich – keinen Zusammenhang beobachten konnten, zeigten Kraetschmer und Kollegen, dass kanadische Krankenhauspatienten, die großen Wert auf Selbstbestimmung legten, geringeres Vertrauen in die betreuenden Ärzte hatten als Patienten, die eine passivere Rolle einnahmen. Patienten, die eine gemeinsame Entscheidungsfindung bevorzugten, hatten ein mittleres bis starkes Vertrauen in die behandelnden Ärzte.[19]

Auf der Basis empirischer Daten des Picker Instituts Deutschland gGmbH wurde der Frage nachgegangen, wie sich das Bedürfnis stationärer Patienten nach einer Einbindung in Entscheidungsprozesse in den letzten Jahren entwickelt hat und welche Faktoren Einfluss auf den Mitbestimmungswunsch nehmen. Darüber hinaus wurde untersucht, welche Bedeutung das Gelingen der Einbindung in Entscheidungsprozesse und Vertrauen auf die uneingeschränkte Bereitschaft der Patienten haben, das Krankenhaus weiterzuempfehlen.

---

15 Vgl. Hall et al. (2001).
16 Ebd.
17 Ebd.
18 Vgl. Thom/Campbell (1997), zitiert nach Hall et al. (2001).
19 Vgl. Kraetschmer et al. (2004).

2. Methode

2.1 Datengrundlage

Die Daten stammen aus Patientenbefragungen, die das Picker Institut Deutschland gGmbH zwischen 2005 und 2010 in Zusammenarbeit mit den Krankenhäusern durchgeführt hat. Jedes der insgesamt 61 Krankenhäuser ist in jedem der betrachteten Zweijahreszeiträume (2005/2006, 2007/2008 und 2009/2010) mit einer Befragung vertreten. Insgesamt gingen die Antworten von 109.181 Patienten in die Auswertung ein, die sich in etwa zu gleichen Anteilen über die drei betrachteten Zweijahreszeiträume verteilen. Befragt wurden Patienten akutstationärer Abteilungen, die mindestens zwei Nächte im Krankenhaus verbracht hatten und über 18 Jahre alt waren bei ihrem letzten Krankenhausaufenthalt. Nicht befragt wurden Wöchnerinnen, pädiatrische und psychiatrische Patienten.

2.2 Fragebogen

Der Fragebogen beruht auf einem ursprünglich vom Picker Institute Boston in einem aufwendigen Prozess entwickelten Instrument.[20] Der vom Picker Institut Deutschland verwendete Fragebogen zur stationären Versorgung basiert auf diesem Instrument und wurde z.T. inhaltlich an deutsche Verhältnisse angepasst und auf Validität und Reliabilität geprüft.[21] Der Fragebogen umfasst alle Komponenten eines stationären Aufenthaltes von der Aufnahme bis hin zur Entlassung. Abgefragt werden die Erfahrungen der Patienten mit den verschiedenen Aspekten der Betreuung und Behandlung während des Aufenthalts. Die Antworten sind inhaltlich an die Fragen angepasst, die Anzahl der Antwortmöglichkeiten variiert von drei bis sechs.

Die faktorenanalytische Prüfung des Fragebogens ergab insgesamt neun Dimensionen, die aus Patientensicht für eine gute Betreuung und Behandlung von Bedeutung sind, wobei das Arzt-Patient-Verhältnis sowie das Pflegepersonal-Patient-Verhältnis am bedeutsamsten sind. Die Dimension des Arzt-Patient-Verhältnisses bildet zehn Einzelaspekte ab: das Vorhandensein eines festen ärztlichen Ansprechpartners, die verständliche Beantwortung wichtiger Fragen durch die Ärzte, das Eingehen der Ärzte auf Ängste und Sorgen des Patienten, das Vertrauen in die behandelnden Ärzte, die Freundlichkeit und das Verständnis der Ärzte sowie ihre Verfügbarkeit, wenn sie vom Patienten gebraucht wurden, die Einbindung in Entscheidungsprozesse hinsichtlich der Behandlung, die verständliche Erklärung von Untersuchungsergebnissen, die Gelegenheit von Familienangehörigen mit dem Arzt zu sprechen sowie die Information über Zustand und Be-

---

20 Vgl. Gerteis et al. (1993), Cleary et al. (1991) und Cleary et al. (1993).
21 Vgl. Stahl et al. (2012).

handlung bei Notfallaufnahme. Für die vorliegende Analyse wurden die das Arzt-Patient-Verhältnis konstituierenden Einzelaspekte herangezogen und ihr Einfluss auf die Bereitschaft der Patienten, das Krankenhaus uneingeschränkt weiterzuempfehlen, untersucht.

2.3 Datenerhebung

Die Befragung erfolgte postalisch nach der Entlassung aus dem Krankenhaus. Es besteht weitgehend Einigkeit, dass diese Befragungsform am ehesten geeignet ist, aussagekräftige Ergebnisse zu erzielen. Die Patienten erhielten vom Krankenhaus an ihre Heimatadresse einen Fragebogen zu ihrem letzten Aufenthalt, ein persönliches Anschreiben, einen an das auswertende Befragungsinstitut adressierten Rückumschlag für den Fragebogen sowie eine Antwortkarte. In dem Anschreiben wurde ausdrücklich auf die Freiwilligkeit der Teilnahme sowie die vertrauliche Behandlung der Angaben hingewiesen. Es wurden zwei Nachfassaktionen durchgeführt. Die Patienten erhielten ein erstes Erinnerungsschreiben (einfacher, persönlich adressierter Brief) 14 Tage nach Erstversand des Fragebogens sowie ein zweites Erinnerungsschreiben zusammen mit Fragebogen und Rückumschlag nach weiteren zwei Wochen. Anhand der Absenderadresse auf der Antwortkarte, die an das Krankenhaus zurückgeschickt wurde, konnte ersehen werden, an welche Patienten ein Erinnerungsschreiben zu versenden war.

3. Ergebnisse

3.1 Merkmale der Patienten

Die demografischen Charakteristika der befragten Patienten sind in Tabelle 1 dargestellt. Die Gruppe der unter 35-jährigen sowie der über 74-jährigen Patienten ist in der Gesamtstichprobe im Vergleich zum Bundesdurchschnitt 2008[22] leicht unterrepräsentiert (7% vs. 11% bzw. 21% vs. 23%), die Gruppe der Patienten zwischen 36 und 74 Jahren ist etwas größer (66% vs. 59%). Insgesamt ist die Altersverteilung der gültigen Fälle über die betrachteten Zeiträume annähernd gleich geblieben, mit einer leichten Tendenz zu einer Zunahme in der Gruppe der 65- bis 74-Jährigen und der über 74-Jährigen.

---

22 Vgl. Statistisches Bundesamt (2008).

	% (n)
Alter	
18-35 Jahre	7 (7.529)
36-54 Jahre	22 (23.328)
55-64 Jahre	18 (19.202)
65-74 Jahre	26 (28.617)
> 74 Jahre	21 (22.480)
Schulabschluss	
Hauptschule	49 (53.392)
Realschule	18 (19.644)
Gymnasium	8 (9.142)
Universität	14 (15.700)
Versicherungsstatus	
Gesetzlich	75 (81.645)
Gesetzlich + private Zusatzversicherung	12 (13.174)
Privat	18 (19.745)
Privat + Beihilfe	5 (5.970)
Geschlecht	
Weiblich	52 (56.998)
Männlich	46 (49.639)
Subjektive Gesundheitseinschätzung	
Ausgezeichnet	2 (2.566)
Sehr gut	9 (9.446)
Gut	39 (41.256)
Mittelmäßig	40 (42.482)
Schlecht	10 (10.204)

Tab. 1: Merkmale der Patienten

Die Verteilung der Geschlechter sowie des Versicherungsstatus entspricht in etwa dem Bundesdurchschnitt der Patienten.[23] Patienten mit höherem Bildungsstand sind etwas stärker vertreten[24] – ein Phänomen, das bei schriftlichen Befragungen regelmäßig beobachtet wird. Die überwiegende Mehrzahl schätzt den eigenen Gesundheitszustand als gut oder mittelmäßig ein (79%), 11% als ausgezeichnet oder sehr gut und weitere 10% beschreiben ihre Gesundheit als schlecht.

3.2 Merkmale der Krankenhäuser

Die Verteilung der Bettenzahlen der Häuser ist Tabelle 2 zu entnehmen. Bei 13% der Einrichtungen handelt es sich um Kliniken mit weniger als 200 Betten, gut die Hälfte (56%) verfügen über 200-499 Betten, 23% über 500-799 Betten und 8% über 800 und mehr Betten. Knapp die Hälfte der Patienten (45%) wurde in Häusern kleiner bis mittlerer Größe behandelt, ein gutes Viertel (26%) in Häusern mit 500 bis 799 Betten und ein weiteres Viertel (25%) in Häusern mit mehr als 800 Betten. Damit sind größere Häuser in der vorliegenden Stichprobe im Vergleich zur deutschen Krankenhauslandschaft stärker vertreten. Diese Abweichungen sind sehr wahrscheinlich auf die freiwillige Beauftragung des Befragungsinstituts durch die Krankenhäuser zurückzuführen. Dabei ist denkbar, dass größere Häuser u. U. eher ein externes Institut mit der systematischen Befragung ihrer Patienten beauftragen als kleinere Häuser, die entsprechende Befragungen oft selbst durchführen.

Bei 43% der Abteilungen handelt es sich um chirurgische Fachabteilungen, aus denen 54% der Fälle stammen. Bei 42% handelt es sich um internistische Fachabteilungen, aus denen sich 35% der Fälle der vorliegenden Stichprobe rekrutieren (Tab. 2).

	Patienten % (n)	Krankenhäuser bzw. Fachabteilungen % (n)
< 200 Betten	4 (4.743)	13 (8)
200-499 Betten	45 (48.556)	56 (34)
500-799 Betten	26 (28.358)	23 (14)
800 Betten und mehr	25 (27.524)	8 (5)
Chirurgisch	54 (58.424)	43 (56)
Internistisch	35 (37.671)	42 (54)
Sonstige	12 (13.086)	16 (20)

Tab. 2: Krankenhausmerkmale und befragte Fachabteilungen

---

23 Ebd.
24 Ebd.

3.3 Ergebnisse der Patientenbefragung

Der Wunsch nach einer Einbindung in Entscheidungsfindungsprozesse hat in den letzten Jahren zugenommen. Während der Anteil dieser Patienten in den ersten beiden betrachteten Zweijahreszeiträumen mit 58,5 bzw. 58,4% nahezu gleich geblieben ist, ist von 2007/2008 zu 2009/2010 ein deutlicher Zuwachs auf 63,2% zu verzeichnen. Dieser Anstieg erwies sich auch nach Berücksichtigung möglicher Einflussfaktoren als statistisch signifikant.

Gleichzeitig beurteilen diejenigen Patienten, die bei ihrer Behandlung und Betreuung mitbestimmen möchten, das Gelingen dieser Einbindung im jüngsten Zweijahreszeitraum besser als in den Jahren zuvor. Insgesamt hatten 53% das Gefühl, dass sie in die anfallenden Entscheidungsfindungsprozesse so eingebunden wurden, wie sie es sich wünschten, verglichen mit 49,5 bzw. 48,2% in den Vorjahren (Abb. 1). Dennoch sehen nach wie vor knapp die Hälfte der Patienten hier noch weiteren Verbesserungsbedarf.

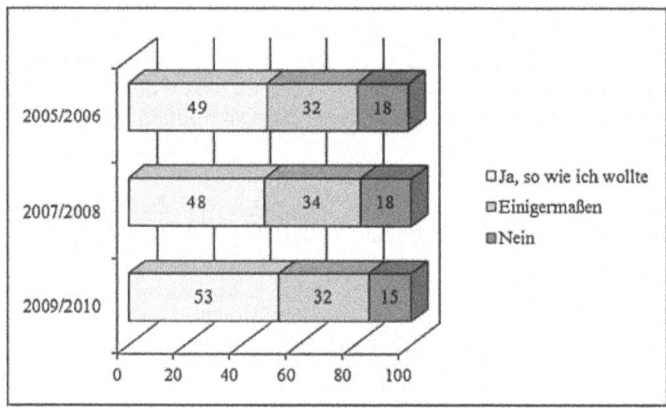

Abb. 1: Konnten Sie bei Ihrer Behandlung und Betreuung so mitbestimmen wie Sie das wollten? (nur Patienten mit Mitbestimmungswunsch)

Nicht bei allen Patienten ist der Wunsch nach Selbstbestimmung gleichermaßen ausgeprägt (Tab. 3). So möchten jüngere Menschen signifikant häufiger in Entscheidungsfindungsprozesse hinsichtlich ihrer Betreuung und Behandlung eingebunden werden als ältere, ebenso wie Patienten mit einem höheren Schulabschluss sowie Frauen und Patienten, die zusätzlich zur gesetzlichen noch eine Zusatzversicherung hatten oder privat versichert waren. Je besser der persönliche Gesundheitszustand eingeschätzt wird, desto höher ist der Wunsch nach Selbstbestimmung. Ebenso möchten Patienten, die in größeren Krankenhäusern sowie auf internistischen Abteilungen behandelt werden eher in Entscheidungen eingebunden werden als Patienten, die ihre stationäre Behandlung in kleineren Häusern oder auf einer chirurgischen Abteilung erfahren.

Prädiktor	OR (99% KI[a])
Alter	
18-35 Jahre	Referenzkategorie
36-54 Jahre	0,83 (0,76-0,91)[b]
55-64 Jahre	0,55 (0,50-0,60)[b]
65-74 Jahre	0,39 (0,36-0,43)[b]
> 74 Jahre	0,29 (0,26-0,31)[b]
Schulabschluss	
Hauptschule	Referenzkategorie
Realschule	1,27 (1,21-1,33)[b]
Gymnasium	1,47 (1,37-1,58)[b]
Universität	1,86 (1,75-1,97)[b]
Subjektive Gesundheitseinschätzung	
Ausgezeichnet	Referenzkategorie
Sehr gut	0,68 (0,64-0,73)[b]
Gut	0,49 (0,45-0,52)[b]
Mittelmäßig	0,45 (0,41-0,49)[b]
Schlecht	0,42 (0,37-0,49)[b]
Geschlecht	
Weiblich	Referenzkategorie
Männlich	0,85 (0,82-0,88)[b]
Versicherungsstatus	
Gesetzlich	Referenzkategorie
Gesetzlich + Zusatzversicherung	1,15 (1,08-1,22)[b]
Privat	1,28 (1,16-1,41)[b]
Privat + Beihilfe	1,17 (1,07-1,27)[b]
Krankenhausgröße	
≤ 300 Betten	Referenzkategorie
301-600 Betten	1,31 (1,20-1,44)[b]
601-800 Betten	1,36 (1,23-1,49)[b]
> 800 Betten	1,44 (1,31-1,58)[b]
Abteilung	
Chirurgisch	Referenzkategorie
Internistisch	1,07 (1,03-1,12)[b]
Sonstige	0,96 (0,90-1,01)
Jahr	
2005/2006	Referenzkategorie
2007/2008	1,03 (0,96-1,08)
2009/2010	1,27 (1,21-1,33)[b]

[a] Konfidenzintervall
[b] p<0,001

Tab. 3: Prädiktoren für den Wunsch nach Einbindung in Entscheidungen

Das Vertrauen in die behandelnden Krankenhausärzte ist sowohl bei Patienten mit als auch ohne Mitbestimmungswunsch in den betrachteten Zeiträumen annähernd unverändert geblieben. Gleichwohl unterscheiden sich Patienten mit und ohne Mitbestimmungswunsch in dem Ausmaß, in dem sie angeben, stets Vertrauen in die behandelnden Krankenhausärzte gehabt zu haben. Während gut 90% der Patienten ohne Mitbestimmungswunsch angaben, stets Vertrauen in die sie behandelnden Ärzte gehabt zu haben, waren es bei den Patienten mit Mitbestimmungswunsch nur knapp 80% (Abb. 2).

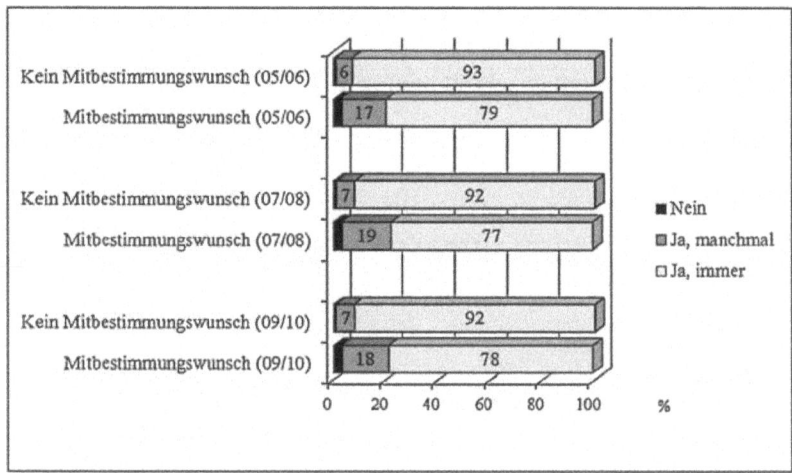

Abb. 2: Hatten Sie Vertrauen in die Ärztinnen und Ärzte?

Die Analyse der Bedeutung der verschiedenen, das Arzt-Patient-Verhältnis konstituierenden Einzelaspekte für die Weiterempfehlungsbereitschaft von Patienten mit Mitbestimmungswunsch zeigt, dass das Vertrauen in die behandelnden Ärzte die größte Bedeutung hat, gefolgt von dem wahrgenommenen Ausmaß an Freundlichkeit und Verständnis, das der Arzt dem Patienten entgegenbringt (Tab. 4). Dann folgt bereits die Einbindung in Entscheidungen hinsichtlich der Betreuung und Behandlung sowie die verständliche Erklärung von Untersuchungsergebnissen und die Verfügbarkeit der Ärzte. Die Gelegenheit für Angehörige, mit dem Arzt zu sprechen, sowie das Eingehen der Ärzte auf Ängste und Befürchtungen im Zusammenhang mit dem Gesundheitszustand des Patienten sind ebenfalls von signifikanter, aber nicht mehr ganz so starker Bedeutung für die Weiterempfehlungsbereitschaft. Das verständliche Beantworten wichtiger Fragen sowie die Tatsache, ob ein bestimmter Arzt regelmäßig für den Patienten zuständig ist, hat hingegen keinen signifikanten Einfluss auf die Bereitschaft des Patienten, das Krankenhaus uneingeschränkt weiterzuempfehlen.

Prädiktor	OR^a (99% KI)
Vertrauen in Ärzte	2,30 (2,01-2,63)^c
Freundlichkeit und Verständnis der Ärzte	1,92 (1,77-2,09)^c
Verständliche Erklärung von Untersuchungsergebnissen	1,37 (1,23-1,52)^c
Mitbestimmung bei Betreuung und Behandlung	1,35 (1,25-1,46)^c
Verfügbarkeit der Ärzte, wenn sie gebraucht wurden	1,34 (1,26-1,44)^c
Gelegenheit von Angehörigen, mit Ärzten zu sprechen	1,29 (1,19-1,40)^c
Eingehen der Ärzte auf Ängste und Befürchtungen	1,19 (1,06-1,33)^c
Verständliche Antworten auf wichtige Fragen	1,11 (0,97-1,27)
Fester Ansprechpartner unter den Ärzten	1,06 (0,92-1,23)

[a] Adjustiert für Alter, Geschlecht, Schulabschluss, Gesundheitszustand, Versicherungsstatus, Erhebungsjahr, Krankenhausgröße
[b] Konfidenzintervall
[c] p<0,001

Tab. 4: Prädiktoren der Weiterempfehlungsbereitschaft (nur Patienten mit Wunsch nach Einbindung)

4. Diskussion

Die vorliegende Analyse der Daten der Patientenbefragungen aus den Jahren 2005 bis 2010 aus 61 Krankenhäusern mit insgesamt über 109.000 Patienten zeigt, dass sich die Mehrzahl der Patienten eine Einbindung in Entscheidungen über die Betreuung und Behandlung im Krankenhaus wünscht und dass dieser Anteil in den vergangenen Jahren zugenommen hat. Wollten zwischen 2005 und 2008 noch 38% die Entscheidungen über Behandlung und Betreuung lieber allein dem Arzt überlassen, waren es im Zeitraum 2009/2010 nur noch knapp 34%. Ob dies auf den eingangs thematisierten gesellschaftlichen Wertewandel, die zunehmende Präsenz des Themas in der Öffentlichkeit und den Medien, die leichtere Verfügbarkeit von Informationen, die in immer mehr Bereichen geforderte finanzielle Eigenbeteiligung der Patienten an Gesundheitsleistungen, ein Zusammenspiel aus diesen Aspekten oder noch andere Gründe zurückzuführen ist, lässt sich aus den vorliegenden Daten nicht ableiten. Dennoch konnte die in der Praxis nach wie vor noch häufig anzutreffende Aussage, dass die meisten Patienten eigentlich nicht mitbestimmen möchten, auf der Basis solider empirischer Daten widerlegt werden. Dies gilt umso mehr, insofern nicht nach dem hypothetischen Wunsch nach Einbindung gefragt, sondern tatsächlich gemachte Erfahrungen erfasst wurden.

Es hat sich darüber hinaus gezeigt, dass der Anteil der Patienten mit Mitbestimmungswunsch, die die Einbindung in ihre Behandlung und Betreuung als gelungen beurteilen, im jüngsten Zweijahreszeitraum im Vergleich zu den Vorjahren zugenommen hat. Dies kann als ein Hinweis gesehen werden, dass sich die Ärzte auf die veränderten Gegebenheiten einstellen. Gleichzeitig sieht nach wie vor knapp die Hälfte der Patienten hier noch weiteren Verbesserungsbedarf.

In Übereinstimmung mit der Fachliteratur hat sich in der vorliegenden Untersuchung gezeigt, dass der Wunsch nach einer aktiven Teilhabe an Entscheidungsfindungsprozessen bei jüngeren Patienten ausgeprägter ist als bei älteren, was eine stärkere Exposition der jüngeren Generation gegenüber partizipatorischen Interaktionen mit Gesundheitsfachkräften widerspiegeln kann.[25] Gleiches gilt für diejenigen mit einem höheren Schulabschluss. Hier wird diskutiert, dass diese Patienten sich möglicherweise eher zutrauen oder in der Lage sind, sich mit Gesundheitsinformationen auseinanderzusetzen oder auch die geringere soziale Distanz zum Arzt bei höherem Bildungsgrad eine Rolle spielt.[26] Schließlich wünschen sich auch Frauen häufiger als Männer eine gemeinsame Entscheidungsfindung, was dazu passt, dass sie häufiger aktiv Gesundheitsdienstleistungen in Anspruch nehmen und im Rahmen von Konsultationen häufiger Fragen stellen.[27]

Die Tendenz zu einem selteneren Wunsch nach Mitbestimmung bei ausschließlich gesetzlich versicherten Patienten kann ein Alterseffekt sein, insofern als der Anteil älterer Patienten unter den gesetzlich Versicherten höher ist als unter den gänzlich oder zusätzlich privat versicherten Patienten. Denkbar ist jedoch auch, dass die höhere finanzielle Eigenbeteiligung, die aufgrund des Verfahrens der Rechnungsstellung größere Transparenz der erbrachten Leistungen oder auch eine höhere Anspruchshaltung auf Seiten des Patienten eine Rolle spielen.

Dass Patienten umso eher in medizinische Entscheidungen eingebunden werden möchten, je besser sie ihren Gesundheitszustand im Allgemeinen einschätzen, erscheint insofern plausibel, als dass ein schlechterer Gesundheitszustand häufig mit komplexeren Maßnahmen einhergeht, mit deren Einschätzung und Abwägung sich der Patient möglicherweise überfordert fühlt und daher die Entscheidung dann letztlich dem Experten überlässt. Darüber hinaus geht ein schlechterer Gesundheitszustand mit größeren psychischen Belastungssituationen einher, in der das Abtreten von Verantwortung in Form von Entscheidungen eine entlastende Funktion haben kann. So konnten verschiedene Autoren beobachten, dass das Bedürfnis nach Auto-

---

25 Vgl. Clark et al. (2009).
26 Ebd.
27 Vgl. Arora et al. (2000).

nomie und der Wunsch nach Einbindung in Entscheidungen mit der Schwere der Erkrankung abnehmen.[28]

Einen wenn auch geringen Einfluss auf den Mitbestimmungswunsch hat die Art der Fachabteilung und damit die Art der Erkrankung. So möchten Patienten chirurgischer Fachabteilungen eher dem Arzt die Entscheidung überlassen als internistische Patienten. Möglicherweise sehen sich Patienten bei stark invasiven Behandlungsmaßnahmen, wie sie chirurgische Eingriffe in der Regel darstellen, weniger zu einer Einschätzung und Beteiligung in der Lage als bei Therapien, die eine stärkere Eigenbeteiligung und Compliance erfordern wie dies z. B. bei Medikationen oder Veränderungen gesundheitsbezogener Verhaltensweisen der Fall ist.

Des Weiteren zeigen die hier vorgestellten Ergebnisse, dass Patienten ohne Mitbestimmungswunsch häufiger volles Vertrauen in die sie behandelnden Ärzte haben als Patienten mit Mitbestimmungswunsch. Denkbar ist, dass ein großes Vertrauen in die fachliche Kompetenz sowie in das Bestreben des Arztes, die bestmöglichen Maßnahmen im Sinne des Patienten zu ergreifen, den Wunsch oder möglicherweise auch die wahrgenommene Notwendigkeit einer aktiven Beteiligung an den Entscheidungsprozessen in den Hintergrund treten lässt. Möglich ist andererseits auch, dass der mit der Einbindung in Entscheidungen einhergehende Wunsch nach Informationen zu einem besseren Wissensstand über die eigene Erkrankung führt, was wiederum die aktive Beteiligung an den Abwägungsprozessen über die eigene Behandlung und Betreuung begünstigen kann. In eine ähnliche Richtung deuten die Ergebnisse einer Untersuchung von Kraetschmer et al.,[29] die zeigten, dass Patienten, die eine passive Rolle einnahmen, eher ein sehr starkes bis ‚blindes' Vertrauen in den Arzt hatten. Patienten, die Entscheidungen letztlich selbst treffen wollten, hatten eher geringes Vertrauen. Patienten, die eine gemeinsame Entscheidungsfindung präferierten, hatten mittleres bis starkes Vertrauen in ihren Arzt. Die Autoren kommen auf der Basis ihrer Ergebnisse zu dem Schluss, dass eine vertrauensvolle Arzt-Patient-Beziehung eine wichtige Grundlage für eine gemeinsame Entscheidungsfindung darstellt. Es erscheint plausibel, dass es leichter fällt, Meinungen zu äußern, eigene Fragen zu stellen und Fragen des Arztes ehrlich zu beantworten, wenn der Patient den Eindruck hat, dass der Arzt bereit ist zuzuhören und die Sichtweisen des Patienten zu respektieren.

Das Gelingen der Einbindung in Entscheidungen über die Betreuung und Behandlung stellt einen signifikanten Prädiktor für die Bereitschaft der Patienten dar, das Krankenhaus ohne Vorbehalte weiterzuempfehlen. Gleichzeitig zeigen die vorliegenden Ergebnisse, dass es andere Beziehungskomponenten sind, die die Bereitschaft zur uneingeschränkten Weiterempfehlung als Indikator für die Patientenzufriedenheit deutlich stärker beeinflussen. Hierzu zählen insbesondere das Vertrauen in die Ärzte sowie

---

28 Vgl. Degner/Sloan (1992) und Ende et al. (1989).
29 Vgl. Kraetschmer et al. (2004).

das Maß an Freundlichkeit und Verständnis, mit dem der Arzt dem Patienten begegnet. Freundliche Zuwendung und Verständnis signalisieren dem Patienten die Haltung des Arztes, ein gewisses Interesse an seiner Person wahrzunehmen und ihn als Individuum zu betrachten. Diese individuelle Wahrnehmung der eigenen Person ist – neben der fachlichen Kompetenz des Arztes – eine wichtige Voraussetzung, um sich ‚in guten Händen' zu fühlen und Vertrauen fassen zu können. Auch Dierks et al.[30] konnten – bei ambulanten Patienten – zeigen, dass das Bedürfnis als Individuum wahrgenommen sowie als Mensch und nicht als „Nummer" behandelt zu werden, von rund 90% der Befragten als ‚sehr wichtig' eingestuft wurde, als gleichberechtigte Partner im Behandlungsprozess betrachtet zu werden, hingegen nur von knapp 43%. Joffe et al.[31] kamen in ihrer Untersuchung amerikanischer Krankenhauspatienten ebenfalls zu dem Ergebnis, dass das Vertrauen in die Ärzte, die Behandlung mit Aufmerksamkeit und Rücksicht sowie die Freundlichkeit und das Verständnis deutlich stärkere Prädiktoren für die uneingeschränkte Weiterempfehlung waren als die Einbindung in medizinische Entscheidungen, wenngleich auch diese einen signifikanten Effekt hatte.

Bei den Aspekten, die nach dem Vertrauen in die Ärzte sowie der wahrgenommenen Freundlichkeit und dem Verständnis der Ärzte den größten Einfluss auf die Weiterempfehlungsbereitschaft haben, stehen Information und Verfügbarkeit im Fokus. Es handelt sich dabei um die verständliche Darlegung von Untersuchungsergebnissen, die Einbindung in Entscheidungen über die Betreuung und Behandlung, die Gelegenheit für Angehörige, mit dem Arzt zu sprechen, sowie die Verfügbarkeit der Ärzte. In der Literatur finden sich Hinweise,[32] dass die kognitive Wahrnehmung in emotional stark belastenden Situationen eingeschränkt ist. Dies könnte bis zu einem gewissen Grad erklären, warum die Bedeutung von Informationen hinter andere Beziehungskomponenten zurücktritt und dass das, was retrospektiv als für die Weiterempfehlungsbereitschaft prominent verbleibt, das Gefühl ist, Vertrauen gehabt zu haben und als Mensch wahrgenommen worden zu sein. Dies bedeutet natürlich nicht, dass eine Informationsvermittlung in laienverständlicher Art und individuell angepasster Form letztlich unterbleiben kann. Denn jeder Patient hat nicht nur ein Recht auf Informationen über seinen Zustand und seine Behandlung, sondern es können durch eine angemessene Information und Beratung sowie eine individuell angepasste Entscheidungsbeteiligung bessere Gesundheitsergebnisse realisiert werden.[33]

Es mag auf den ersten Blick überraschen, dass das Eingehen des Arztes auf Ängste und Sorgen des Patienten bezüglich seines Gesundheitszustands

---

30 Vgl. Dierks et al. (2001a).
31 Vgl. Joffe et al. (2003).
32 Vgl. Dierks et al. (2001a).
33 Ebd.

nur einen sehr geringen Einfluss auf die Weiterempfehlungsbereitschaft hat, und die verständliche Beantwortung wichtiger Fragen keinen signifikanten Einfluss auf selbige aufweist. Gleichwohl ist davon auszugehen, dass es bei letzterem Aspekt starke Überschneidungen mit der Frage nach der verständlichen Erklärung von Untersuchungsergebnissen gibt, die einen signifikanten Einfluss ausübt. Es erscheint plausibel, dass es sich bei den für den Patienten wesentlichen durch den Arzt zu beantwortenden Fragen um solche handelt, die dem Patienten über die Ergebnisse der diagnostischen und therapeutischen Maßnahmen und damit über seinen Zustand und seine Prognose Auskunft geben. Der geringe Einfluss des ärztlichen Eingehens auf Ängste und Sorgen in Zusammenhang mit der Erkrankung könnte darauf zurückzuführen sein, dass diese Form der Zuwendung eher als Aufgabe des Pflegepersonals gesehen wird. Sie wird zwar auch in der Interaktion mit dem Arzt positiv wahrgenommen, aber möglicherweise nicht unbedingt erwartet und spielt damit für die Bereitschaft, das Krankenhaus uneingeschränkt weiterzuempfehlen, eine eher untergeordnete Rolle.

Insgesamt muss bei der Betrachtung der Ergebnisse berücksichtigt werden, dass größere Krankenhäuser in der untersuchten Stichprobe im Vergleich zur deutschen Krankenhauslandschaft deutlich überrepräsentiert sind. Darüber hinaus ist zu bedenken, dass mit der Frage nach der Einschätzung des Gelingens der Einbindung in Entscheidungsprozesse nicht direkt erfasst wird, was für den einzelnen Patienten diese Einbindung bedeutet. Angesichts der Individualität des Prozesses sowie der ohnehin bestehenden Notwendigkeit, die diesbezüglichen Bedürfnisse des Patienten zu ermitteln, ist jedoch davon auszugehen, dass auch in dieser Formulierung wertvolle Erkenntnisse zu diesem wichtigen Thema gewonnen werden können.

5. Fazit

Die Einbindung in Entscheidungsprozesse hinsichtlich der Betreuung und Behandlung spielt für Krankenhauspatienten eine gewisse Rolle, gleichwohl stellen das Vertrauen in die behandelnden Ärzte sowie die Freundlichkeit und das Verständnis, das sie den Patienten entgegenbringen, bedeutsamere Komponenten für die uneingeschränkte Weiterempfehlungsbereitschaft der Patienten dar. Angesichts des hohen Anteils an Patienten, die den Wunsch nach Einbindung in Entscheidungen äußern, ist es wichtig, die Fähigkeit der Ärzte, diesem Wunsch zu entsprechen, weiter auszubilden. Der Respekt vor der Selbstbestimmung des Patienten stellt einen Wert in sich dar und ist ethisch geboten, ebenso wie der Respekt vor der Entscheidung des Patienten, nicht mitbestimmen zu wollen. Ärzte, wie auch alle anderen an der Patientenversorgung beteiligten Berufsgruppen, müssen in die Lage versetzt werden, ein Klima zu schaffen, in dem sowohl gemeinsame, als auch stellvertretende Entscheidungsfindungsprozesse möglich sind. Dies gilt insbesondere für den Krankenhausbereich, in dem sich die Beziehung zwischen Arzt und Patient zeitlich, räumlich und interpersonell oft grundlegend anders gestaltet als im ambulanten Bereich, aus dem ein Großteil der Forschungen zum Shared Decision Making stammen. Darüber hinaus sind weitere Untersuchungen wünschenswert, um zu bestimmen welche Aspekte dazu beitragen, dass Krankenhauspatienten Vertrauen in die sie betreuenden Ärzte fassen können.

Literatur

Arora, N. K./McHorney, C. A. (2000): Patient Preferences for Shared Decision Making: Who Really Wants to Participate?, in: Medical Care 38 (2000), S. 334-341.
Clark, N. M./Nelson, B. W./Valerio, M. A./Gong, Z. M./Taylor-Fishwick, J. C./Fletcher, M. (2009): Consideration of Shared Decision Making in Nursing: A Review of Clinicians' Perceptions and Interventions. The Open Nursing Journal 3 (2009), S. 65-75.
Cleary, P. D./Edgman-Levitan, S./Roberts, M./Moloney, T. W./McMullen, W./Walker, J. D./Delbanco, T. L. (1991): Patients Evaluate their Hospital Care: A National Survey, in: Health Affairs 10 (1991), S. 254-267.
Cleary, P. D./Edgman-Levitan, S./Walker, J. D./Gerteis, M./Delbanco, T. L. (1993): Using patient reports to improve medical care: A preliminary report from 10 hospitals, in: Quality Management in Health Care 2 (1993), S. 31-38.
Coulter, A. (2003): The Autonomous Patient. Ending Paternalism in Medical Care. London.
Degner, L. F./Sloan, J. A. (1992): Decision making during serious illness: what role do patients really want to play?, in: Journal of Clinical Epidemiology 45 (1992), S. 941-950.
Dierks, M.-L./Bitzer, E.-M./Lerch, M./Martin, S./Röseler, S./Schienkiewitz, A./Siebeneick, S./Schwartz, F.-W. (Hrsg.) (2001a): Patientensouveränität. Der autonome Patient im Mittelpunkt. Stuttgart.
Dierks, M.-L./Martin, S./Schienkiewitz, A. (2001b): Der informierte Patient in den Institutionen des Gesundheitswesens – Partner oder Störfaktor?, in: Dierks et al. (2001a), S. 89-118.
Dierks, M.-L./Siebeneick, S./Röseler, S. (2001c): Patienten, Versicherte, Kunden – eine neue Definition des Patienten?, in: Dierks et al. (2001a), S. 4-26.
Emanuel, E. J./Emanuel, L. L.(2004): Vier Modelle der Arzt-Patienten-Beziehung, in: Wiesing (2004), S. 101-104.
Ende, J./Kazis, L./Ash, A./Moskowitz, M. A. (1989): Measuring patients' desire for autonomy: decision making and information-seeking preferences among medical patients, in: Journal of General Internal Medicine 4 (1989), S. 23-30.
Frei, U./Frewer, A./Winau, R. (Hrsg.) (1997): Vertrauen und Ethik in der Medizin. Grundsatzfragen einer klinisch orientierten Moraltheorie. Berlin.
Gerteis, M./Edgman-Levitan, S./Daley, J./Delbanco, T. (Hrsg.) (1993): Through the patient's eyes. Understanding and promoting patient-centered care. San Francisco.
Hall, M. A./Dugan, E./Zheng, B./Mishra, A. K. (2001): Trust in physicians and medical institutions: what is it, can it be measured, and does it matter?, in: Milbank Quarterly 79 (2001), S. 613-639.

Hölling, G. (2011): Gesundheitliche Kompetenz erhöhen, Patient(inn)ensouveränität stärken. Bilanzierung, Aktualisierung, zukünftige prioritäre Maßnahmen, in: http://www.gesundheitsziele.de//cms/medium/799/Aktualisierung_Gesundheitsziel_Patientensouveraenitaet_2011.pdf (Stand 25.09.2013).

Joffe, S./Manocchia, M./Weeks, J. C./Cleary, P. D. (2003): What do patients value in their hospital care? An empirical perspective on autonomy centred bioethics, in: Journal of Medical Ethics 29 (2003), S. 103-108.

Klemperer, D./Rosenwirth, M. (2005): Shared Decision Making: Konzept, Voraussetzungen und politische Implikationen. Gütersloh.

Knoepffler, N. (2008): Patientenautonomie – Anspruch und Wirklichkeit am Beispiel der Sterbehilfedebatte, in: Die Politische Meinung 465 (2008), S. 59-64.

Kraetschmer, N./Sharpe, N./Urowitz, S./Raisa, B. (2004): How does trust affect patient preferences for participation in decision-making?, in: Health Expectations 7 (2004), S. 317-326.

Krones, T./Richter, G. (2006). Die Arzt-Patient-Beziehung, in: Schulz et al. (2006), S. 94-117.

Pearson, S. D./Raeke, L. H. (2000): Patients' trust in physicians: many theories, few measures, and little data, in: Journal of General Internal Medicine 15 (2000), S. 509-513.

Schulz, S./Steigleger, K./Fangerau, H./Paul, N. W. (Hrsg.) (2006): Geschichte, Theorie und Ethik der Medizin. Frankfurt/Main.

Stahl, K./Lietz, D./Riechmann, M./Wolfram, G. (2012): Patientenerfahrungen in der Krankenhausversorgung: Revalidierung eines Erhebungsinstruments, in: Zeitschrift für Medizinische Psychologie 21 (2012), S. 11-20.

Statistisches Bundesamt (2008): Grunddaten der Krankenhäuser. Fachserie 1, Reihe 6.1.1. Wiesbaden.

Wiesing, U. (Hrsg.) (2004): Ethik in der Medizin. Ein Studienbuch. Stuttgart.

Rainer Sbrzesny

Unabhängige Patientenberatung Deutschland (UPD)
Stärkung der Patientenperspektive und der Patientenrechte

1. Verortung der Unabhängigen Patientenberatung Deutschland

Die Unabhängige Patientenberatung Deutschland (UPD) soll Menschen, die Unterstützung bei Fragen und Problemen im Zusammenhang mit ihrer gesundheitlichen Versorgung benötigen, unabhängig und neutral informieren und beraten. Ziel ist es, dass die Nutzer des Gesundheitswesens sachgerechte und informierte Entscheidungen treffen können, in Konfliktsituationen unterstützt werden, ihre Position als souveräne Teilnehmer im Gesundheitswesen gestärkt wird und dass sie sich trotz einer erschwerten Lebenssituation schnell, sicher und selbstbestimmt in dem hoch komplexen System der gesundheitlichen Versorgung orientieren und Hilfe finden können.

Diese Ziele entspringen nicht den Wunschvorstellungen Einzelner, sondern fußen auf dem verfassungsrechtlichen Grundsatz der Selbstbestimmung,[1] der durch den Gesetzgeber im „Patientenverfügungsgesetz" konkretisiert wurde[2] und auf gesundheitswissenschaftlichen und psychologischen Erkenntnissen, dass „Menschen ihr Gesundheitspotenzial nur dann weitestgehend entfalten können, wenn sie auf Faktoren, die ihre Gesundheit beeinflussen, auch Einfluss nehmen können."[3] Darüber hinaus erfordern die Komplexität des deutschen Gesundheitswesens, das Informations- und Wissensgefälle zwischen „Health-Professionals" und Nutzern sowie die Verfügbarkeit unzähliger seriöser und unseriöser Informationsangebote eine Orientierung und Unterstützung bei der Entscheidungsfindung.[4]

Der Sachverständigenrat für die Konzertierte Aktion im Gesundheitswesen hat sich in seinem Gutachten 2000/2001 mit der veränderten Rolle der Nutzerinnen und Nutzer in einem modernen Gesundheitssystem beschäftigt und dabei insbesondere die Notwendigkeit herausgearbeitet, diese individuell besser zu informieren, zu beraten und kollektiv an gesundheitspolitischen Entscheidungen zu beteiligen.

---

1 Vgl. Grundgesetz (2010), Artikel 1, 2 Absatz 1.
2 Einzusehen im Bürgerlichen Gesetzbuch unter http://www.gesetze-im-internet.de/bgb/, §§ 1896 ff.
3 Vgl. Ottawa Charter (1986).
4 Vgl. SVR (2003), (2008) und (2010) sowie Schaeffer et al. (2005).

Er kam zu dem Ergebnis, dass:

> „inhaltlich korrekte und verständliche Informationen zu allen Aspekten des Gesundbleibens, der Bewältigung von Krankheit und des Lebens mit bedingter Gesundheit notwendige [...] Bestandteile einer zeitgemäßen Prävention und Krankenversorgung sowie Voraussetzung für die Umsetzung von Konzepten sind, die auf Selbstverantwortung, auf den Patienten als Koproduzent von Gesundheit sowie auf Empowerment abzielen."[5]

Die rot-grüne Bundestagsfraktion hat daher ihren Entwurf zu § 65b SGB V mit dem Ziel der Unabhängigen Patientenberatung begründet:

> „die Selbstbestimmung und Selbstverantwortung der Patientinnen und Patienten zu achten, ihre Eigenkompetenz zu stärken sowie ihnen einerseits überflüssige diagnostische und therapeutische Maßnahmen zu ersparen, andererseits aber Defizite in der Versorgung zu beseitigen."[6]

Der schließlich im Jahr 2000 in § 65b Sozialgesetzbuch formulierte Auftrag der UPD lautet:

> „(1) Der Spitzenverband Bund der Krankenkassen fördert Einrichtungen, die Verbraucherinnen und Verbraucher sowie Patientinnen und Patienten in gesundheitlichen und gesundheitsrechtlichen Fragen qualitätsgesichert und kostenfrei informieren und beraten, mit dem Ziel, die Patientenorientierung im Gesundheitswesen zu stärken."[7]

Nach der Auswertung von zwei Modellphasen, 2001-2005[8] und 2006-2010,[9] hat sich der Gesetzgeber 2010 entschieden, eine Unabhängige Patientenberatung als Regelversorgung institutionell im Sozialgesetzbuch V zu verankern. Den Zuschlag der darauffolgenden Ausschreibung erhielt wiederum die Bietergemeinschaft der zweiten Modellphase, bestehend aus dem Sozialverband VdK Deutschland e.V., dem Verbraucherzentrale Bundesverband e.V. und dem Verbund unabhängige Patientenberatung e.V. Die Erkenntnisse, insbesondere der zweiten Modellphase,[10] bilden die Grundlage für die Weiterführung der Unabhängigen Patientenberatung Deutschland.[11] Die seit 2011 erfolgende finanzielle Beteiligung des Verbandes der privaten Krankenversicherung e.V. an der Förderung der UPD ermöglicht eine muttersprachliche Beratung in türkisch und russisch an vier Beratungsstellen[12] sowie bundesweit über ein zentrales Beratungstelefon.

---

5   Vgl. SVR (2002).
6   Vgl. Gesetzentwurf (1999).
7   Vgl. Sozialgesetzbuch V (2012), § 65b.
8   Vgl. Schaeffer et al. (2005).
9   Vgl. Prognos (2010).
10 Vgl. UPD (2010).
11 Vgl. Burkhard (2012).
12 Berlin, Dortmund, Nürnberg, Stuttgart.

2. Handlungsleitende Prinzipien

Die UPD hat in ihrem Leitbild folgende Aufgaben und Haltungen als handlungsleitend definiert:

„Der UPD-Verbund hat den Auftrag, eine nachhaltige und effiziente Beratungs- und Informationsinfrastruktur in Deutschland zu entwickeln, die sich an den Bedürfnissen und Möglichkeiten von Patientinnen und Patienten und deren Angehörigen orientiert."

„Wir befähigen Patientinnen und Patienten und deren Angehörige zu sachgerechten und informierten Entscheidungen, unterstützen sie in Konfliktsituationen und stärken somit ihre Stellung als souveräne Akteure im Gesundheitswesen."

„Alle Akteure innerhalb der UPD verbindet die Parteilichkeit für Nutzerinnen und Nutzer gesundheitlicher Versorgungssysteme sowie die Verpflichtung zu Professionalität, Unabhängigkeit und Neutralität. Diese Werte sind die Grundlage für eine gemeinsame Identität innerhalb des UPD-Verbundes."

„Unsere Arbeit befähigt Ratsuchende zu einem souveränen Umgang mit dem Gesundheitssystem. Sie nutzen die angebotenen Gesundheitsleistungen effektiver. Fehl- und Überversorgung werden so spürbar verringert. Die Versorgungsqualität im deutschen Gesundheitssystem verbessert sich durch unsere Unterstützung deutlich."[13]

3. Handlungsfelder

Aus dem formulierten Auftrag im § 65b SGB V, den gesetzgeberischen Intentionen und den beschriebenen Haltungen und Aufgaben im Leitbild ergeben sich folgende Verpflichtungen:

- Die Souveränität, Partizipation und Selbstbestimmung der Patienten zu stärken und Ratsuchenden in ihrer individuellen Situation Orientierung, Hilfe und Unterstützung zu gewähren.
- Aufzeigen von Fehlentwicklungen und Problemfeldern im Gesundheitswesen (Über-, Unter-, Fehlversorgung, Beschwerden bzw. Hinweise auf Fehlverhalten von Leistungserbringern oder Kostenträgern).
- Unterstützung der Entscheidungsinstanzen bei der Ausrichtung der gesundheitlichen Versorgung an den Interessen, dem Bedarf und den Bedürfnissen von Bürgern, Versicherten und Patienten.[14]

Im Zuge der Überführung der UPD in ein Angebot der gesundheitlichen Regelversorgung 2011 wurde ihr ein weiterer gesetzlicher Auftrag zugewiesen: Das Aufzeigen möglicher Problemlagen im Gesundheitssystem. Die UPD muss regelmäßig über die Erkenntnisse ihrer Beratungsarbeit an den Beauftragten der Bundesregierung für die Belange der Patientinnen und Patienten berichten. In der Ausübung dieser sogenannten Seismographen-

---

13 Vgl. UPD (2010), Kapitel A, 3.1. Leitbild.
14 Ebd., Kapitel B, Beratung.

funktion werden die von den Ratsuchenden formulierten Anliegen und Problemkonstellationen einer systematischen Auswertung unterzogen und die Ergebnisse ins System zurückgespiegelt.

3.1 Beratungsverständnis

Die Beratungsarbeit der UPD zeichnet sich durch einen multiperspektivischen personenzentrierten Beratungsansatz und die damit verbundenen Beratungsfunktionen aus. Dies beinhaltet die zielgerichtete, persönliche Kommunikation und Interaktion zwischen Beratenden und Ratsuchenden. Die Beratung der UPD dient dabei drei unterschiedlichen Funktionen:

- Information und individuelles Wissensmanagement (Health Literacy)
- Eskalationsprävention
- Bewältigungs- und Problemunterstützung

Je nach Fragestellung und Anliegen der Ratsuchenden haben diese Funktionen in der Beratung einen jeweils unterschiedlichen Stellenwert.Wichtig ist, dass Beratung immer alle oben beschriebenen Aspekte beinhaltet. Selbst da, wo Bewältigungsunterstützung im Vordergrund steht, geht es beispielsweise auch um Eskalationsprävention und die Stärkung von Handlungskompetenzen. Ergebnisse der Beratung aus der Perspektive des Ratsuchenden können sein:

- individuelle Informationen zu Leistungs- und Kompetenzstrukturen
- Zuwachs an Wissen bzw. bessere Einordnung bereits vorhandenen Wissens (Informationsmanagement – Health Literacy)
- Entscheidungshilfe (Klarheit, Bestimmtheit, Begründung)
- momentane Entlastung und Beistand, besonders in Krisensituationen
- Zuwachs an individuellen Fähigkeiten und Kompetenzen
- Stärkung von Selbstbewusstsein und Souveränität
- wirksame individuelle Problemklärung und Problemlösung, bis zur Stärkung des eigenen Anliegens
- Begleitung bzw. Hilfestellung zur Bewältigung konkreter Handlungsschritte (Verfassen von Schreiben, Erlangen von Informationen etc.)
- stellvertretendes Handeln

Interaktive Patientenberatung ist problemzentrierte Kommunikation zwischen Ratsuchenden und Beratenden. Ratsuchende werden in der umfassenden Wirklichkeit („Ganzheit") aller ihre Gesundheit beeinflussenden Lebensumstände wahrgenommen. In der Beratung werden die unterschiedlichen Aspekte des Krankseins, die individuelle Lebenslage der Ratsuchenden, ihre Bewältigungsstrategien und Erfahrungen, leistungsrechtliche Bedingungen und ihre Vorstellungen und Emotionen zu Krankheit und Gesundheit berücksichtigt. Das Beratungsgespräch ist bedarfs- und bedürfnissowie lösungs- und ressourcenorientiert.[15]

Neben dem bereits Dargestellten ist der Beratungsansatz in der UPD beeinflusst von Erkenntnissen aus unterschiedlichen Forschungs- und Beratungsansätzen wie:

- Salutogenese mit dem spezifischen Verständnis, dass Menschen schicksalhafte Ereignisse, z.B. Krankheit, unter bestimmten Bedingungen durchaus als sinnstiftend erleben können
- Vorgehensweisen aus der personenzentrierten Gesprächsführung
- einer Ausrichtung, die sich an den Bedürfnissen der Ratsuchenden orientiert
- dem ressourcen- und lösungsorientierten Ansatz der systemischen Beratungsansätze[16]

Das Handwerkszeug aus diesen verschiedenen Beratungsansätzen und wissenschaftlichen Erkenntnissen steuert die Art und Weise, wie die unterschiedlichen Anfragen in der Beratung umgesetzt werden. Multiperspektivische klientenzentrierte Beratung beinhaltet eine grundsätzliche Haltung der Beratenden. Es geht darum, auf die Problembeschreibung der Ratsuchenden einen umfassenden Blick zu werfen und sie in deren Kontext zu stellen, um dann zu einer gemeinsamen Problemdefinition zu gelangen.[17]

3.2 Beratungsprozess

Die Beratung folgt einem einheitlichen Ablaufmodell, dem Beratungsprozess. Dieser Beratungsprozess soll in allen Beratungsstellen ein einheitliches Vorgehen sowie eine hohe Beratungsqualität gewährleisten und gilt als Prozessstandard für alle Beratungssituationen. In diesem Pfad sind die drei Möglichkeiten der Beratung in der UPD abgebildet:

- Information
- Hilfe zur Entscheidungsfindung/Empowerment
- Weitergehende Unterstützung

Der Beratungsablauf wird in vier Phasen beschrieben:

- Auftragsklärung: Klärung des Beratungsauftrages und der Ziele der Ratsuchenden
- Struktur- und Informationsphase: Strukturierung und Vermittlung von Informationen mit dem Ziel, Ratsuchende aufzuklären bzw. ihnen Entscheidungshilfen an die Hand zu geben. Hierzu gehört auch der zielgenaue Verweis an weiterberatende Facheinrichtungen

---

15 Vgl. Engel et al. (2011).
16 Vgl. Schaeffer/Dirks (2012).
17 Vgl. UPD (2010), Kapitel B, Beratung.

- Beratungs- und Ergebnisphase: Beraterische Unterstützung, die in Entscheidungssituationen geleistet werden kann, in denen Ratsuchende bereits über alle notwendigen Informationen verfügen, jedoch vielleicht z.B. aufgrund der Fülle der Informationen weitere Hilfestellungen benötigen
- Begleitung und stellvertretendes Handeln: Weitergehende Unterstützung insbesondere durch das Vertreten der Interessen der Ratsuchenden gegenüber Dritten, wenn festgestellt wird, dass diese sich nicht ausreichend helfen bzw. vertreten können.[18]

3.3 Beratungsformen

Das Leistungsspektrum der UPD umfasst verschiedene Formen der individuellen Patientenberatung:

- telefonisch, schriftlich und persönlich vor Ort in den regionalen Beratungsstellen
- telefonisch am kostenfreien bundesweiten Beratungstelefon
- persönlich und telefonisch zu speziellen Themenbereichen in überregionalen Beratungsangeboten
- online über die UPD-Website

Persönliche Beratung ist insbesondere immer dann erforderlich, wenn z.B. Unterlagen eingesehen werden sollten, es zu Verständigungsproblemen mit Ratsuchenden am Telefon kommt oder zeitaufwändige Beratungen erforderlich sind. Beispielsweise werden Fragen zu Vorsorgedokumenten, Patientenverfügungen oder Behandlungsfehlern in der Regel in persönlichen Beratungen besprochen. Je nach Fragestellung und/oder Gesundheitszustand kommen Ratsuchende auch in Begleitung von vertrauten Personen.

Nicht allen Ratsuchenden ist es möglich, eine Beratungsstelle vor Ort aufzusuchen. Unter Umständen müssen daher komplexere Beratungen ausschließlich telefonisch durchgeführt werden. Grundsätzlich besteht das Ziel darin, telefonische Anfragen auch am Telefon abschließend zu beantworten. Die Telefonberatung folgt deshalb genau wie die persönliche Beratung dem ressourcen- und lösungsorientierten Ansatz der systemischen Beratung, und auch der Ablauf des Beratungsprozesses ist derselbe.

Die Onlineberatung stellt eine besondere Form des Leistungsspektrums dar. Sie ermöglicht es Ratsuchenden, jederzeit über eine Zuordnung der Postleitzahl Kontakt mit einer regionalen Beratungsstelle der UPD aufzunehmen und innerhalb von drei Werktagen eine erste Antwort zu erhalten. Es handelt sich um ein niedrigschwelliges Angebot für Personen, die bei der Suche nach Informationen bevorzugt das Internet nutzen, Wert auf Anonymität legen oder eine Beratungsstelle weder persönlich noch telefo-

---

18 Vgl. UPD (2010), Kapitel B, 4. Beratungsprozess.

nisch zu den Öffnungszeiten erreichen können. Auch Ratsuchende, die sich im Ausland aufhalten, können diesen einfachen und kostengünstigen Zugang zum Beratungsangebot der UPD nutzen. In einigen Fällen kann die Beratung auf diesem Wege abschließend erfolgen. Häufig ist allerdings ein Wechsel zu anderen Formen, wie einem Telefongespräch oder einer persönlichen Beratung vor Ort, geboten. Das geschilderte Anliegen ermöglicht keine abschließende Auftragsklärung. Da die Online-Anfragen regional zugeordnet werden, kann auch beim Wechsel der Form durch die gleiche Person beraten werden. Für Ratsuchende bleiben damit sowohl die Ansprechpartner wie auch der gewählte regionale Bezug erhalten.[19]

3.4 Beratungsinhalte

Die Verortung der UPD im Sozialgesetzbuch V bestimmt ihren inhaltlichen Schwerpunkt: die Beratung und Information zu allen die Gesundheit betreffenden Themen. Der in der Fördervereinbarung und weiteren vertraglichen Grundlagen geregelte Aufbau der Beratungsstellen, die Besetzung mit einer gesundheitlich-medizinischen, einer rechtlichen und einer psychosozialen Fachkompetenz zeigt, dass eine umfängliche Beratung und Information zu diesen drei Aspekten der gesundheitlichen Versorgung angestrebtes Ziel ist.

Im Bereich der rechtlichen Fachkompetenz geht es um Fragen zum Sozial- und Zivilrecht, die Gesundheitsbelange betreffen:

- Ansprüche aus Sozialversicherungssystemen oder Vertragserfüllung, z.B. Anspruch auf medizinische Versorgung aus Versicherungsverträgen
- Rechtliche Aspekte des Arzt-Patientenverhältnisses
- Patientenverfügung, Vorsorgevollmacht, Betreuungsverfügung
- Behandlungsfehler
- Patientenrechte
- Berufspflichten der Leistungserbringer

Der Umgang mit Anfragen im rechtlichen Bereich hat seine Grenze im Rechtsdienstleistungsgesetz. Von der Beratung nicht umfasst sind daher die gerichtliche Vertretung sowie die kollektive Interessenvertretung.

---

19 Vgl. UPD (2010), Kapitel B, 1.5. Leistungsspektrum.

Das Beratungsspektrum im gesundheitlich-medizinischen Bereich umfasst u.a.:

- Krankheiten, Krankheitsursachen, Diagnostik und Behandlungsmöglichkeiten
- Medikamente, Impfungen und Medizinprodukte
- Früherkennung und Vorsorge
- Zahngesundheit/Zahnmedizin

In der Beratung im gesundheitlich-medizinischen Bereich werden keine Empfehlungen für oder gegen eine Untersuchungs- oder Behandlungsmethode ausgesprochen. Ebenso erfolgt keine Bewertung der bereits erfolgten ärztlichen Diagnostik. Die Abgabe einer Zweitmeinung (i. S. d. § 15a Bundesmantelvertrag-Ärzte, § 137 Abs. 3 Satz 1 Nr. 3 SGB V) obliegt den zugelassenen Leistungserbringern. Vielmehr gilt es, eine isolierte Anfrage in einen schlüssigen medizinischen Gesamtzusammenhang zu stellen und aus diesem die folgerichtigen Fragen für den individuellen Beratungsfall abzuleiten. Hierbei werden die Vor- und Nachteile von diagnostischen Methoden und Behandlungsoptionen anhand ihrer Evidenz dargestellt und individuelle Lösungsoptionen erarbeitet.

Im Bereich der psychosozialen Beratungskompetenz sind folgende Themenkomplexe exemplarisch:

- Wirtschaftliche Absicherung bei schwerer Erkrankung
- Folgen einer Erkrankung für die berufliche, familiäre und soziale Situation
- Bewältigung von schweren Erkrankungen sowie Trost und Entlastung z.B. bei Trauer
- Bewältigung weiterer krankheitsbedingter Alltagsschwierigkeiten
- Unterstützung und Mobilisierung der Bewältigungskompetenz der Ratsuchenden

Die psychosoziale Beratung findet ihre Grenzen im therapeutischen Handeln und bei Interventionen. In der Regel ist die psychosoziale Beratung mit einem oder wenigen Beratungsgesprächen und der Möglichkeit zur Rückfrage abgeschlossen. Eine lang andauernde Beratung oder Begleitung ist nur im Ausnahmefall erforderlich.

Ein weiterer Schwerpunkt besteht in der Unterstützung bei der Suche nach Ansprechpartnern im Versorgungssystem:

- Adressen von Ansprechpartnern und Beratungsinstanzen (etwa Einrichtungen der Selbsthilfe und der freien Wohlfahrt)
- Suche nach Leistungserbringern (beispielsweise nach einer Klinik, einem Facharzt für einen bestimmten therapeutischen Ansatz oder einem Fachanwalt für Medizinrecht bei Verdacht auf Behandlungs-fehler)
- Informationen über Umfang und Qualität von Leistungsangeboten.[20]

---

20 Vgl. UPD (2010), Kapitel B, Beratung.

3.5 Mögliche Unterstützung der UPD bei stationärem Klinikaufenthalt

Bei stationären Behandlungen eröffnen sich Fragekomplexe, die unterschiedlichen Abschnitten zugeordnet werden können:

3.5.1 Vor dem Krankenhausaufenthalt

Begibt sich ein Patient aufgrund eines geplanten Eingriffs in eine Klinik, können unterschiedliche Fragen auftreten:
- Welche Therapie ist in meiner Situation die geeignete?
- Habe ich eine Wahlfreiheit bzgl. der Klinik?
- Welche Klinik ist für meine Therapieentscheidung die beste?
- Wird mein Therapiewunsch von meiner Krankenkasse bzw. Krankenversicherung bezahlt?
- Darf mich eine Vertrauensperson begleiten?
- Wie hoch sind meine Zuzahlungen?
- Muss ich anfallende Fahrtkosten selbst übernehmen?

Im Falle eines nicht geplanten Klinikaufenthalts sind die Fragen inhaltlich anders strukturiert und weisen einen eher retrospektiven Charakter auf, der sich mit möglichen Einweisungsschwierigkeiten befasst:
- Wurde ich ausreichend aufgeklärt durch den zuweisenden Arzt und durch den aufklärenden Arzt in der Klinik?
- War die stationäre Behandlung die einzige Alternative?
- Hat mich der zuweisende Arzt in die für meine Behandlung geeignetste Klinik eingewiesen?
- Muss ich die Kosten des Notfalltransports übernehmen?

3.5.2 Während des Klinikaufenthalts

In diesem Versorgungsabschnitt sind mögliche beraterische Interventionen begrenzt. Denkbar sind Fragestellungen durch Angehörige oder andere Bezugspersonen des Patienten, wie:
- Sind im Krankenhaus die eigenen Behandlungsvorstellungen ausschlaggebend?
- Wer vertritt den Patienten im Falle einer Einwilligungsunfähigkeit, z.B. bei Koma?
- Sollte zur Erkennung und Durchsetzung des Willens eine Patientenverfügung erstellt werden und wie verbindlich ist diese dann?
- Welche Rechte bestehen im Falle einer Unterbringung oder Zwangsbehandlung?

3.5.3 Nach dem Klinikaufenthalt

Ein weiterer Fragenkomplex bezieht sich auf die Weiterversorgung des Patienten nach dem Krankenhausaufenthalt:
- Welche Rehabilitation ist bei meiner Erkrankung durchzuführen?
- Habe ich Wahlfreiheit bzgl. der Rehabilitationsklinik?
- Kann ich eine Begleitperson mitnehmen?
- Welche Unterstützungsleistungen bestehen bei der Weiterversorgung in meiner häuslichen Umgebung? Häusliche Krankenpflege? Haushaltshilfe?
- Welche Konsequenzen ergeben sich für meine Gesundheit und Lebensführung aus der Erkrankung oder der erfolgten Operation?
- Wieso weicht die Medikation von der in der Klinik ab?
- Was sind meine Möglichkeiten und Rechte bei Verdacht auf einen Behandlungsfehler?
- Wie bin ich bei länger andauernder Erkrankung finanziell abgesichert?

4. Grenzen des Handelns

Der UPD steht nicht die Möglichkeit des Verbandsklagerechts zur kollektiven Interessenvertretung zu. Dieses obliegt ihren Gesellschaftern, insbesondere dem Sozialverband VdK Deutschland e.V. und dem Verbraucherzentrale Bundesverband e.V. Ebenso stehen politische Ableitungen aus der Auswertung der Beratung nur den Gesellschaftern zu (Fördervereinbarung 2011, § 4 Absatz 2). Die UPD hat aber den expliziten gesetzlichen Auftrag „Problemlagen im deutschen Gesundheitswesen" aus den Beratungskontakten abzuleiten und diese Erkenntnisse an die Politik weiterzuleiten. Durch die Nähe zu den Nutzern des Gesundheitswesens fungiert sie auf diese Weise als eine Art „Seismograph".

Ferner ist die UPD keine gemäß § 2 Patientenbeteiligungsverordnung anerkannte Organisation der Kollektiven Patientenvertretung. Eine institutionelle Entsendung aus der UPD für eine Beteiligung in dem Gemeinsamen Bundesausschuss ist daher nicht möglich. Die Beteiligung in den Landesausschüssen nach § 90 SGB V, den Zulassungsausschüssen nach § 96 SGB V und den Berufsausschüssen nach § 97 SGB V auf Ebene der Bundesländer ist derzeit nicht vorgesehen.

5. Schlussbetrachtungen

Aufgabe der UPD ist es, Nutzer des Gesundheitswesens neutral und unabhängig, wie auch frei von Partikularinteressen zu informieren und zu beraten und zwar individuell zu allen Belangen der gesundheitlichen Versorgung. Durch die zwingende Vorhaltung dreier Fachkompetenzen in einer Beratungsstelle (rechtlich, gesundheitlich-medizinisch, psychosozial) kann ein multiperspektivischer Beratungsansatz umgesetzt werden, der die wesentlichen Facetten gesundheitlicher Anliegen abdeckt: psychosoziale Aspekte von Gesundheit und Krankheit, diagnostisch-therapeutische Fragen und deren leistungsrechtliche Realisierbarkeit sowie die finanzielle Absicherung durch das Sozialsystem bei Erkrankung. Darüber hinaus erfolgt aus der Zusammenführung dieser drei Kompetenzen eine hohe Systemkenntnis, die für die Wegweiser- und Lotsenfunktion der UPD immanent ist.

Die UPD vermag – so auch die gesundheitspolitische Hoffnung – als Filter wirken, indem sie hilft, Patienten und Nutzern des Gesundheitswesens bei der Einordnung ihres Gesundheitsproblems Orientierung zu verschaffen, Eskalationen vorzubeugen, eine möglicherweise überflüssige Inanspruchnahme zu verhindern und direkt an die zuständigen Instanzen weiterzuleiten.[21]

Durch die Erweiterung des gesetzlichen Auftrages Problemlagen im Gesundheitswesen zu identifizieren, kann die UPD ihre Nähe zu Ratsuchenden in die Weiterentwicklung des deutschen Gesundheitswesens einbringen. Damit erfolgt eine Unterstützung der Entscheidungsinstanzen bei der Ausrichtung der gesundheitlichen Versorgung an Interessen, Bedarf und Bedürfnissen von Bürgern, Versicherten und Patienten; dies hilft zudem, deren Präferenzen bei der Inanspruchnahme von Gesundheitsleistungen zu berücksichtigen.

Das „Verbot" der politischen Ableitungen über die wissenschaftliche Darstellung der Auswertungen der Anfragen hinaus, scheint auf den ersten Blick eine Fessel zu sein. Es ermöglicht aber neben der Unabhängigkeit von den Akteuren im Gesundheitswesen auch unabhängig von der Politik zu agieren und die Freiheit von Wissenschaft und Forschung bei der Auswertung und Bewertung der eigenen Evaluation für sich zu beanspruchen.

Letzteres muss Ziel der UPD sein und bleiben. Das Hinterfragen des eigenen Handelns und die stetige Weiterentwicklung des Verständnisses und der Konzeption von Beratung neben der Sicherung von Prozess- und Ergebnisqualität sind nicht endende Herausforderungen.

---

21 Vgl. Ewers/Schaeffer (2011).

Literatur

Burkhard, A. (2012): Unabhängige Patientenberatung Deutschland – Modellprojekt UPD, in: Schaeffer et al. (2011), S. 197-209.
Ewers, M./Schaeffer, D. (2011): Aufgaben der Patientenberatung, in: Schaeffer et al. (2011), S. 87-107.
Engel, F./Nestmann, F./Sickendiek, U. (2012): Theoretische Konzepte der Beratung, in: Schaeffer/Schmidt-Kaehler (2011), S. 25-58.
Gesetzentwurf der Fraktionen SPD und Bündnis 90/Die Grünen zu § 65b SGB V (1999). Deutscher Bundestag. Berlin.
Grundgesetz (2010): www.gesetze-im-internet.de/gg/ (Stand 25.09.2012).
Hurrelmann, K./Razum, O. (Hrsg.) (2012): Handbuch Gesundheitswissenschaften, 5. Auflage. Weinheim. Basel.
Ottawa Charter for Health Promotion (1986): Weltgesundheitsorganisation, in: http://www.euro.who.int/de/who-we-are/policy-documents/ottawa-charter-for-health-promotion,-1986 (Stand 26.09.2012).
Prognos (2010): Wissenschaftliche Begleitung des Modellverbundes nach § 65b SGB V in Deutschland, 2. Zwischenbericht, in: www.gkv-spitzen verband.de/media/dokumente/krankenversicherung_1/praeventionselbst hilfeberatung/beratung/2ZwischenberichtPrognos.pdf (Stand 28.01.14).
Schaeffer, D./Schmidt-Kaehler, S. (Hrsg.) (2011): Lehrbuch Patientenberatung, 2. Auflage, Bern.
Schaeffer, D./Dierks, M. L./Hurrelmann, K./Krause, H./Keller, A./Schmidt-Kaehler, S./Seidel, G. (2005): Evaluation der Modellprojekte zur unabhängigen Patientenberatung und Nutzerinformation. Bern.
Schaeffer, D./Dierks, M. L. (2012): Patientenberatung, in: Hurrelmann et al. (2012), S. 757-790.
Sozialgesetzbuch V (2012). Online verfügbar: http://www.gesetze-im-internet.de/sgb_5/ (Stand 26.09.2012).
SVR – Sachverständigenrat für die Konzertierte Aktion im Gesundheitswesen (2002): Bedarfsgerechtigkeit und Wirtschaftlichkeit. Bd. III: Über-, Unter- Fehlversorgung. Gutachten 2000/2001. Baden-Baden.
SVR – Sachverständigenrat für die Konzertierte Aktion im Gesundheitswesen (2003): Finanzierung, Nutzerorientierung und Qualität. Bd. I: Finanzierung und Nutzerorientierung. Gutachten 2003. Baden-Baden.
SVR – Sachverständigenrat für die Konzertierte Aktion im Gesundheitswesen (2008): Kooperation und Verantwortung. Voraussetzung einer zielorientierten Gesundheitsversorgung. Gutachten 2007. Baden-Baden.
SVR – Sachverständigenrat für die Konzertierte Aktion im Gesundheitswesen (2010): Koordination und Integration – Gesundheitsversorgung in einer Gesellschaft des längeren Lebens. Sondergutachten 2009. Baden-Baden.

UPD – Unabhängige Patientenberatung Deutschland (2010): UPD-Handbuch zur Modellprojektphase 2006-2010. Stand Dezember 2010, in: www.upd-online.de/upd-handbuch.html (Stand 26.09.2012).

Christoph Kranich

Patientenorientierter Umgang mit Beschwerden
Anregungen aus Hamburg

1. Einleitung

Was in der Industrie seit Jahrzehnten bekannt ist und beherzigt wird, ist nun auch im Gesundheitswesen angekommen:[1] Die Erkenntnis, dass Beschwerden nichts Negatives[2] sind, nichts an sich Schweres, sondern eine Hilfe, besser zu werden. Das Schwere, das viele zunächst damit verbinden und das schon im Wort liegt, wandelt sich zum Leichten, zur Erleichterung, wenn aufgrund einer Beschwerde ein Missstand abgestellt werden kann und sich fortan niemand mehr über diesen beschweren muss. Bis zu dieser Erkenntnis ist es jedoch häufig ein langer Weg. Zu groß ist die Angst, das Ernstnehmen von Beschwerden und der offensive Umgang mit ihnen rücke eine Institution in ein schlechtes Licht, gebe diesem ein negatives Image. Andere Länder[3] mit ausgeprägterer Beschwerdekultur zeigen, dass das Gegenteil richtig ist: Wer Beschwerden stimuliert und dann jeder einzelnen Beschwerde nachgeht, Mängel beseitigt und seine Kunden zufriedenstellt, erweist sich als lern- und verbesserungsfähig und wird dafür mit Treue belohnt.

Im Gesundheitswesen war der Weg zu dieser Erkenntnis ein langer und steiniger, und er ist längst nicht beendet. Noch heute leben vor allem Ärzte zu häufig im Bewusstsein: „Qualität? Das sind wir!" Doch Menschen sind fehlbar und sie dürfen dies auch zugeben. Sie sollten es sogar. Auch Ärzte – die Patienten werden es ihnen danken.[4] Ist es nicht sogar ein Gebot der mitmenschlichen Fairness, einer ernsthaften Unzufriedenheit, die sich in Form einer Beschwerde äußert, gewissenhaft nachzugehen und, wenn möglich, Wiedergutmachung zu schaffen und ihre Ursache abzustellen?[5] Gehört es nicht zu einer ganz selbstverständlichen „Alltags-Ethik", nicht nur Lob gerne anzunehmen, sondern auch deren Gegenteil – zumal wenn, wie in der Medizin, die Maxime des Nicht-Schadens einen hohen Stellenwert hat? Aus

---

1 Vgl. Hallowell (1996), S. 27-42.
2 Vgl. Rogers/Ballantyne (2010), S. 250.
3 Wie z.B. Finnland, vgl. dazu Kuosmanen et al. (2008).
4 Vgl. Doms (2005), S. 117-118.
5 Vgl. Rogers/Ballantyne (2010), S. 250-151.

einer Beschwerde dürfte in dieser Hinsicht wesentlich mehr sachlicher Gewinn zu ziehen sein als aus noch so viel Lob, das zwar das Ego nährt und zum Weitermachen motiviert, aber inhaltlich meist eher undifferenziert und ohne Aussage bleibt.[6] Im vorliegenden Beitrag soll am Beispiel von Hamburg die Entwicklung des institutionalisierten Beschwerdemanagements im Gesundheitswesen beschrieben werden. Hamburg eignet sich dafür besonders gut, denn dort sind in den letzten 40 Jahren viele der Stufen durchlaufen worden, die auch andernorts schon gegangen wurden und zum Teil auch noch bevorstehen.

Der Fokus ist auf Krankenhäuser gerichtet, da alle anderen Institutionen und Instanzen des Gesundheitswesens in dieser Hinsicht noch nicht so weit entwickelt sind. Das Beschwerdemanagement der Krankenhäuser könnte als Beispiel für alle anderen Institutionen dienen, allerdings muss wohl manches für andere Bereiche angepasst werden. Medizinische Versorgungszentren können die in Krankenhäusern erprobten Formen direkter übernehmen als etwa kleine Praxen von Ärzten, Physiotherapeuten, Heilpraktikern oder ambulante Pflegedienste. Doch zunächst sollte die Frage geklärt werden: An wem soll sich das Beschwerdemanagement orientieren?

2. Kunden- oder Anbieter-orientiertes Beschwerdemanagement?

Wie schon angedeutet, hat das Beschwerdemanagement[7] zwei verschiedene Zielrichtungen. Es soll auf der einen Seite den Kunden, der sich beschwert, zufriedenstellen und als Kunden erhalten. So gesehen ist es ein Instrument der Kundenbindung. Zugleich gehört es zum einrichtungsinternen Qualitätsmanagement,[8] denn der Beschwerdeführer ist vielleicht auf einen Missstand gestoßen und kann durch seine Beschwerde zu einem sehr kostengünstigen Unternehmensberater werden.[9]

Beide Aspekte sind wichtig und nötig; der erste enthält jedoch, mehr als der zweite, ein ethisches Problem: Ein Unternehmen könnte auf die Idee kommen, die Beschwerden von zahlungskräftigen, wichtigen „Premium"-Kunden ernst zu nehmen, andere Beschwerden jedoch nur halbherzig zu bearbeiten oder gar bewusst zu ignorieren, wenn es etwa um unbequeme Kunden geht, die zu wenig Umsatz generieren oder die sich ständig beschweren. Solche Strategien werden im Rahmen des *customer relationship*

---

6 Vgl. Friele/Sluijs (2006), S. 2-9.
7 Weitere Ausführungen zum Beschwerdemanagement in Krankenhäusern bei Emrich et al. (2011), S. 136 ff.
8 Vgl. die niederländische Studie zur Kundenzufriedenheit bei Krankenversicherungen von Wendel et al. (2011), S. 2-4.
9 Vgl. Troyer/Sause (2011), S. 516-517.

management[10] ganz offen diskutiert und empfohlen.[11] Sie erinnern etwas an eine Light-Version der in Militär- und Notfallmedizin üblichen *Triage*.[12] Aus Kunden- und Patientensicht ist – gerade im Gesundheitswesen – wichtig, dass Unternehmen nicht nur den Aspekt der Kundenbindung und der damit häufig einhergehenden PR-Maßnahmen betonen, sondern Beschwerden vor allem nutzen, um von den Kunden zu lernen und besser zu werden. Das Beschwerdemanagement sollte demnach in das unternehmensinterne Qualitätsmanagement integriert werden, denn beide tun ziemlich genau das Gleiche, nur mit verschiedenen Begriffen und von einem anderen Standpunkt aus – wie aus den Abbildungen 1 und 2 ersichtlich wird.

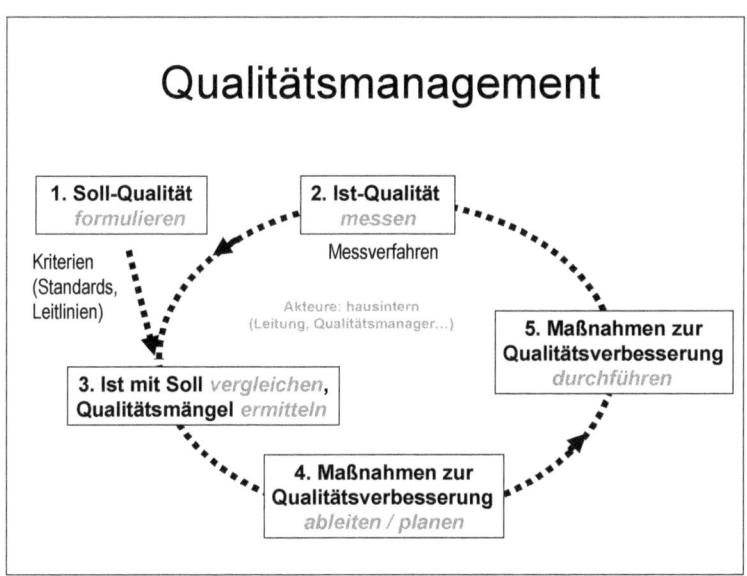

Abb. 1: Prozessablauf Qualitätsmanagement

---

10 Kundenbeziehungsmanagement, kurz CRM, bezeichnet die konsequente Ausrichtung eines Unternehmens auf ihre Kunden sowie eine systematische Gestaltung der Kundenbeziehungs-Prozesse.
11 Stauss/Seidel (2007), S. 232-233.
12 Bei der Triage werden mehrere Gruppen gebildet, zum Beispiel: Leicht- und mittelgradig Verletzte, die bald wieder in den Kampf ziehen können, werden sofort behandelt; schwerer Verletzte, die sich erst längerfristig wieder erholen dürften, werden stabilisiert und kommen zur Weiterbehandlung ins Lazarett; ganz schwer Verletzte, die nicht mehr kampffähig sind, kommen als Letzte dran, sofern sie bis dahin überlebt haben. Siehe auch Blöß (2004) und Dabrock/Ried (2009).

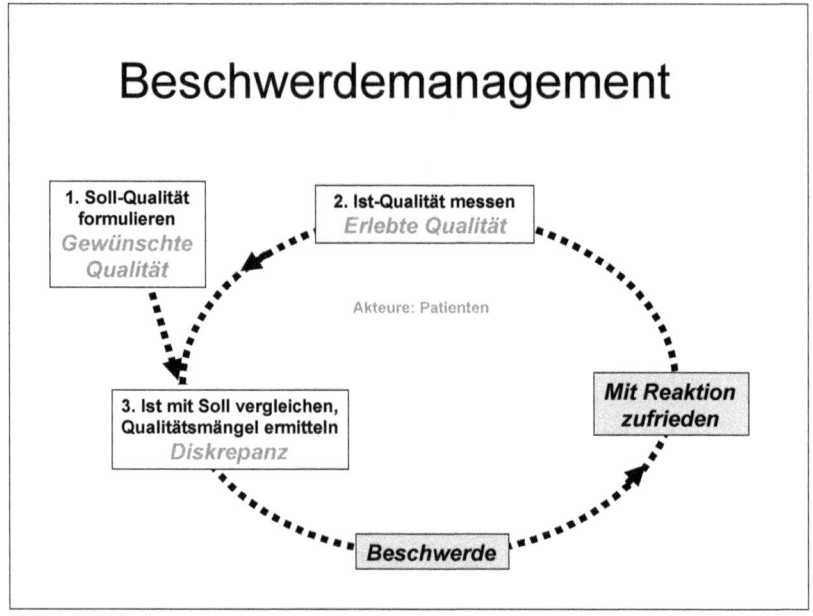

Abb. 2: Prozessablauf Beschwerdemanagement

Der Qualitätsmanager befindet sich im Unternehmen, der Kunde oder Patient dagegen ist Außenstehender – er kann den Anbieter wechseln, wenn er nicht vital krank oder pflegebedürftig ist. Deshalb muss einiges getan werden, damit er dabei bleibt und hilft, einen Mangel oder Missstand abzustellen: Erstens müssen Beschwerden stimuliert werden, um zu verhindern, dass die Patienten wortlos zur Konkurrenz abwandern und ihre Unzufriedenheit überallhin weitertragen, nur nicht dorthin, wo sie entstanden ist. Zweitens muss mit Beschwerden so sorgfältig umgegangen werden, dass die Kunden oder Patienten erkennen können, wie wertvoll ihre Rückmeldung für den Akteur war, damit sich für zukünftige Kontakte – sowie auch für andere Patienten erkennbar – etwas geändert hat (Abbildung 3).

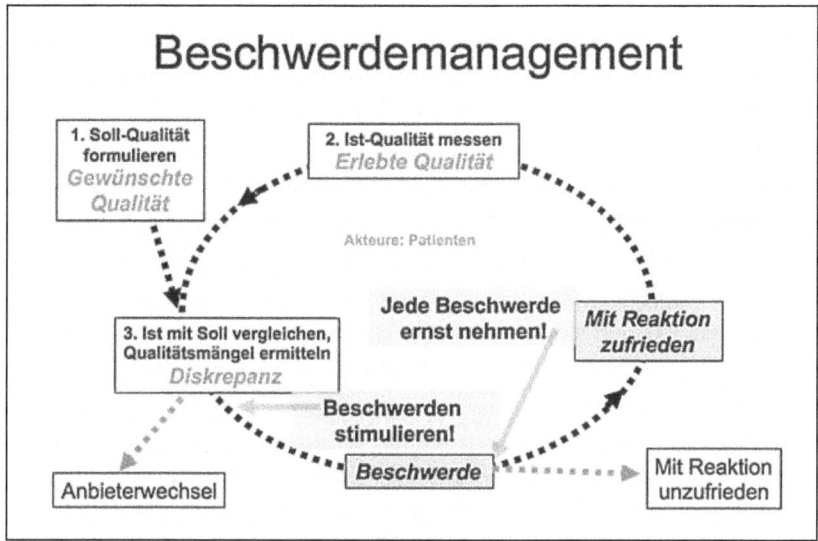

Abb. 3: Zentrale Bestandteile des Beschwerdemanagements

3. Die Entwicklung patientenorientierter Beschwerdesysteme im Gesundheitswesen am Beispiel Hamburg

Erste Ansätze für den Umgang mit Beschwerden entstanden in Hamburg schon in den 1970er Jahren. Ein Jahrzehnt später sorgte ein großer Medizinskandal für öffentliche Diskussionen und eine zaghafte Weiterentwicklung. Wieder ein Jahrzehnt später folgten zwei weitere große Skandale und die Aufmerksamkeit für Beschwerden, Mängel und Missstände stieg erneut. Im ersten Jahrzehnt des neuen Jahrtausends wurde endlich ein richtiges Beschwerdesystem in den Krankenhäusern etabliert.

3.1 Deputierte als Patientenfürsprecher

In den 70er Jahren begann der Reformprozess im Rahmen einer altehrwürdig-traditionellen, aber eher machtarmen Institution. Die Deputationen sind eine seit dem späten Mittelalter in Hansestädten etablierte Form der Mitgestaltung und Kontrolle der Politik durch ehrenamtlich tätige Bürger, die in Hamburg seit Jahrhunderten bis heute existiert.[13] Die Deputierten der Ge-

---

13 Meyer (2004) und Bernzen (1980).

sundheitsbehörde nahmen sich vor, neben ihrer ersten ehrenamtlichen Aufgabe, sozusagen als zweites Ehrenamt, für die Hamburger Krankenhäuser als Ombudsmänner und -frauen zuständig zu sein.[14] Diese ehrenwerten Vorsätze erwiesen sich allerdings als wenig wirksam: Der 1984 durch die Presse aufgedeckte erste große Medizinskandal Deutschlands um den dreifachen Facharzt Prof. Dr. Dr. Dr. Rupprecht Bernbeck war von den Deputierten gar nicht bemerkt worden. Der Chefarzt eines städtischen Krankenhauses, der die drei „schneidenden Fächer" Chirurgie, Orthopädie und Gynäkologie praktizierte und in seinen 18 Jahren als Chefarzt im Durchschnitt täglich ca. zehn Operationen durchführte, hatte hunderte Patienten falsch behandelt. Mehr als 300 Geschädigte schlossen sich in einer Initiative zusammen (sie existiert noch heute als *Patienteninitiative Hamburg e.V.*),[15] mehr als die Hälfte von ihnen wurde später von der Stadt und der Versicherung des Arztes mit insgesamt rund 40 Millionen DM entschädigt.

Der Skandal beschäftigte die Öffentlichkeit über Jahre. Nach ersten Veröffentlichungen in der Presse folgten hilflose Versuche der Aufarbeitung durch Kommissionen unter ärztlicher Leitung; später wurde zusätzlich ein parlamentarischer Untersuchungsausschuss eingerichtet, der in 33 Sitzungen 77 Zeugen vernahm. Dabei kam zutage, dass die skandalösen Verhältnisse durchaus breiten Fachkreisen bekannt waren, aber niemand sich angesprochen fühlte, das Ganze zur Anzeige zu bringen oder öffentlich zu machen. Erst als sich fünf Geschädigte zufällig in einer Rehabilitations-Klinik trafen, ihr gemeinsames Schicksal entdeckten und einen Redakteur der *Hamburger Morgenpost* informierten, wurde der Fall aufgedeckt.[16] Die Deputierten bemerkten das alles nicht, weil sie wohl zu wenig in das Geschehen in den Krankenhäusern und Arztpraxen involviert waren. Als Politiker im zweiten Ehrenamt waren sie nicht Teil des praktizierenden Gesundheitswesens. Folglich musste eine bessere Lösung gefunden werden.

3.2 Patientenberatungsstellen

Der Untersuchungsausschuss, den das Hamburger Parlament zur Aufklärung des Bernbeck-Skandals eingesetzt hatte, empfahl eine Patientenberatungsstelle zu schaffen, damit sich geschädigt fühlende Patienten künftig frühzeitiger beschweren können. Implizit waren damit drei Aufträge verbunden: erstens Beratung bei Beschwerden und beim Verdacht auf Falschbehandlung; zweitens Früherkennung serieller Schäden; und nicht zuletzt sollte drittens, sozusagen präventiv, dafür gesorgt werden, dass ein Bewusstsein entsteht für die potenzielle Gefährlichkeit der Medizin und die Notwendigkeit von Qualitätsentwicklung und -sicherung. Zwei Patienten-

---

14 Kranich (1995), S. 244-268.
15 Nachzulesen unter http://www.patienteninitiative.de (Stand 10.12.2013).
16 Vgl. Hamburger Morgenpost (2009) und Der Spiegel (1984).

beratungsstellen entstanden 1988. Eine wurde von der Initiative der Bernbeck-Geschädigten betrieben, aufbauend auf der seit 1978 von Zürich ausgehenden Tradition der Patientenstellen;[17] die zweite wurde bei der Hamburger Verbraucherzentrale angesiedelt. Während die Initiative mehr sozialpädagogische Beratung anbot, legte die Verbraucherzentrale den Schwerpunkt auf die juristische Beratung und Unterstützung. Eine unabhängige Evaluation bescheinigte beiden die Existenzberechtigung – der Bedarf liege noch weit höher.[18]

Die inzwischen mehr als zwei Jahrzehnte andauernde Tätigkeit dieser beiden Beratungsstellen, wie sie nirgendwo in Deutschland in vergleichbarer Intensität möglich war, darf als Vorläufer und Wegbereiter für die später einsetzende Entwicklung zur heutigen UPD, der *Unabhängigen Patientenberatung Deutschland* nach § 65b SGB V bezeichnet werden.

3.3 Ombudsleute

Das Krankenhaus Hamburg-Barmbek, das den Bernbeck-Skandal mitzuverantworten hatte, reagierte mit der Einrichtung der Stelle eines Ombudsmannes. Ein ehemaliger Krankenhaus-Seelsorger wurde als Ansprechpartner für die Patienten benannt. Auch Mitte der 90er Jahre, als das Universitätskrankenhaus Hamburg-Eppendorf (UKE) mit zwei großen Strahlenskandalen[19] Öffentlichkeit und Fachwelt beschäftigte, war die Reaktion der Klinik die Berufung eines Ombudsmannes, diesmal eines ehemaligen Familiengerichtspräsidenten.

Ombudsleute (früher nur Männer, heute natürlich Männer wie Frauen) wurden zu Beginn des 19. Jahrhunderts erstmals in Schweden eingesetzt.[20] Sie sollten die Bürger vor Ungerechtigkeiten bewahren, die Gesetze und Administration immer wieder für Einzelne entfalten können. Auch die Hamburger Deputierten hatten sich schon auf diese Tradition berufen. Allerdings wurden sie – sowohl damals in den 70er Jahren als auch jetzt, zehn bzw. 20 Jahre später – nur als ehrenamtliche Positionen installiert. Diese wirken allerdings vor allem durch die Persönlichkeit der jeweils Berufenen, weniger durch offiziell verliehene Befugnisse, was sowohl ihre Bekanntheit als auch ihre Wirksamkeit beschränkt.

---

17 Kranich/Müller (1993), S. 20-25.
18 Damkowski et al. (1995).
19 Zylka-Menhorn (2007).
20 Vgl. Kranich (1995).

3.4 Patientenorganisationen als Patientenfürsprecher

Seit den 70er Jahren kennen viele Bundesländer die ehrenamtlichen „Patientenfürsprecher", meist Menschen im Rentenalter, die den Krankenhauspatienten als externe Ansprechpartner dienen sollen. In Hamburg wurde diese Funktion auf eine neue Stufe gehoben.

Das Diakonie-Klinikum Alten Eichen war Mitte der 90er Jahre am EU-Programm „Health Promoting Hospitals" beteiligt.[21] Neben etlichen Verbesserungen für die Gesundheit der Mitarbeiter sollten auch die Patienten profitieren: Unter anderem wurde eine Charta der Patientenrechte im Krankenhaus entwickelt, angelehnt an ein Vorbild der Städtischen Kliniken in München. Damit Patienten ihre Rechte nicht nur kennen, sondern auch durchsetzen können, sollte die Verbraucherzentrale als externe Beschwerdestelle fungieren.[22] Auf allen Stationen des Krankenhauses hingen Plakate, die zwei Botschaften vermittelten: Zunächst können sich Patienten an die hausinternen Verantwortlichen wenden; aber wenn sie lieber eine unabhängige Stelle einschalten möchten, berät und hilft die Verbraucherzentrale über eine spezielle Telefonnummer. Dort wurde ihnen dann neben Beratung und rechtlicher Vertretung auch eine Art Mediation angeboten, wenn sie Beschwerden oder Verdachtsmomente gegenüber der Klinik aufklären wollten, zum Beispiel um das Vertrauen zum Krankenhaus und den Ärzten wieder herzustellen. Denn auch in einem städtischen Milieu sind, trotz freier Arztwahl, die Behandler nicht immer einfach wechsel- und austauschbar. Diese Kooperation währte gut ein Jahrzehnt. Weitere Krankenhäuser schlossen sich an, so dass die Hamburger Verbraucherzentrale als externe Unterstützungsstelle zeitweise für fünf Krankenhäuser tätig war.

Einen ähnlichen Weg wählten Ende der 90er Jahre einige der damals noch städtischen Krankenhäuser des Landesbetriebs Krankenhäuser (LBK), die heute zum Asklepios-Konzern gehören. Sie kooperierten mit der Patienteninitiative, die von den Bernbeck-Geschädigten gegründet worden war, und nannten das Projekt „Patienteninitiative im Krankenhaus" (PIK).[23] Sie setzten hauptamtliche sozialpädagogische Mitarbeiter ein, die in den kooperierenden Häusern Büros unterhielten. Seit einigen Jahren sind sie an zwei verschiedenen Standorten verankert und beraten Patienten der anderen Hamburger Asklepios-Kliniken telefonisch.

---

21 Pelikan/Wolff (1999).
22 Vgl. Hamburger Verbraucherzentrale (2012).
23 Weitere Informationen hierzu auf http://www.patienteninitiative.de/seiten/pik.html (Stand 12.09.2013).

3.5 Die Suche nach Vorbildern in anderen europäischen Ländern

Die Verbraucherzentrale hatte schon 1997 im Rahmen einer mit EU-Mitteln durchgeführten Tagung Ideen und Impulse aus anderen europäischen Ländern nach Hamburg geholt und damit die Weiterentwicklung der Patientenrechte vorangetrieben.[24] Ende der 90er Jahre startete sie erneut ein europäisches Projekt. Diesmal sollten – neben Erfassungs- und Veröffentlichungsformen der Qualität von Krankenhausleistungen – auch Ideen und Modelle des Beschwerdemanagements im Gesundheitswesen studiert und für Deutschland fruchtbar gemacht werden. In Großbritannien fanden sich vorbildhafte Strukturen sowie Forderungen zur Optimierung des Beschwerdesystems im englischen Gesundheitswesen, die als Anregung für die Formulierung von zehn Kriterien für den Aufbau patientenorientierter Beschwerdesysteme in Deutschland dienten. Sie wurden im Rahmen einer Fachtagung 2001 öffentlich vorgestellt und anschließend publiziert.[25]

Der damalige Dachverband der kommunalen Gesundheitsberatungsstellen in Großbritannien, die *Association of Community Health Councils for England and Wales* (ACHCEW), hatte fünf Kriterien aufgestellt, mit denen sie Beschwerdesysteme aus Patientensicht bewertete:[26]

1. Beschwerdewege müssen *sichtbar* sein. Jeder Bürger, jeder Patient eines Krankenhauses, einer Stadt oder eines Staates muss wissen, wie und wo man sich beschweren kann.
2. Sie müssen *leicht zugänglich* sein. Am geeignetsten ist ein einheitlicher Zugang für alle Anbieter im System, die Engländer nennen dies „*one door point of access*". Dazu gehört aber auch die leichte Erreichbarkeit für alle Bürger eines Landes oder einer Region, also die Nähe zum Patienten. Nicht jeder ist bereit und in der Lage, eine Beschwerde über Telefon oder Internet abzugeben. Die Erreichbarkeit muss schließlich auch für Menschen mit Einschränkungen gegeben sein.
3. Die Bearbeitung einer Beschwerde muss *schnell* gehen. Laut ACHCEW kann die Zufriedenheit mit der Bearbeitung einer Beschwerde sogar den Heilungsprozess von Patienten mit bestimmten Erkrankungen beeinflussen.
4. Die Beschwerdewege und die Organisationen und Personen, die sie vorhalten, müssen *unparteiisch* sein, am besten sogar *unabhängig*. Wer Beschwerden bearbeitet, sollte nicht zur Organisation des Beschwerdegegners gehören oder mit ihr verquickt sein.
5. Die Beschwerdewege müssen die von den Patienten gewünschte *Wirkung* haben.

---

24 Kranich/Böcken (1997).
25 Kranich/Vitt (2003) und PatientenNavigation (2003).
26 Association of Community Health Councils for England and Wales (1999).

Diese fünf Kriterien wurden für ein Land erstellt, das schon damals eine lange Tradition im Beschwerdemanagement vorweisen konnte. Für Deutschland, das noch fast gar keine Beschwerdekultur hatte, musste zunächst einmal das, was in England bereits fester Bestandteil war, gefordert werden. Die Forscher fanden fünf weitere Kriterien, die in Großbritannien allesamt bereits erfüllt und deshalb den britischen Patientenvertretern gar nicht als Forderungen in den Sinn gekommen waren. Deutschland hatte in dieser Hinsicht noch erheblichen Entwicklungsbedarf, daher musste hier erst einmal eine Grundlage gelegt werden, während in England die Kritik am dortigen System schon auf einem sehr hohen Niveau formuliert wurde. Die folgenden Voraussetzungen für ein funktionsfähiges Beschwerdemanagement hatte Großbritannien somit schon seit Jahren erfüllt:

6. Ein Beschwerdesystem muss *eindeutig geregelt* sein. Am besten durch ein Gesetz oder eine Verordnung, notfalls durch ein organisationsinternes Statut, also eine ausdrückliche Selbstverpflichtung des jeweiligen Akteurs.
7. Es muss im *Bewusstsein aller Akteure* verankert sein und von der großen Mehrheit der Beteiligten akzeptiert werden.
8. Es muss *mehrstufig* sein. Hinter einem leicht erreichbaren Erst-Ansprechpartner muss es weitere „Instanzen" geben (z.B. wenn der Beschwerdeführer mit der Arbeit des ersten Ansprechpartners nicht zufrieden ist oder wenn sich dieser durch die Schwere des Falles überfordert fühlt). Diese höheren Ebenen des Beschwerdemanagements sollten von eigenen Organisationen getragen und organisiert werden (hier greift dann das Kriterium der Unabhängigkeit, siehe oben).
9. Die Bearbeitung von Beschwerden muss *professionell* erfolgen. Der Umgang mit Beschwerden erfordert hauptamtliches Personal, welches landesweit vernetzt ist, für seine Aufgabe geschult wird und über eine gemeinsame Interessenvertretung verfügt.
10. Ein Beschwerdesystem muss *transparent* sein, und zwar in drei Hinsichten:
    a. Im Verlauf: Patienten müssen wissen, was mit ihrer Beschwerde geschieht und in welchem Stadium der Bearbeitung sie sich gerade befindet.
    b. Im Ergebnis: Patienten müssen erfahren, was sich in ihrem Fall ergeben hat, ob sich ihr Vorwurf bestätigt hat oder nicht und ob jemand zur Rechenschaft gezogen wurde oder dergleichen.
    c. Und sie sollten wissen dürfen, welche langfristigen Folgen ihre Beschwerde für die Organisation hat, etwa ob qualitative Veränderungen in Abläufen beschlossen wurden. Solche Rückmeldungen wirken als positiver Stimulus für das Beschwerdeverhalten.

Diese insgesamt zehn Kriterien zur Beurteilung der Beschwerdesysteme eines Landes oder einer Organisation stellte die Verbraucherzentrale den

Teilnehmern einer Tagung mit ausgewählten Experten als Anregung für Deutschland vor.

3.6 Die „Hamburger Erklärung zum patientenorientierten Umgang mit Beschwerden"

In Hamburg war kurz zuvor eine neue Regierung gebildet worden. Für die Legislaturperiode 2001-2005 stand in der Koalitionsvereinbarung der regierenden Parteien (CDU, Schill-Partei und FDP):

> „Als Konsequenz aus Skandalen, aber auch Umstrukturierungen an Krankenhäusern sollen zum Schutz der Patienten unabhängige Anlaufstellen und Ombudsleute an möglichst allen Krankenhäusern eingesetzt werden."

Da musste das Ministerium tätig werden. Mit den aus Großbritannien adaptierten zehn Kriterien hatte es eine gute Arbeitsgrundlage. In Kooperation mit der Hamburgischen Krankenhausgesellschaft entwickelte die Gesundheitsbehörde eine freiwillige Selbstverpflichtung der Krankenhäuser, die Ende 2003 als „Hamburger Erklärung zum patientenorientierten Umgang mit Beschwerden"[27] verabschiedet und gleich im ersten Anlauf von 19 Krankenhäusern unterzeichnet wurde. Inzwischen haben sich alle wichtigen Hamburger Krankenhäuser angeschlossen. Zunächst beginnt sie mit einer Einleitung:

> „Das Wohl unserer Patientinnen und Patienten steht im Mittelpunkt unserer Bemühungen. Deshalb möchten wir, dass Sie mit unseren Leistungen zufrieden sind. Sollte das einmal nicht der Fall sein, möchten wir Sie ermuntern, uns Ihre Sorgen und Nöte, Ihre Beobachtungen, Anregungen und Beschwerden mitzuteilen. Wir betrachten dies als Chance, Schwachstellen herauszufinden, die Vorschläge unserer Patientinnen und Patienten aufzugreifen und die Qualität unserer Leistungen zu verbessern. Aus diesem Grund verpflichten wir uns gegenüber unseren Patientinnen und Patienten, in unserem Krankenhaus die sieben Punkte der Hamburger Erklärung zum patientenorientierten Umgang mit Beschwerden einzuhalten."

Die Selbstverpflichtung formuliert anschließend sieben Anforderungen, die aus zehn Kriterien, welche die Verbraucherzentrale vorgeschlagen hatte, entwickelt wurden:

> „*1. Zugänglichkeit:* Wir weisen in geeigneter Form (Aufnahmepapiere, Flyer etc.) auf die Beschwerdemöglichkeiten hin und stellen sicher, dass Patientinnen und Patienten sich jederzeit telefonisch und/oder schriftlich beschweren können. Hierfür werden die Telefonnummer sowie die Platzierung eines Kummerkastens bekannt gegeben. Für persönliche Beschwerden wird über die Sprechzeiten der Beschwerdestelle informiert."

Hier wurden die Kriterien „Sichtbarkeit" und „Erreichbarkeit" zusammengefasst und in einigen Punkten konkretisiert. *Sichtbarkeit* soll bedeuten: Patienten sollten über die Möglichkeit informiert sein, eine Beschwerde

---
27 Vgl. Hamburger Erklärung.

abzugeben. Beschwerden sollten den negativen Beigeschmack verlieren, den sie häufig noch haben; es sollte regelrecht dazu aufgefordert werden, Unzufriedenheit zu äußern. Mit *Erreichbarkeit* ist gemeint, dass dann im nächsten Schritt auch jemand zur Verfügung stehen muss, der die Beschwerde annimmt, weiter verfolgt und ein Feedback gibt.

Die Zugänglichkeit ist vielleicht das wichtigste Kriterium. Denn wenn eine Beschwerdestelle nicht bekannt und leicht erreichbar ist, verstecken sich die Organisationen gerne – wie auch heute noch häufig – hinter dem Argument, es gebe ja kaum Beschwerden und folglich sei ihre Arbeit gut und weithin akzeptiert. Dieser Schluss ist jedoch erst zulässig, wenn alles getan wurde, um Beschwerden zu stimulieren. Allerdings ist die Hürde, eine vorhandene Unzufriedenheit als Beschwerde zu formulieren und an eine Beschwerdestelle zu adressieren, im Gesundheitswesen sehr viel höher als in anderen Bereichen. Die Hamburger Verbraucherzentrale hat im Zusammenhang mit der Überprüfung ihrer zehn Kriterien für patientenorientierte Beschwerdesysteme auf drei Stationen eines Krankenhauses alle Patienten befragt, welche Unterstützung sie bräuchten, um eine (fiktive) Unzufriedenheit zu äußern. Eine der häufigsten Antworten war: Ich möchte gefragt und ermuntert werden. Wenn Ärzte, Schwestern, Pfleger usw. ihre Patienten immer wieder auffordern, Unzufriedenheit zu äußern und ihnen versichern, dass sie deswegen keine Angst vor Sanktion und Bestrafung haben müssen, dann ist die Chance, Beschwerden auch dort zu erhalten, wo sie in Maßnahmen zur Qualitätsverbesserung umgesetzt werden können – nämlich *in* der Organisation und nicht außerhalb bei allen Freunden, Bekannten und Verwandten – sehr viel größer.

„*2. Zügige Bearbeitung*: Wir bemühen uns, auf eine Beschwerde zeitnah (möglichst an dem auf die Beschwerde folgenden Werktag) zu reagieren, d.h. eine erste Rückmeldung über den Eingang der Beschwerde sowie über weitere Bearbeitungsschritte ergeht an den/die Beschwerdeführer/in. Bei längerer Bearbeitungszeit geben wir eine Zwischennachricht. Dabei hängt die Zeit bis zur abschließenden Bearbeitung von der Art der Beschwerde ab."

„Wir bemühen uns" klingt zwar häufig nach einer Ausrede, allerdings kann diese Aussage auch als Verpflichtung aufgefasst werden, die einforderbar ist. Denn wie zeitnah eine Beschwerde bearbeitet und beantwortet werden muss, hängt ja tatsächlich von vielen Umständen ab: von der Art und Dringlichkeit der Beschwerde, von der Aufenthaltsdauer des Patienten oder von den möglichen und erwarteten Konsequenzen. Wenn ein Beschwerdeführer durch eine schnelle Nachricht über den Eingang seiner Beschwerde und über den folgenden Umgang mit ihr informiert wird, fühlt er sich von Anfang an ernst genommen und hat größeres Vertrauen in die weitere Bearbeitung und Bedeutung seiner Eingabe für die Organisation.

„*3. Unabhängigkeit*: Wir schaffen Voraussetzungen dafür, dass die Personen, die Beschwerden entgegennehmen, weitgehend unabhängig arbeiten können, indem (a) von außen kommende Personen (Patientenfürsprecher, Patientenvertrauenspersonen, Ombudsleute etc.) mit der Beschwerdeentgegennahme und -bearbeitung beauftragt oder (b) für die im Beschwerdemanagement arbeitenden Mitarbeiter/innen klare Richtlinien für die Beschwerdebearbeitung aufgestellt und diese nach innen und außen transparent gemacht werden."

An dieser Formulierung wird kritisiert, dass sie mehrere Einschränkungen enthält: Die Personen sollen nur *weitgehend* – aber nicht vollständig – unabhängig *arbeiten*, allerdings nicht unabhängig sein. Das ist nur eine Teil-Unabhängigkeit und damit eine erhebliche Reduktion des ursprünglich Gemeinten, zumal ein weiteres der aus Großbritannien importierten zehn Kriterien gar keinen Eingang in die Hamburger Erklärung fand: die *Mehrstufigkeit*. Länder wie Großbritannien und die Niederlande verfügen auch im Gesundheitswesen über mehrstufige Beschwerdesysteme, die neben ersten internen Strukturen zwei weitere externe vorhalten.[28] Wer dort mit dem krankenhausinternen Beschwerdebeauftragten nicht weiter kommt, kann sich als nächste Instanz an eine Beschwerdekommission wenden, und wenn auch die nicht weiter hilft, an eine nationale Ombudsperson. Die Hamburger Krankenhäuser wollten dieses Kriterium nicht übernehmen. Hier kann nur vermutet werden, dass Kosten befürchtet wurden oder der Einblick von extern Tätigen in betriebsinterne Abläufe verhindert werden sollte. Diese Vermutungen drängen sich auch angesichts der Entwicklung der Hamburger Erklärung auf, die zunächst von der Gesundheitsbehörde (dem Hamburger Gesundheitsministerium) und der Landes-Krankenhausgesellschaft gemeinsam entwickelt worden war. Die Verbraucherzentrale, die durch ihre Präsentation der zehn Kriterien den inhaltlichen Maßstab geliefert hatte, wurde beauftragt, die Beschwerdebeauftragten, zu deren Schaffung sich die Häuser verpflichtet hatten, zu schulen und regelmäßig zu betreuen. Nach vier Jahren Laufzeit übernahm jedoch die Krankenhausgesellschaft die Verantwortung für die Weiterentwicklung der Hamburger Erklärung sowie für die Schulung und Betreuung der Beschwerdebeauftragten selbst, unterstützt durch den damaligen CDU-Gesundheitssenator, der sich auf das Prinzip der Subsidiarität berief. Dem zufolge sollte sich der Staat nur dort einmischen, wo es die kleineren Akteure nicht selbst schaffen. Die Übernahme durch den Verband der Krankenhausträger hat den Nachteil, dass das Beschwerdewesen der Krankenhäuser jetzt nach außen hin intransparenter geworden und ein Stück Unabhängigkeit verloren gegangen ist. Vielleicht hat es aber auch den Vorteil, dass die Beschwerdebeauftragten nun unter sich sind und in manchen Fällen offener reden können. Diese Form des „Abschottens" scheint recht gut zu der Tendenz zu passen, dass Krankenhäuser zunehmend privatisiert werden – und vom „Innenleben" privater Firmen dringt (nicht nur im Gesundheitswesen) in aller Regel weniger an die Öffentlichkeit als bei staatlichen, halbstaatlichen oder freigemeinnützigen Einrichtungen.

„*4. Transparenz*: Wir stellen Transparenz her über (a) die Funktion der mit der Beschwerdeentgegennahme und -bearbeitung beauftragten Personen, (b) die Art

---

28 Kranich/Vitt (2003), S. 101 ff sowie PatientenNavigation (2003).

der Beschwerdebearbeitung (Beschwerdewege, Stadium der Beschwerdebearbeitung) gegenüber dem/der Beschwerdeführer/in, (c) das Ergebnis der Beschwerdebearbeitung (z.B. hat sich der Vorwurf bestätigt), (d) die Wirkung der Beschwerde (z.B. wurde der Fehler behoben, ist jemand zur Rechenschaft gezogen worden, sind qualitative Veränderungen vorgenommen worden oder ist dieses geplant). Wir veröffentlichen einen jährlichen Bericht über die Tätigkeiten der Beschwerdestelle, in dem ergebnisorientiert der Umgang mit Beschwerden dargestellt wird."

Transparenz gegenüber den Beschwerdeführern sollte selbstverständlich und zwingend notwendig sein, wenn Patienten als „Kunden" betrachtet und ggf. als solche „gehalten" werden sollen. Die Transparenz gegenüber der Öffentlichkeit dient vor allem der Verankerung des Beschwerdemanagements im Bewusstsein aller Beteiligten. Sie ist auch ein Element der Zugänglichkeit des Beschwerdesystems: Je öffentlicher der Umgang mit Beschwerden behandelt wird, desto bereitwilliger werden nachfolgende Patienten ihre Unzufriedenheit äußern. Denn sie wissen: Frühere Beschwerden wurden gerne angenommen und etwaige Anregungen auf einer vertrauensvollen Basis umgesetzt.

In den ersten vier Jahren kamen nur zwei von 33 Krankenhäusern ihrer Verpflichtung nach, jährlich einen Beschwerdebericht zu veröffentlichen. Am konsequentesten war das Universitätskrankenhaus, das damit warb, schon eine Verzehnfachung der Beschwerdezahlen erreicht zu haben, und sich trotzdem nicht zufrieden gab – getreu dem Motto: Die Steigerung der Beschwerdezahlen bedeutet nicht, dass immer mehr Menschen unzufrieden sind, sondern dass immer mehr Menschen ihre Unzufriedenheit auch äußern. Davon sind andere Krankenhäuser noch weit entfernt – obwohl inzwischen von der Krankenhausgesellschaft jährlich ein Bericht über das Beschwerdewesen in allen Krankenhäusern veröffentlicht wird. Der Asklepios-Konzern zum Beispiel verweigert die Veröffentlichung der Beschwerdezahlen seiner einzelnen Krankenhäuser bis heute. Es scheint Befürchtungen zu geben, dass hohe Zahlen mit einer schlechten Qualität assoziiert werden könnten, anstatt mit einem guten Beschwerdemanagement.

„*5. Verantwortung*: Die Pflichten und Befugnisse von Personen, die mit der Beschwerdeentgegennahme und Beschwerdebearbeitung beauftragt sind, sind klar definiert, schriftlich fixiert und in einer Vereinbarung geregelt."

Das ursprüngliche Kriterium hieß *Kodifizierung*. Der höchstmögliche Grad wäre ein Gesetz, wie es etwa die Niederlande erstellt haben; auf niedrigerer Ebene rangieren Verordnungen bis hin zu freiwilligen Vereinbarungen oder Selbstverpflichtungen. In Hamburg entschied man sich zunächst für eine freiwillige Lösung auf der Basis einer Selbstverpflichtung. Zusätzlich schuf das Parlament jedoch im Rahmen einer Novellierung des Krankenhausgesetzes später auch eine rechtliche Absicherung des Beschwerdemanagements, wie in Kapitel 2.7 ausführlicher beschrieben wird.

Zum deutschen Gesundheitswesen mit seiner hoch entwickelten Selbstverwaltung passt eine verpflichtende gesetzliche Regelung weniger gut als zu einem staatlich gelenkten System wie dem NHS[29] in Großbritannien. Andererseits könnte die Übernahme eines freiwillig entstandenen, guten und wirksamen Verfahrens in ein verpflichtendes Gesetz möglicherweise die Entwicklung in eine wünschenswerte Richtung und die Überwindung organisationsegoistischer Blockaden enorm beschleunigen.

> „6. *Unternehmenskultur:* Wir streben an, die Beschwerdekultur in unserem Haus laufend zu optimieren (z.B. Leitbild, Schulungen). Wir ermöglichen den mit der Beschwerdeentgegennahme und -bearbeitung beauftragten Personen die Teilnahme an entsprechenden Schulungen."

Das ursprünglich vorgeschlagene Kriterium hieß *Verankerung des Beschwerdemanagements im Bewusstsein aller Beteiligten.* Und für die Schulung gab es ein eigenes Kriterium, das außerdem die Hauptamtlichkeit der Beschwerdebeauftragten forderte. Dagegen ist dieses Kriterium hier etwas schwach ausgefallen, etwa wenn den Beschwerdebeauftragten die Schulungen nur „ermöglicht" werden sollen. „Wir streben an" klingt darüber hinaus nach gutem Willen, der aber auch hinsichtlich seiner Umsetzung überprüft werden muss. In Leitbildern stehen viele schöne Worte, wie etwa „Bei uns steht der Mensch im Mittelpunkt" – was häufig innerlich mit dem Zusatz versehen wird „… und damit im Weg!"

> „7. *Zertifizierung*: Wir verpflichten uns zu einer kontinuierlichen Zertifizierung unseres Beschwerdemanagements. Hierüber wird im Qualitätsbericht nach § 137 SGB V und/oder im Hamburger Krankenhausspiegel (www.hamburger-krankenhausspiegel.de) informiert."

Dieses Kriterium wurde 2008 hinzugefügt, als die Hamburgische Krankenhausgesellschaft (HKG) die Betreuung der Hamburger Erklärung in ihre Hände nahm.

Die Verbraucherzentrale untersuchte im selben Jahr in 33 Krankenhäusern Sichtbarkeit und Zugänglichkeit der Beschwerdebeauftragten und die Transparenz ihrer Arbeit, also die Kriterien 1 und 4 der Hamburger Erklärung.[30] Mit eindeutigen Ergebnissen:

> „Hinweise auf Beschwerdemöglichkeiten fanden sich nur in 23 Krankenhäusern im Eingangsbereich (70%). Fast ein Drittel der Häuser verbarg seine Beschwerdestellen, jedenfalls auf den ersten Blick. In 6 Krankenhäusern kannten sogar die Pförtner die Beschwerdebeauftragten und deren Funktion nicht (18%). In 2 weiteren Häusern wussten sie, dass es sie gibt, aber nicht ihre Namen (6%). Nur in 22 Kliniken befanden sich Briefkästen für Beschwerden, Lob und Tadel o.ä. („Kummerkästen") im Eingangsbereich (67%). Auf Stationen noch seltener. In einigen Häusern fehlten sie ganz. Mit Flyern, Postern oder anderem Informationsmaterial wird nur spärlich auf die Beschwerdebeauftragten aufmerksam gemacht. Das gleiche gilt für ihre Standorte: Nur in 7 Kliniken konnte das Büro eindeutig ausfindig gemacht werden (21%). Hinter Beschilderungen wie „Pflegedienstleitung", „Verwaltungsleitung" oder „EDV" verbarg sich in 16 Fällen überraschenderweise ebenfalls eine Beschwerdebeauftragte (48%). Einen barrierefreien Zugang zum Büro der Beschwerdebeauftragten

---

29 National Health Service (Nationaler Gesundheitsdienst).
30 Verbraucherzentrale Hamburg (2008).

für gehbehinderte Patienten bieten nur 19 Kliniken (58%). Gehörlose, Blinde oder fremdsprachige Patienten bleiben vollkommen auf sich gestellt: Nicht eine einzige Klinik bot Informationen in einer geeigneten Form an.

In puncto Transparenz hat es nur eine Klinik geschafft, vier Jahre lang einen jährlichen Beschwerdebericht zu veröffentlichen. Eine weitere hat das Berichten nach dem ersten Jahr wieder eingestellt."[31]

Es wird angenommen, dass mit dem siebten Kriterium, der Zertifizierung, die Hoffnung verbunden war, Krankenhäuser könnten ein Zertifikat, das sie ohnehin haben – KTQ, DIN-ISO o.ä. – als Zertifizierung des Beschwerdemanagements verwenden und dadurch weitere externe Begutachtung vermeiden. Denn diese Zertifikate enthalten in aller Regel auch den Umgang mit Beschwerden. Dagegen wurde allerdings von Kennern der Materie eingewendet, dass ein solches Zertifikat auch erreichbar ist, ohne dass ein Beschwerdesystem vorgehalten wird – das Krankenhaus muss dann die schlechte Note durch andere gute Noten ausgleichen.

Dieser Einwand führte zur Entwicklung eines eigenen Zertifikats für Beschwerdemanagement-Systeme im Gesundheitswesen, das das *Hamburger Institut für Beschwerdemanagement* (HIfBM) seit 2009 an Krankenhäuser verleiht – auch an Kliniken in anderen Bundesländern.[32] Es orientiert sich an den Kriterien der Hamburger Erklärung, zerlegt sie in einzelne Anforderungen und bewertet jedes von ihnen. Erst mit diesem Zertifikat kann man von einer Zertifizierung des Beschwerdemanagements sprechen. Und durch die bundesweite Verwendung des Zertifikats werden die Kriterien der Hamburger Erklärung als *good practice* weiter verbreitet.

3.7 Erst freiwillig, dann Gesetz

Eine weitere Absicherung erhielt das Beschwerdemanagement der Krankenhäuser, als es 2006 ins Hamburger Krankenhausgesetz eingefügt wurde:[33]

„§ 6a Beschwerdemöglichkeiten für Patientinnen und Patienten
(1) ₁ Das Krankenhaus hat im Rahmen des Qualitätsmanagements ein Beschwerdemanagement für die Beschwerden von Patientinnen und Patienten vorzuhalten. ₂ Hierzu gehört die Einrichtung von Patientenbeschwerdestellen durch Benennung geeigneter Personen oder Stellen. ₃ Das Krankenhaus trifft Regelungen für die Entgegennahme und Bearbeitung von Patientenbeschwerden. ₄ Es legt die Befugnisse und Pflichten der Patientenbeschwerdestellen schriftlich fest und stellt sicher, dass sie weitgehend unabhängig arbeiten können.
(2) Die Regelungen nach Absatz 1 Satz 3 sollen der zuständigen Behörde spätestens ein Jahr nach Inkrafttreten des Gesetzes vorgelegt werden.

---

31 Ebd.
32 Weitere Informationen sind nachzulesen unter www.hifbm.de/ (Stand 13.09.2013).
33 Hamburgisches Krankenhausgesetz (HmbKHG) vom 17.04.1991, zweites Änderungsgesetz vom 06.10.2006.

(3) Der Senat wird ermächtigt, durch Rechtsverordnung nähere Einzelheiten zur Ausgestaltung der Beschwerdemöglichkeiten und deren Bearbeitung in den Krankenhäusern festzusetzen."

Damit hatte die freiwillige Selbstverpflichtung der Krankenhäuser nachträglich eine gesetzliche Grundlage bekommen. Sollten die Krankenhäuser ihre Verpflichtung nicht ernst nehmen, kann die Hamburger Regierung durch Rechtsverordnung eingreifen und Beschwerdemöglichkeiten im Sinne der Patienten erzwingen.

Doch bisher finden sich keine Anhaltspunkte dafür, dass ein Eingreifen nötig sein könnte. Inzwischen veröffentlichen alle Krankenhäuser jährlich einen Beschwerdebericht und die Krankenhausgesellschaft lädt die Beschwerdebeauftragten halbjährlich zum Austausch und zur Fortbildung ein. Allerdings gibt es auch noch einige Defizite:

- Die Unabhängigkeit der Beschwerdebeauftragten, die ja schon durch die Formulierung in der Hamburger Erklärung abgeschwächt wurde (sie sollen nicht unabhängig *sein*, sondern nur „möglichst unabhängig arbeiten" können), ist nicht überall gleichermaßen gewährleistet. Viele von ihnen bekleiden Stabsstellen; andere jedoch sind Pflegedirektoren oder Stationsleitungen, stehen somit in der Hierarchie mittendrin.
- Das Kriterium der Mehrstufigkeit wurde in Hamburg leider weggelassen. Wäre für alle Krankenhäuser neben den hausinternen Beschwerdebeauftragten eine zweite und vielleicht sogar dritte Beschwerdeebene vorhanden, an die man sich wenden kann, wenn man die Unabhängigkeit der hausinternen Lösung anzweifelt, würde das Vertrauen der Patienten in die Ernsthaftigkeit des Anliegens („patientenorientierter Umgang mit Beschwerden") zunehmen. Dafür böten sich erstens die Patientenfürsprecher an, die in einigen Kliniken schon seit langer Zeit tätig sind. Ihre Aufgabe ist im Gegensatz zum Einsatzgebiet der Beschwerdebeauftragten noch nicht deutlich definiert. Zweitens könnten aber auch externe Beratungsstellen systematisch als zweite Beschwerde-Ebene genutzt werden, wie es einige Kliniken mit der Patienteninitiative im Krankenhaus und der Verbraucherzentrale bereits praktizieren.
- Freiwillige Selbstverpflichtungen müssen regelmäßig kontrolliert werden, damit sie nicht zu bloßen PR-Maßnahmen der Anbieter verkommen. Seit die Hamburger Erklärung nur noch von der Krankenhausgesellschaft überwacht wird, fehlt die externe Beobachtung. Sie müsste in Form einer alle paar Jahre wiederholten verdeckten Untersuchung durch ein unabhängiges Institut eingeführt werden.

4. Andere Länder, andere Sitten?

Beschwerdesysteme im Krankenhaus gibt es nicht nur in Hamburg. Andere Bundesländer haben jedoch weder eine so lange Entwicklung hinter sich, noch ein vergleichbar weit ausgebildetes System vorzuweisen. Die Hälfte der deutschen Länder verfügt in seinem Krankenhausgesetz über eine Vorschrift, die alle Krankenhäuser dazu verpflichtet, Patientenfürsprecher oder Patientenbeschwerdestellen zu etablieren. Doch diese Vorschriften zielen in aller Regel auf ehrenamtliche Posten, die keine Kosten verursachen. Allerdings haben diese den Vorzug, dass die Abhängigkeit von den Krankenhausträgern geringer sein kann, als wenn die Beschwerdebeauftragten dort direkt angestellt sind.

Eine bessere Lösung haben die Niederländer entwickelt.[34] Dort entstand schon in den 70er Jahren der Verein *Stichting PVP in de zorg*[35], der an die psychiatrischen Krankenhäuser hauptamtliche, geschulte und damit professionelle *Patiëntenvertrouwenspersoonen (PVP)* „ausleiht". Sie erfüllen damit einen Großteil der von der Hamburger Verbraucherzentrale für patientenorientierte Beschwerdesysteme geforderten Kriterien. Diese im Rahmen der Psychiatrie-Reformbewegung freiwillig entstandene Beschwerde- und Unterstützungsmöglichkeit wurde vom Gesetzgeber später in eine verpflichtende Vorschrift übertragen. Die somatischen Krankenhäuser in den Niederlanden setzen seit den 90er Jahren Beschwerdebeauftragte ein, die zwar Angestellte der Krankenhäuser sind und dadurch mehr der Hamburger Entwicklung ähneln, jedoch eine wesentlich selbständigere und selbstbewusstere Position einnehmen und zusätzlich über einen Berufsverband verfügen.[36]

5. Fazit

Hamburg ist bundesweit im Bereich des Beschwerdemanagements in Krankenhäusern Vorreiter sowie es 20 Jahre früher aus traurigem Anlass auch Vorreiter bei der Schaffung von Patientenunterstützungsstellen war. Zugleich gehört Deutschland nicht zu den führenden Ländern in der Entwicklung von Beschwerdesystemen im Gesundheitswesen. Es wäre sinnvoll, das in Hamburg Erreichte – einschließlich des Zertifikats „Kundenorientiertes Beschwerdemanagement", das ja die Landesgrenzen schon überschritten hat – für ganz Deutschland nutzbar zu machen. In einem der nächsten Gesundheitsreformgesetze sollte zudem ein mehrstufiges Beschwerdesystem gesetzlich vorgeschrieben werden, das sich an die zehn Kriterien der Verbraucherzentrale anlehnt, die auch der Hamburger Erklärung zugrunde liegen.[37]

---

34 Berger (2002), S. 23-33.
35 Weiterführende Informationen unter www.pvp.nl (Stand 13.10.2013).
36 Vriend (2003), S. 140-144, weiterführende Informationen auch unter www.vkig.nl (Stand 13.10.2013).
37 Ein erster Schritt wurde mit dem am 26.02.2013 in Kraft getretenen Patientenrechtegesetz unternommen. Demnach sind deutsche Kliniken gesetzlich verpflichtet, neben

Literatur

Association of Community Health Councils for England and Wales (1999): The NHS Complaint Procedure: A Memorandum for the Select Committee on Public Administration, in: www.publications.parliament.uk/pa/cm199899/cmselect/cmpubadm/54/8111007.htm (Stand 25.10.2013).
Berger, B. (2002): Die Niederlande, in: Kranich et al. (2002), S. 9-33.
Bernzen, U. (1980): Die Deputationen, Bürgerbeteiligung an der Verwaltung. Hamburg.
Blöß, T. (2004): Katastrophenmedizin: Zwang zur Selektion, in: Deutsches Ärzteblatt 101, 33 (2004), S. A2216-2218.
Dabrock, P./Ried, J. (2009): Befähigungsgerechtigkeit als theologisch-sozialethisches Leitkriterium für die Priorisierung knapper Ressourcen im Gesundheitswesen, in: Zeitschrift für medizinische Ethik 66 (2009), S. 29-44.
Damkowski, W./Görres, S./Luckey, K. (Hrsg.) (1995): Patienten im Gesundheitssystem. Patientenstützung und -beratung. Augsburg.
Der Spiegel (1984): Allerhand Murks, in: http://www.spiegel.de/spiegel/print/d-13509246.html (Stand 14.09.2013).
Doms, T. (2005): Transparenz als beste Vorsorge, in: Deutsches Ärzteblatt 102, 3 (2005), S. A117-118.
Emrich, I./Fröhlich-Güzelsoy, L./Friedrich, B./Bruns, F./Frewer, A. (2011): Ökonomisierung im Klinikalltag. Engpässe bei der stationären Versorgung aus Patientensicht, in: Frewer et al. (2011), S. 125-140.
Frewer, A./Bruns, F./Rascher, W. (Hrsg.) (2011): Gesundheit, Empathie und Ökonomie. Kostbare Werte in der Medizin. Jahrbuch Ethik in der Klinik, Bd. 4. Würzburg.
Friele, R. D./Sluijs, E. M. (2006): Patient expectations of fair complaint handling in hospitals: empirical data, in: BMC Health Services Research 6, 106 (2006), S. 1-9.
Hamburger Erklärung: Von Hamburger Krankenhäusern zum patientenorientierten Umgang mit Beschwerden, in: http://www.hkgev.de/tl_files/public/erklaerung/Hamburger%20Erklaerung.pdf (Stand 24.10.2013).
Hamburger Morgenpost (2009): Der Arzt mit dem flinken Messer, in: http://www.mopo.de/news/der-arzt-mit-dem-flinken-messer/-/5066732/5308644/-/index.html (Stand 14.09.2013).
Hamburger Verbraucherzentrale (2012): Die Patientenberatung stellt sich vor, in: http://www.vzhh.de/gesundheit/99917/Selbstdarst_PubliListe_120821.pdf (Stand 22.10.2013).
Hallowell, R. (1996): The relationships of customer satisfaction, customer loyalty, and profitability: an empirical study, in: International Journal of Service Industry Management 7, 4 (1996), S. 27-42.

---

einem einrichtungsinternen Qualitäts- auch ein patientenorientiertes Beschwerdemanagement zu implementieren.

Kranich, C./Müller, C. (Hrsg.) (1993): Der mündige Patient – eine Illusion? Orientierung und Unterstützung im Gesundheitswesen. Frankfurt/Main.
Kranich, C. (1995): Patientenbeauftragte. Ombudsfrauen und Ombudsmänner als Frühwarnsystem im Gesundheitswesen. Ideen und Vorschläge, in: Damkowski et al. (1995), S. 244-268.
Kranich, C./Böcken, J. (1997): Patientenrechte und Patientenunterstützung in Europa. Anregungen und Ideen für Deutschland. Baden-Baden.
Kranich, C./Vitt, K. D. (2003): Das Gesundheitswesen am Patienten orientieren. Qualitätstransparenz und Beschwerdemanagement als Gradmesser für ein patientenfreundliches Gesundheitssystem. Acht europäische Länder im Vergleich. Frankfurt/Main.
Kranich, C./Vitt, K. D./Berger, B. (2002): Verbraucherinformation über Leistungen und Qualität der Anbieter von Gesundheitsdienstleistungen in Europa, Band 2: Die Länderberichte, in: http://www.patientennavigation.org/Endbericht2D.pdf (Stand 30.10.2013).
Kuosmanen, L./Kaltiala-Heino, R./Suominen, S./Kärkkäinen, J./Hätönen, H./Ranta, S./Välimäki, M. (2008): Patient complaints in Finland 2000-2004: a retrospective register study, in: Journal of Medical Ethics 34 (2008), S. 788-792.
Meyer, O. U. (2004): Deputationen – Wissen ist Macht, in: Hamburger Abendblatt, 29.04.2004, www.abendblatt.de/hamburg/article2554 39/ Deputationen-Wissen-ist-Macht.html (Stand 21.10.2013).
PatientenNavigation (2003): Abschlußtagung des Projekts PatientenNavigation, in: http://www.patientennavigation.de/ (Stand 10.10.2013).
Pelikan, J./Wolff, S. (1999): Das gesundheitsfördernde Krankenhaus. Weinheim.
Rogers, W./Ballantyne, A. (2010): Towards a practical definition of professional behavior, in: Journal of Medical Ethics 36 (2010), S. 250-254.
Stauss, B./Seidel, W. (Hrsg.) (2007): Beschwerdemanagement. Unzufriedene Kunden als profitable Zielgruppe. München.
Troyer, J. L./Sause, W. L. (2011): Complaints Against Nursing Homes: Comparing Two Sources of Complaint Information and Predictors of Complaints, in: The Gerontologist 51, 4 (2011), S. 516-529.
Verbraucherzentrale Hamburg (2008): Beschwerdemanagement der Hamburger Krankenhäuser auf dem Prüfstand, in: http://www.vzhh.de/gesundheit/30759/beschwerdemanagement-der-hamburger-krankenhaeuser-auf-dem-pruefstand.aspx (Stand 30.10.2013).
Vriend, H. (2003): Das Beschwerdesystem in den Krankenhäusern der Niederlande, in: Kranich/Vitt (2003), S. 140-144.
Wendel, S./de Jong, J. D/Curfs, E. C. (2011): Consumer evaluation of complaint handling in the Dutch health insurance market, in: BMC Health Services Research 11, 310 (2011), S. 1-9.
Zylka-Menhorn, V. (2007): Hamburger „Strahlenskandal": Schlusstrich – nach 14 Jahren, in: Deutsches Ärzteblatt 104, 47 (2007), S. A3234-3235.

II.

Das Beispiel Patientenfürsprecher

Grundlagen und Erfahrungen

Inken Emrich, Leyla Fröhlich-Güzelsoy

Patientenorientierung im Krankenhaus
Zur Bedeutung gesundheitsbezogener Informationen

1. Einleitung

„Patients have grown up – and there's no going back"[1] – so treffend beschreibt Angela Coulter den Wandel im Rollenverständnis der Patienten. Bis in die 70er Jahre hinein war die Medizin vom Paternalismus geprägt, der durch ein väterlich-bevormundendes Verhalten („father knows best"-Autorität) des Arztes gegenüber dem Patienten gekennzeichnet war.[2] Die Erkrankten verhielten sich passiv, übten wenig Kontrolle aus und beschränkten sich vor allem darauf, dem Arzt Informationen zu ihren Krankheitsanzeichen zu geben, damit dieser den Behandlungsplan festlegen konnte. Informationen über ihre Erwartungen, Sorgen und Befürchtungen waren für den Arzt dagegen nicht relevant und wurden sogar als störend erachtet. Umgekehrt wurden die Patienten selbst nur selektiv informiert: Beunruhigende Informationen behielt der Arzt eher für sich, um den Patienten nicht zu ängstigen.[3] Zum Wohle des Erkrankten besaß der Arzt die alleinige Entscheidungsmacht – der Patient hatte sich allen Maßnahmen „als im Wortsinne erduldender, unmündiger und passiv leidender Kranker zu fügen."[4]

Eine untergeordnete Rolle in der Patient-Arzt-Beziehung entspricht heute nicht mehr den Bedürfnissen der Erkrankten. Neben echtem Interesse für ihre Lebensumstände wünschen sie sich Empathie, Menschlichkeit, ein ausreichendes Maß an Informationen und eine Beteiligung an medizinisch relevanten Entscheidungen.[5] Die seit Jahren zunehmende Tendenz zur Patientenbeteiligung ist Ausdruck einer gesamtgesellschaftlichen Entwicklung hin zu stärkeren Bürgerrechten.[6] Weit verbreitet sind in diesem Zusammenhang Schlagwörter wie: informierter Patient, gebildeter Kranker oder mün-

---

1 Coulter (1999), S. 719.
2 Vgl. Haselhoff (2010), S. 39. Zur Gliederung in vier Arzt-Patient-Modelle (paternalistisches, informatives, interpretatives und deliberatives Konzept) vgl. Emanuel/Emanuel (1992) und zur Erweiterung auf sechs Formen (autoritäres Arztverhalten und „wunscherfüllende Medizin" für Kunden) siehe Kettner/Kraska (2009) sowie generell Kettner (2009).
3 Vgl. Klemperer (2006), S. 63.
4 Dierks et al. (2001), S. 8.
5 Vgl. Klemperer (2006), S. 63.
6 Vgl. Klemperer (2005), S. 72.

diger Patient.[7] Das sich wandelnde Rollenverständnis beeinflusst auch die Interaktion zwischen dem Erkrankten und seinem Arzt: Zahlreichen Umfragen zufolge wünscht sich die überwiegende Mehrheit aller Patienten eine aktive Teilhabe an medizinisch relevanten Entscheidungen.[8] Paternalistische Bestrebungen werden also immer mehr durch die gemeinsame Entscheidungsfindung zwischen Arzt und Patient abgelöst. Verallgemeinern lässt sich diese These allerdings kaum, denn nicht jeder Besuch einer ärztlichen Sprechstunde erfolgt unter vergleichbaren Voraussetzungen. Neben persönlichen Vorstellungen und der Dauer des Arzt-Patienten-Verhältnisses wird die individuelle Bereitschaft zum „shared decision making" vor allem auch durch das Alter der Patienten und die Schwere der Erkrankung beeinflusst. So sinkt der Mitbestimmungswille nicht nur mit steigendem Alter, sondern auch mit wachsendem Grad der Erkrankung.[9] Grundvoraussetzung für die Beteiligung an medizinischen Entscheidungen ist eine ordnungsgemäße ärztliche Aufklärung der Patienten mit umfassenden und konkreten Informationen zu Diagnose, Therapie und Prognose.

2. Informationen als Grundlage für den Behandlungserfolg

Patienten möchten so informiert werden, dass sie die erhaltenen Auskünfte nachvollziehen und verstehen können. Gleichzeitig bevorzugen sie Ärzte, die sich nicht nur für die medizinischen Belange, sondern auch für ihre Person interessieren und über einen warmen, zugewandten Kommunikationsstil verfügen.[10] Eine gelungene Kommunikation ist wesentliche Voraussetzung für eine vertrauensvolle Patient-Arzt-Beziehung. Nur eine umfassende Betreuung und ein guter Informationsfluss können die Ängste des Patienten mildern und sein Sicherheitsempfinden stärken. Die Entlastung der Erkrankten von ihrer Ungewissheit in Bezug auf Diagnose, Therapie und Prognose fördert den Heilungsprozess und ist somit ein wesentlicher Bestandteil ärztlicher Arbeit. Fragt man in der Bevölkerung nach den wichtigsten Eigenschaften einer guten Krankenhausbehandlung, so hat die Kommunikation mit dem Arzt – gleich nach einer optimalen medizinischen Versorgung – die zweithöchste Priorität.[11] In der Kommunikation mit dem Patienten spielen neben den rein sprachlichen Anteilen auch die nonverbalen Bestandteile eine entscheidende Rolle: Körperhaltung, Gestik und Mimik gehören auch im ärztlichen Gespräch zu den begleitenden Signalen und

---

7 Vgl. Stroth et al. (2007), S. 12.
8 Siehe Coulter/Magee (2003), Böcken et al. (2004), Isfort et al. (2004), Rosen et al. (2001) und Stroth et al. (2007).
9 Vgl. Isfort et al. (2004), S. 90.
10 Vgl. Klemperer/Rosenwirth (2005), S. 16, zur Förderung der Kommunikation mit Patienten siehe auch: Patientenportal des Bayerischen Staatsministerium für Umwelt und Gesundheit (2012).
11 Vgl. Jaeger/Bovelet (2007), S. 29.

ergänzen den sachlichen Inhalt der jeweiligen Aussagen.[12] Die Empathie gegenüber dem Erkrankten nimmt hier eine besondere Stellung ein: Sie vermittelt ihm Wertschätzung und erfordert gleichzeitig eine aufmerksame Zuwendung des behandelnden Mediziners. Nur so kann dieser neben den verbalen auch die versteckten nonverbalen Signale erfassen und dabei wesentliche Informationen von der psychischen Befindlichkeit des Patienten erlangen. Empathisches Zuhören vermittelt dem Patienten nicht nur Anteilnahme und Interesse, sondern gibt ihm auch das Gefühl verstanden und akzeptiert zu werden.[13]

Im Behandlungsprozess spielen die Patienten selbst eine entscheidende Rolle. Das Ausmaß ihrer Kooperation beeinflusst die Gesundung und damit auch den Erfolg einer medizinischen Behandlung.[14] Ein vertrauensvolles Verhältnis zwischen dem Erkrankten und seinem Arzt ist deshalb ebenso wichtig wie ausführliche Informationen und eine angemessene ärztliche Beratung. Gelingt es dem Arzt nicht, den Patienten zu aktivieren und seine persönlichen Bedürfnisse zu berücksichtigen, so ist auch der Behandlungserfolg gefährdet. Dabei kann das Nicht-Befolgen ärztlicher Anweisungen (Non-Compliance[15]) durchaus als Indikator für Kommunikationsdefizite gesehen werden.[16] Diese resultieren in aller Regel daraus, dass Ärzte nur ungenügend auf die Patienten eingehen und sie oft unzureichend über ihre Krankheit und die notwendige Therapie informieren. Immer wieder wird bemängelt, dass Patienten nach einem stationären Aufenthalt nur lückenhaft über ihre Erkrankung und die damit einhergehenden Herausforderungen informiert sind.[17] Vor allem bei älteren Patienten ist das Wissen über ihre Krankheit, über bestehende Behandlungsmöglichkeiten und deren Konsequenzen erschreckend schlecht.[18] Eine US-amerikanische Studie konnte einen starken Zusammenhang zwischen dem gesundheitlichen Zustand der Bürger und ihrem medizinischen Kenntnisstand ermitteln. Demnach litten gesundheitlich inkompetente Bürger nicht nur häufiger an bestimmten chronischen Erkrankungen wie Hypertonie, Diabetes mellitus oder Arthritis, ihr Alltag wurde auch häufiger durch starke Schmerzen beeinträchtigt.[19] Eine Analyse zur Patientenbindung bekräftigt den starken Einfluss der Kommunikation auf die Compliance der Patienten und kommt zu dem Ergebnis, dass die Therapietreue der Erkrankten mit dem Grad der Informationsübermittlung ansteigt.[20] Sind die Patienten ungenügend über ihre Erkrankung und deren Konsequenzen aufgeklärt, so werden sie den ärztlichen

---

12 Vgl. Erdwien (2005), S. 47.
13 Ebd., S. 88-89.
14 Vgl. Gänshirt/Harms (2008), S. 45.
15 Seit einigen Jahren wird auch der Begriff Non-Adherence verwendet.
16 Vgl. Dierks et al. (2001), S. 9-10 und Osterloh (2012), S. A848.
17 Siehe dazu Suhonen et al. (2005), Schaeffer et al. (2003), Schoen et al. (2005).
18 Vgl. Schaeffer (2006b), S. 194.
19 Vgl. National Academy of Sciences (2004).
20 Vgl. Keller (2002).

Anweisungen eine untergeordnete Bedeutung beimessen und ihnen oft nur widerstrebend Folge leisten. Wegen des ausbleibenden Behandlungserfolges werden schließlich weitere diagnostische Prozeduren und Behandlungen in Anspruch genommen. Neben unerwünschten Arzneimittelwirkungen nach nicht maßgerechter Einnahme von Medikamenten tragen die Patienten auch weitere gesundheitliche Risiken. Ihre Erkrankungen könnten schneller wiederkehren und der Gesundheitszustand sich verschlechtern. Auch gravierende Folgeerkrankungen sind denkbar, die im schlimmsten Fall zum vorzeitigen Tod führen können.[21] Die Volkswirtschaft wiederum hat mit unnötigen Kosten zu kämpfen, da sich die Erkrankungsdauer verlängert und die Heilung hinausgezögert oder gar verhindert wird. Für Gesamt-Europa werden die Kosten mangelnder Therapietreue auf 200-300 Milliarden Euro,[22] in Deutschland auf etwa 10 Milliarden Euro im Jahr geschätzt.[23]

Im Zuge der gesamtgesellschaftlichen Entwicklung hin zu verstärkter Bürger- und Patientenorientierung nimmt der Bedarf an Informationen über die gesundheitliche Versorgung stetig zu. So kommt auch der Gesundheitsmonitor 2004 zu der Erkenntnis: „Patienten wollen und suchen medizinische Informationen."[24] Von den zusätzlichen Erkenntnissen erhoffen sich die Betroffenen vor allem eine schnellere Genesung und ein besseres Verständnis für die Zusammenhänge und Hintergründe der Erkrankung.[25] Ein gewisser Grad an Kompetenz im Umgang mit medizinischen Informationen hat positive Auswirkungen auf das Gesundheitsverhalten der Bevölkerung. Die gesundheitliche Kompetenz der Bürger darf sich jedoch nicht nur auf medizinisches Laienwissen zu Krankheitssymptomen, Präventionsmöglichkeiten und Therapieformen gründen. Auch systemisches Wissen über die medizinische Versorgung, über Beratungs- und Informationsmöglichkeiten sowie Kenntnisse über die eigenen Rechte als Patient sind wesentliche Voraussetzungen, um sich im Versorgungssystem zurechtzufinden.[26]

3. Quellen für gesundheitsbezogene Informationen

Relevante Gesundheitsinformationen können auf ganz unterschiedlichen Wegen gewonnen werden. Je nach Alter, Bildungsstand und persönlichen Vorlieben nehmen die Ratsuchenden lieber Zeitschriften und Bücher zur Hand, hören sich in ihrem Bekanntenkreis um oder recherchieren im Internet. Abbildung 1 zeigt deutlich, dass die klassischen Quellen nicht an Bedeutung verloren haben. Zeitschriften (z.B. aus der Apotheke) werden nach

---

21 Vgl. Gänshirt/Harms (2008), S. 44.
22 Ebd.
23 Siehe unter anderem Meusch (2011), Gorenoi et al. (2007) und Schäfer (2011).
24 Isfort et al. (2004), S. 98.
25 Vgl. ebd., S. 96.
26 Vgl. Marstedt (2010), S. 46.

wie vor weit häufiger zu Rate gezogen als vergleichbare Angebote aus dem Internet. Und auch Informationen aus dem persönlichen Netzwerk sind häufiger entscheidungsrelevant als entsprechende Rechercheergebnisse im Onlinemedium. Trotzdem lässt sich die wachsende Bedeutung des Internets nicht verleugnen. Im Zeitalter zunehmender Technisierung nutzen im Schnitt immerhin 38 Prozent der Befragten die Möglichkeit, im World Wide Web selbsttätig nach gesundheitlich relevanten Themen zu suchen. Selbstverständlich wird auch der Hausarzt als Informationsquelle genutzt – hauptsächlich allerdings im konkreten Krankheitsfall und nicht schon bei ersten Unsicherheiten, weswegen er innerhalb der Umfrage nur den vierten Rang einnimmt.

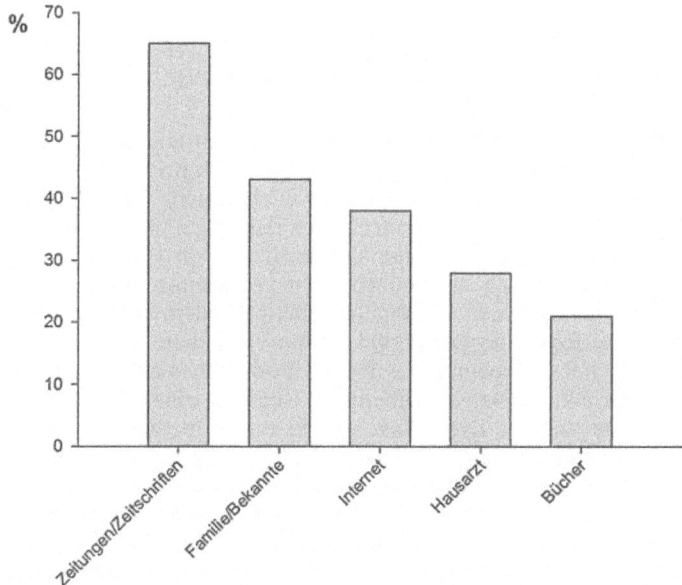

Abb. 1: Informationsquellen für Gesundheitsthemen[27]

Insbesondere für die jüngeren Bevölkerungsgruppen scheint das Informationsmedium Internet von großer Bedeutung zu sein: 65 Prozent der Bevölkerung in der Altersgruppe bis 40 Jahre recherchiert zum Thema Gesundheit regelmäßig im World Wide Web.[28] Die Nutzer können dabei auf eine nahezu unbegrenzte Anzahl an Informationen zu den unterschiedlichsten

---

27 Quelle: Eigene Darstellung nach Isfort et al. (2004), S. 95.
28 Vgl. Brechtel (2004), S. 4.

Themenbereichen zurückgreifen. Die Daten sind zu jeder Zeit verfügbar und können daher auch schon in Anspruch genommen werden, bevor der erste Arztkontakt stattfindet. Nach einem Arztbesuch kann das Internet den Patienten als Kontrollinstanz dienen, weitere Erklärungen geben oder ihr Verständnis für den konkreten medizinischen Sachverhalt verbessern. Zusätzlich bieten sich auch gute Möglichkeiten der Vernetzung. Insbesondere chronisch Erkrankte können auf diese Weise Kontakte zu Leidensgenossen knüpfen und sich gegenseitig austauschen. Bei online verfügbaren Gesundheitsinformationen sollte allerdings auch Vorsicht geboten sein: Im Internet veröffentlichte Texte durchlaufen keine Qualitätskontrollen, daher sind die Angaben oft lückenhaft und nicht selten sogar völlig falsch. So bemängelte bereits der Sachverständigenrat für die Konzertierte Aktion im Gesundheitswesen:

„Die Qualität der im Internet verfügbaren gesundheitsbezogenen Informationen ist oft zweifelhaft. Untersuchungen verweisen auf multiple Websites mit unklarem oder unzulänglichem Inhalt [...], es finden sich viele überflüssige, unsinnige und manchmal sogar gefährliche Auskünfte [...]."[29]

Insbesondere die Gesundheitsforen sind wenig vertrauenswürdig, da eine unüberschaubare Anzahl an fachlich nicht fundierten Informationen aus den verschiedensten Quellen an die Nutzer weitergereicht wird. Die entsprechenden Portale werden von kommerziellen Anbietern häufig als Mittel zur Effizienzsteigerung benutzt.[30] Eine Vermischung von Halbwahrheiten mit kommerziellen Interessen darf jedoch nicht verharmlost werden: Sie kann bei den Patienten nicht nur zu Ängsten führen, sondern auch unrealistische Hoffnungen wecken. Insgesamt sind online verfügbare Gesundheitsinformationen in der Regel zwar gut aufbereitet und daher auch für Laien verständlich, für die konkrete gesundheitliche Situation eines Patienten sind sie jedoch meist ungeeignet. Denn diese wollen keinen medizinischen Nachhilfeunterricht, sondern suchen nach ganz individuellen Antworten zu ihren persönlichen Problemen.[31] Die wohl größte Herausforderung für die Nutzer des Onlinemediums ist die enorme Fülle an verfügbaren Informationen. Sie kann zur Überforderung, zur Verunsicherung und zu damit verbundenen Lähmungserscheinungen führen. Dabei ist auch die effektive Entscheidungsfindung gefährdet, da die Patienten die beträchtlich vorhandene Information nur selektiv nutzen und ihr Urteil auf der Grundlage einiger willkürlich ausgewählter Daten fällen.[32]

Neben rein medizinischen Sachverhalten lassen sich im Internet auch Informationen über die Qualität von Krankenhäusern und (niedergelassenen) Ärzten abrufen. Auf diversen Arztbewertungsportalen können Patien-

---

29 Sachverständigenrat für die Konzertierte Aktion im Gesundheitswesen (2003), S. 115.
30 Vgl. ebd.
31 Vgl. Stroth et al. (2007), S. 141.
32 Vgl. Schaeffer (2006a), S. 34-35.

ten ihren Arzt im Schulnotensystem bewerten und ihre persönlichen Erfahrungen frei formuliert darlegen. Dabei geht es in der Regel weniger um medizinische, sondern hauptsächlich um soziale, organisatorische und kommunikative Aspekte wie Wartezeiten, Freundlichkeit sowie Gesprächsbereitschaft des Arztes. Studien zufolge sind die Arztbewertungsportale bisher allerdings noch nicht in der Lage, den Nutzern eine angemessene Hilfestellung bei der Suche nach dem geeigneten Arzt zu geben.[33] Patienten sollten die Bewertungsportale in ihrer bisherigen Ausgestaltung daher höchstens als zusätzliche Informationsquelle, keinesfalls aber als einziges Kriterium zur Arztwahl heranziehen.

Um den Erkrankten die Auswahl eines geeigneten Krankenhauses zu erleichtern, hat sich der Gesetzgeber für eine Publikation von strukturierten Qualitätsberichten entschieden. Gemäß § 137 des Fünften Sozialgesetzbuches sind alle zugelassenen Krankenhäuser verpflichtet, zweijährlich über ihre Leistungen und deren Qualität Bericht zu erstatten und diesen im Internet zu veröffentlichen.[34] Internationale Studien[35] zeigen allerdings, dass die entsprechenden Angaben für medizinische Laien keine Hilfe darstellen. Von der großen Menge an aneinandergereihten Informationen und der Komplexität der Qualitätsdaten sind die interessierten Leser meist überfordert – und die vom Gesetzgeber angestrebte Transparenz kann nicht erreicht werden.[36] Auf bis zu 150 Seiten pro Krankenhaus werden hauptsächlich Strukturdaten und Top-10-Listen der häufigsten Diagnosen übermittelt.[37] Begründet werden kann diese Vorgehensweise u.a. mit Problemen bei der Erfassung einer medizinischen Ergebnisqualität. Diese ist in der Regel mehrdimensional und kaum durch harte Fakten belegbar. Mögliche Qualitätsindikatoren wären in diesem Zusammenhang Sterblichkeit, Verweildauer, die Anzahl von Wiederaufnahmen und ganz allgemein die Art und Häufigkeit von Komplikationen (z.B. Infektionen) während des Aufenthaltes.[38] Zudem sind Krankenhäuser Anbieter von ganz unterschiedlichen Dienstleistungen, deren Leistungsverantwortung sich auf verschiedene Abteilungen verteilt. Man kann sie nicht pauschal empfehlen oder von ihnen abraten, denn sie haben kein abstraktes Produkt wie „Gesundheit".[39]

Online verfügbare Informationen zu gesundheitlichen Themenbereichen werden überwiegend von den jüngeren Bevölkerungsgruppen genutzt. In den kommenden Jahren und Jahrzehnten werden die Mediziner vor ganz neuen Herausforderungen stehen, denn die älter und kränker werdende „digitale Generation" wird sich nahezu alle gewünschten Informationen –

---

33 Vgl. Emmert et al. (2009), S. e18.
34 Vgl. Geraedts (2006), S. 154.
35 Siehe dazu Jewett/Hibbard (1996) sowie Hibbard et al. (1997) und Schauffler/Mordavsky (2001).
36 Vgl. Müller (2006), S. A444.
37 Ebd.
38 Vgl. Stock/Szecsenyi (2007), S. 181-185.
39 Vgl. Paschen (2006), S. A1130.

ungeachtet der Qualität – online beschaffen.[40] Ein Mehr an externen Informationen verändert die Beziehung zwischen Arzt und Patient jedoch spürbar. Die Mediziner empfinden den gut informierten Patienten häufig als schwierig und die sich anschließenden Diskussionen oft als anstrengend und zeitraubend. Zudem können zusätzliche Informationen das Misstrauen gegenüber dem Arzt schüren und die Vertrauensbasis zwischen den beiden Akteuren untergraben. Gefragt sind hier vor allem die Mediziner: Externe Informationen sollten von ihnen nicht als Konkurrenz, sondern vielmehr als Ergänzung gesehen werden, die mittels des ärztlichen Wissensvorsprungs sinnvoll genutzt werden kann. Im Idealfall sollte der Arzt den Patienten bei seiner Informationssuche moderierend begleiten,[41] so dass eventuell auftretende Unsicherheiten schnell und effektiv ausgeräumt werden können. Denn die vielfältigen medizinischen Informationen mögen zwar den Wissenshorizont der Leser erweitern, sind aber nicht auf die konkrete Situation der Patienten mit spezifischen Gesundheitsbeschwerden oder Krankheitssymptomen ausgerichtet. (Potenzielle) Patienten erhoffen sich jedoch nicht nur valide, sondern vor allem auch ganz individuelle Auskünfte:

> „Vermisst werden von Patienten heute Informationen über die Akteure und Einrichtungen im Gesundheitswesen, ‚Lotsen' und ‚Wegweiser' zu Ärzten, Kliniken und Beratungseinrichtungen, da sehr starkes Interesse an einer persönlich zugeschnittenen Information und Beratung besteht, das von Medien nicht befriedigt werden kann."[42]

4. Beratungsangebote als Quelle für individuelle Informationen

Der Wunsch nach persönlichem Austausch und einem individuell zugeschnittenem Informationsangebot kann derzeit unter anderem durch unabhängige Beratungsstellen befriedigt werden. So vermittelt die Unabhängige Patientenberatung Deutschland (UPD) allgemeine Informationen über das Gesundheitssystem und bietet allen Ratsuchenden ganz praktische Unterstützung bei der Bewertung gesundheitsbezogener Informationen. Als Regelleistung für alle Versicherten in Deutschland ist die Unabhängige Patientenberatung kostenfrei. Das umfassende Beratungsangebot kann persönlich in einer der 21 deutschen Beratungsstellen, telefonisch oder auf Wunsch auch online in Anspruch genommen werden.[43]

Ähnlich gelagert ist auch das Tätigkeitsspektrum der ehrenamtlich engagierten Patientenfürsprecher. Sie sind in der Regel einer oder mehreren Kliniken angeschlossen und widmen sich den Sorgen und Nöten von stationär sowie ambulant versorgten Patienten. Genau wie die Mitarbeiter des klinikinternen Beschwerdemanagements beschäftigen sich auch die Für-

---

40 Vgl. Baumgart (2010), S. A2556.
41 Vgl. Baumgart (2010), S. A2555-A2556.
42 Stroth et al. (2007), S. 141.
43 Vgl. http://www.unabhaengige-patientenberatung.de (Stand 23.09.2013).

sprecher mit den Klagen der Patienten. Dahinter steckt allerdings ein grundsätzlich anderer Ansatz: Während die Mitarbeiter der Beschwerdestelle vom Krankenhausträger bezahlt und ihm gegenüber weisungsgebunden sind, ist der Patientenfürsprecher nur der jeweils Hilfe suchenden Person verpflichtet. Die Reputation des Krankenhauses ist für ihn nur von untergeordneter Bedeutung – im Zentrum seiner Aufmerksamkeit steht der Patient selbst. Sein Aufgabenfeld endet allerdings nicht bei den Klagen der Patienten. Vor allem bietet er auch ganz praktische Unterstützung, gibt kompetent Auskunft und schenkt den Hilfesuchenden ein offenes Ohr für alle Probleme rund um ihre Erkrankung und den Krankenhausaufenthalt.

Die Arbeit der Patientenfürsprecher ist in der Forschung bisher nur wenig beleuchtet worden, obwohl sich diese als patientennah zu bezeichnende Anlaufstelle besonders intensiv und unmittelbar mit den Erlebnissen und Erfahrungen vor allem von stationär versorgten Patienten auseinandersetzt. Die Professur für Ethik in der Medizin hat die Arbeitsgruppe „Klinische Ethik und Patientenperspektive" eingerichtet, die sich mit der Institution des Patientenfürsprechers näher beschäftigt und exemplarisch Beratungsfälle aus einem 10-Jahres-Querschnitt der Tätigkeit am Universitätsklinikum Erlangen untersucht hat. Im Zuge dieses Forschungsprojekts konnten aus der gesamten Datenlage von etwa 1.200 Fällen rund 600 schriftlich dokumentierte Vorgänge zur genaueren Analyse herangezogen werden. Die folgenden Ausführungen betrachten das Informationsverhalten der Patienten und widmen sich dabei vor allem den Beratungsfällen, in denen der Patientenfürsprecher um Auskünfte gebeten wurde.

5. Hilfestellungen durch den Patientenfürsprecher

Die Beratungsfälle des Patientenfürsprechers zeigen, wie sehr sich die Patienten eine Anlaufstelle wünschen, die ihnen unkompliziert und kompetent Auskünfte zu ihrer individuellen Situation geben kann: Knapp 40 Prozent aller Dokumente aus der zehnjährigen Tätigkeit des Erlanger Fürsprechers beinhalten den konkreten Wunsch nach Information. Dabei wird vor allem auch das große Spektrum an unterschiedlichen Themenbereichen deutlich. Rund ein Viertel aller Anfragen konnten aufgrund ihrer Divergenz im ersten Auswertungsschritt zunächst keiner Kategorie eindeutig zugewiesen werden. Sie reichten von der Bitte um ganz grundlegende Informationen

> „[...] nämlich bräuchte ich eine Liste all der Utensilien die ich für einen ein- bis zweiwöchigen stationären Aufenthalt bräuchte. Wird die schmutzige Wäsche in der Klinik gewaschen?" (Fall 570)

bis hin zu komplexeren Anliegen nach Erfahrungsaustausch:

> „Ich leide schon seit einigen Jahren an Prurigo [juckende Hautveränderungen] und habe auf der Suche nach ebenfalls Erkrankten zum Erfahrungsaustausch, im Internet Bilder [...] gesehen, die aus der Uniklinik Erlangen stammen. [...] ich wäre Ihnen

sehr dankbar, wenn Sie [...] der damaligen Patientin [...] meine email Adresse zukommen lassen [...]." (Fall 172)

Der überwiegende Teil aller Fälle ließ sich jedoch gut kategorisieren: 42 Prozent der Informationsgesuche beschäftigten sich mit medizinischen und 31 Prozent mit administrativen Fragestellungen.

Die Anfragen mit medizinischem Hintergrund beziehen sich meist auf die Vermittlung von Kontakten zu speziellen Ärzten. Dabei werden z.T. auch Mediziner mit ganz besonderen Attributen gefordert:

„[...] ich möchte sie [sic] daher bitten, mir zu helfen, einen Arzt zu finden, der für einen jungen Menschen wie mich ein offenes Ohr hat, ein Auge auf mich hat und sich voll und ganz für mich einsetzt." (Fall 570)

Meist werden jedoch Ärzte gesucht, die sich auf bestimmte Krankheitsbilder spezialisiert haben:

„betrachten Sie diese Mail bitte als SOS-Hilferuf an Ihre Spezialisten in Ihrem Hause [...] ich hoffe ganz einfach auf Antwort, Rat und[,] wenn möglich, Hilfe" (Fall 118).

In die gleiche Richtung gehen auch die Bitten um Informationen zu bestimmten Behandlungsmethoden. Wie Abbildung 2 verdeutlicht, drehen sich 17 Prozent aller medizinisch orientierten Anfragen um (neuartige) Methoden zur Heilung spezieller Erkrankungen. Verständnisprobleme und Defizite auf der Kommunikationsebene dürften dafür verantwortlich sein, dass der Patientenfürsprecher vielfach auch um Auskünfte zu laufenden Behandlungen oder seltener um die Zusendung eines detaillierten Befundberichtes gebeten wurde.

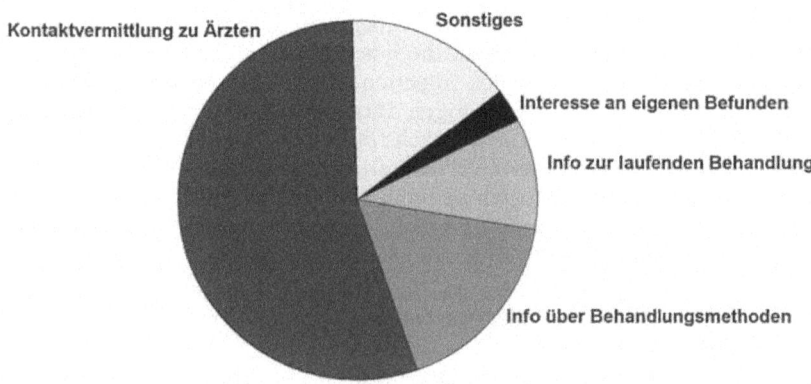

Abb. 2: Informationsgesuche mit medizinischem Inhalt

Auch bei Anfragen mit administrativem Hintergrund geht es häufig um die Vermittlung von Kontaktadressen. Wie Abbildung 3 zeigt, kontaktieren 21 Prozent der Patienten den Fürsprecher, um den passenden Ansprechpartner für die jeweilige Problemstellung zu eruieren und die erste Kontaktaufnahme zu erleichtern. 17 Prozent der Anfragenden erwarten sich Auskünfte zu krankenhausinternen Prozessabläufen und weitere 15 Prozent suchen Unterstützung bei der (zeitnahen) Vereinbarung von Terminen. Etwas weniger ausgeprägt ist der Wunsch, über den Patientenfürsprecher an ein ärztliches Attest zu gelangen. Fragen zu Rechnungen und die Bitte um Unterstützung bei der Organisation von Rehabilitationsmaßnahmen sind mit acht bzw. neun Prozent nahezu gleich häufig vertreten.

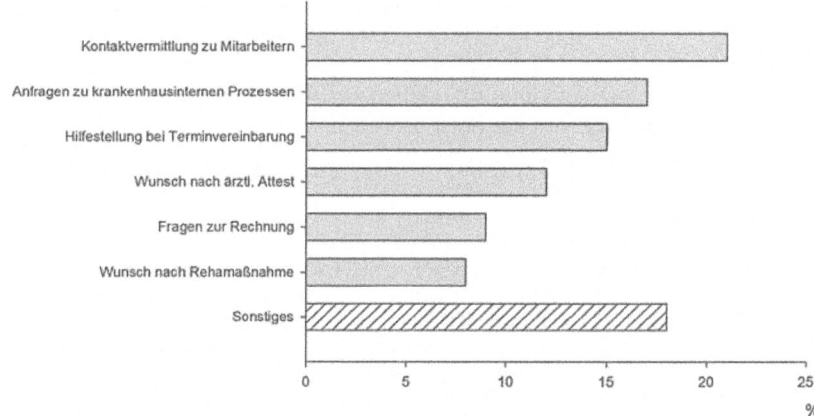

Abb. 3: Informationsgesuche mit administrativem Inhalt

Die Patienten schätzen den Fürsprecher offenbar nicht nur als Anlaufstelle für direkte Fragen zu ihrem (potenziellen) Krankenhausaufenthalt, sondern vor allem auch als gut vernetzten Interessensvertreter: In beiden genannten Kategorien stehen diejenigen Anfragen im Vordergrund, in denen er gebeten wurde, im Namen des Patienten zu bestimmten Personen Kontakt aufzunehmen oder bei der Terminvereinbarung unterstützend mitzuwirken.

Eine regionale Analyse zeigt, dass die große Mehrheit aller Informationsgesuche den Patientenfürsprecher aus dem Einzugsgebiet des zentralen Universitätsklinikums erreicht. Immerhin sind aber etwa ein Fünftel aller Anfragen überregionaler Natur – jedes zwölfte Ansuchen kommt sogar aus dem Ausland. Insbesondere die überregionalen Anfragen sind mit großen Hoffnungen[44] auf Seiten der Patienten verbunden, die sich in der Regel auf

---

44 Vgl. Bruns et al. (2010), S. 222.

die medizinische Leistungsfähigkeit des Universitätsklinikums beziehen. So wird der Fürsprecher häufig nach innovativen Behandlungsmethoden oder hochqualifizierten Spezialisten für bestimmte Erkrankungen gefragt. Auf diese Weise erreichen ihn – meist nach Berichten in den Medien – zahlreiche Anfragen über neue Behandlungsmöglichkeiten. Ein Betroffener schreibt erwartungsvoll:

> „Ich habe gestern einen Bericht über ihre Neuerfindung, die Strahlenkanone [sic] [...] gesehen. Können Sie mir bitte genauere Informationen geben? Kann diese Therapie auch erfolgreich bei Prostata-Krebs eingesetzt werden?" (Fall 260)

Mit Hoffnungen verbunden ist mitunter aber auch die Tätigkeit des Patientenfürsprechers selbst, wie folgendes Zitat zeigt:

> „Ich habe ein sehr großes Problem. Ich weiß nicht mehr an wem [sic] ich mich wenden kann. [...] Vielleicht können Sie mir helfen [...]. Sie sind meine Hoffnung. [...] Die Zeit läuft. Bitte Herr [...] bitte helfen Sie mir." (Fall 272)

Verzweifelte Patienten und Angehörige wollen allerdings nicht immer nur ganz praktische Unterstützung, oft suchen sie auch einfach nur ein offenes Ohr, um sich Probleme von der Seele zu reden.

6. Informationswunsch im Zentrum

Im Zuge der gesamtgesellschaftlichen Entwicklung hin zu stärkeren Bürgerrechten wandelt sich auch das Rollenverständnis der Patienten. Sie wollen Verantwortung übernehmen für ihre Gesundheit und an medizinischen Entscheidungen aktiv teilhaben. Grundvoraussetzung hierzu ist ein gewisses Maß an gesundheitlicher Kompetenz. Diese sollte sich allerdings nicht nur auf medizinisches Laienwissen beschränken, sondern auch systemisches Wissen über die medizinische Versorgung und die eigenen Rechte als Patient beinhalten. Ein entsprechendes Informationsangebot sollte qualitativ hochwertig, für Laien verständlich und leicht verfügbar sein.[45] Gesundheitlich interessierte Bürger haben zahlreiche Möglichkeiten, sich über Prävention, über Erkrankungen oder auch ganz allgemein über die Versorgungsstrukturen im deutschen Gesundheitswesen zu informieren. Einige greifen zu Büchern oder Zeitschriften, andere nutzen ihr soziales Netzwerk oder recherchieren im Internet zu Krankheitssymptomen oder der Qualität von Leistungserbringern. Besonders starkes Interesse zeigen die Betroffenen an persönlich zugeschnittenen Informationen und individuellen Beratungsangeboten. Die Aufzeichnungen des Erlanger Patientenfürsprechers offenbaren die besondere Bedeutung von persönlicher Beratung: Weit mehr als ein Drittel aller Anfragen aus seiner 10-jährigen Tätigkeit beinhalten konkrete Informationswünsche. Besonders beachtenswert ist dabei das große Spektrum an unterschiedlichen Anliegen. Die Patienten wenden sich also nicht

---

45 Vgl. Dierks et al. (2001), S. 119.

nur mit Beschwerden oder allgemeinen Fragestellungen an den ehrenamtlich tätigen Fürsprecher, vielmehr nutzen sie sein Engagement um individuell zugeschnittene Auskünfte zu speziellen und meist akut auftretenden Problemen zu erhalten.

Das Internet gewinnt, insbesondere bei den jüngeren Bevölkerungsgruppen, immer mehr an Bedeutung. Neben medizinischen Hintergrundinformationen zu bestimmten Erkrankungen, ihren Ausprägungen und Perspektiven lassen sich auch Informationen zum deutschen Gesundheitssystem abrufen. Darüber hinaus existieren zahlreiche Portale, in denen Ärzte und Krankenhäuser von ihren Patienten qualitativ bewertet werden können. Vergebens sucht man allerdings individuell zugeschnittene Informationen. Dabei ist ein direkter Kontakt kaum ersetzbar, denn nur im persönlichen Austausch kann der Patient valide Auskünfte erwarten.

7. Resümee

Die Erlanger Erhebung zeigt, dass Patienten nach einer persönlichen Unterredung nicht nur ganz praktische Hilfestellungen, sondern auch Informationen rund um das deutsche Gesundheitswesen erwarten können. Der Patientenfürsprecher fungiert hier vor allem als Vermittler – ein großer Teil aller Anfragen beschäftigt sich mit der Bitte um Herstellung eines Kontakts zu den verschiedensten Stellen innerhalb des Krankenhauses. Immer wieder empfiehlt er aber auch die Kontaktaufnahme zu externen Institutionen und Beratungsstellen. Patientenfürsprecher sollten daher auf ein geeignetes Netzwerk zugreifen können, über Schnittstellen im klinikinternen Betrieb und Mitarbeiter in Schlüsselpositionen informiert sein. Sie sollten die einzelnen Abteilungen, ihre jeweiligen Ansprechpartner und die Anlaufstellen für spezifische Problemstellungen kennen und weitervermitteln können. Im Idealfall verfügt der Patientenfürsprecher schon vor Aufnahme seiner Tätigkeit über entsprechende Kontakte, spätestens aber bei Arbeitsantritt sollte er sich und seine Funktion in den entsprechenden Abteilungen vorstellen. Praktische Erfahrungen zeigen, dass sein oft geringer Bekanntheitsgrad bei Mitarbeitern und Patienten ein großes Problem darstellen kann. Denn nur wenn die Erkrankten von der Existenz und vom Tätigkeitsspektrum eines Patientenfürsprechers wissen (oder von Mitarbeitern an ihn verwiesen werden), können sie seine Hilfe in Anspruch nehmen. Sein Bekanntheitsgrad kann zwar über Hinweise und Broschüren für Patienten gesteigert werden, aber auch die Öffentlichkeitsarbeit sollte nicht vernachlässigt werden. Über Presseartikel oder Kampagnen des Patientenbeauftragten der Bundesregierung könnte die Institution des Patientenfürsprechers zukünftig auch innerhalb der Gesamtbevölkerung größere Bekanntheit erlangen. Bei jährlich etwa 18,5 Millionen[46] stationär versorgten Patienten und einer vermutlich

---
46 Vgl. Gesundheitsberichterstattung des Bundes (2011), Referenzjahr 2010.

noch größeren Zahl von involvierten Angehörigen erscheint diese Vorgehensweise durchaus sinnvoll. Die Erlanger Beratungsfälle zeigen, wie groß das Informationsbedürfnis der Patienten ist und wie gerne diese das persönliche Beratungsangebot nutzen. Ein gewisser Sachverstand auf Seiten der Patientenfürsprecher ist unabdingbar, wenn die Hilfesuchenden nicht nur umfassend und individuell, sondern vor allem auch kompetent informiert werden sollen. Geeignete Fortbildungsangebote[47] erhöhen den theoretischen Kenntnisstand der ehrenamtlich tätigen Fürsprecher, ermöglichen ihnen den fachlichen Austausch und könnten auf diese Weise dazu beitragen, die Position der Patienten dauerhaft zu stärken.

---

47 In einigen wenigen Regionen wird dies schon seit geraumer Zeit praktiziert, z.B. im Gesundheitsladen München oder in der Verbraucherzentrale Hamburg; siehe in diesem Zusammenhang auch Friemelt (2014) und Kranich (2014).

Literatur

Baumgart, J. (2010): Ambivalentes Verhältnis. Ärzte und informierte Patienten, in: Deutsches Ärzteblatt 107, 51-52 (2010), S. A2554-2556.
Böcken, J./Braun, B./Landmann, J. (Hrsg.) (2010): Gesundheitsmonitor. Bürgerorientierung im Gesundheitswesen. Gütersloh.
Böcken, J./Braun, B./Amhof, R./Schnee, M. (Hrsg.) (2006): Gesundheitsmonitor 2006. Gesundheitsversorgung und Gestaltungsoptionen aus der Perspektive von Bevölkerung und Ärzten. Gütersloh.
Böcken, J./Braun, B./Schnee, M. (Hrsg.) (2004): Gesundheitsmonitor 2004. Die ambulante Versorgung aus Sicht von Bevölkerung und Ärzteschaft. Gütersloh.
Brechtel, T. (2004): Elektronische Gesundheitsinformationen, oder: Wofür nutzen Versicherte das Internet?, in: Gesundheitsmonitor. Newsletter 3 (2004), S. 2-5.
Bruns, F./Emrich, I./Fröhlich-Güzelsoy, L./Friedrich, B./Frewer, A. (2010): Patientenfürsprecher als Hoffnungsträger. Eine Analyse der Beratungsarbeit aus ethischer Perspektive, in: Frewer et al. (2010), S. 222-234.
Coulter, A./Magee, M. (2003): The European Patient of the Future. Berkshire. New York.
Coulter, A. (1999): Paternalism or partnership? Patients have grown up – and there's no going back, in: British Medical Journal 319 (1999), S. 719-720.
Dierks, M. L./Bitzer, E.-M./Lerch, M./Martin, S./Röseler, S./Schienkiewitz, A./Siebeneick, S./Schwartz, F.-W. (2001): Patientensouveränität. Der autonome Patient im Mittelpunkt, Stuttgart: Arbeitsbericht Nr. 195 der Akademie für Technikfolgenabschätzung in Baden-Württemberg. Stuttgart.
Emanuel, E. J./Emanuel, L. L. (1992): Four Models of the Physician-Patient Relationship, in: Journal of the Medical American Association 267, 16 (1992), S. 2221-2226.
Emmert, E./Maryschok, M./Eisenreich, S./Schöffski, O. (2009): Arzt-Bewertungsportale im Internet – Geeignet zur Identifikation guter Arztpraxen?, in: Gesundheitswesen 71 (2009), S. e18-e27.
Emrich, I./Fröhlich-Güzelsoy, L./Frewer, A. (Hrsg.) (2014): Ethik in der Medizin aus Patientensicht. Perspektivwechsel im Gesundheitswesen. Klinische Ethik, Bd. 4. Frankfurt/Main.
Erdwien, B. (2005): Kommunikationsstrukturen in der Arzt-Patient- und Pflege-Patient-Beziehung im Krankenhaus. Empirische Untersuchungen zur Patientenzufriedenheit unter Berücksichtigung der subjektiven Erlebnisperspektive von Patienten, Ärzten und Pflegepersonal, Diss. Bremen.
Frewer, A./Bruns, F./Rascher, W. (Hrsg.) (2010): Hoffnung und Verantwortung. Herausforderungen für die Medizin. Jahrbuch Ethik in der Klinik (JEK), Bd. 3. Würzburg.

Friemelt, P. (2014): Netzwerke von Patientenfürsprechern. Ein Erfahrungsbericht aus München, in: Emrich et al. (2014), S. 153-165.
Gänshirt, D./Harms, F. (2008): Compliance Management, in: Monitor Versorgungsforschung 1, 2 (2008), S. 44-47.
Geraedts, M. (2006): Qualitätsberichte deutscher Krankenhäuser und Qualitätsvergleiche von Einrichtungen des Gesundheitswesens aus Versichertensicht, in: Böcken et al. (2006), S. 154-170.
Gesundheitsberichterstattung des Bundes (2011): Diagnosedaten der Krankenhäuser ab 2000, in: www.gbe-bund.de (Stand 25.06.2013).
Gorenoi, V./Schönermark, M. P./Hagen, A. (2007): Maßnahmen zur Verbesserung der Compliance bzw. Adherence in der Arzneimitteltherapie mit Hinblick auf den Therapieerfolg, in: http://portal.dimdi.de/de/hta/hta_berichte/hta206_bericht_de.pdf (Stand 20.12.2011).
Haselhoff, V. (2010): Patientenvertrauen in Krankenhäuser. Eine qualitative Analyse zur Bedeutung, Bildung und unterschiedlichen Vertrauensebenen, Diss. Wiesbaden.
Hibbard, J. H./Slovic, P./Jewett, J. J. (1997): Informing consumer decision in health care: implications from decision-making research, in: The Milbank Quarterly 75, 3 (1997), S. 395-414.
Isfort, J./Floer, B./Butzlaff, M. (2004): „Shared Decision Making" – partizipative Entscheidungsfindung auf dem Weg in die Praxis, in: Böcken et al. (2004), S. 88-100.
Jaeger, H./Bovelet, J. (Hrsg.) (2007): Krankenhaus ohne Angst. Befürchtungen, Bedürfnisse und Wünsche von (zukünftigen) Patienten, Angehörigen und Besuchern. Berlin.
Jewett, J. J./Hibbard, J. H. (1996): Comprehension of quality care indicators: differences among privately insured, publicly insured, and unisured, in: Health Care Financing Review 18, 1 (1996), S. 75-94.
Keller, T. (2002): Beziehungsmanagement im Arzt-Patient-Verhältnis. Der Einfluss der Qualität ärztlicher Dienstleistung auf die Patientenbindung. Wiesbaden.
Kettner, M. (Hrsg.) (2009): Wunscherfüllende Medizin. Ärztliche Behandlung im Dienst von Selbstverwirklichung und Lebensplanung. Kultur der Medizin, Bd. 27. Frankfurt/Main, New York.
Kettner, M./Kraska, M. (2009): Kompensation von Arzt-Patient-Asymmetrien im Rahmen einer Theorie kommunikativen Handelns, in: Vollmann et al. (2009), S. 243-259.
Klemperer, D. (2005): Shared Decision Making und Patientenzentrierung – vom Paternalismus zur Partnerschaft in der Medizin. Teil 1: Modelle der Arzt-Patient-Beziehung, in: Balint-Journal 6 (2005), S. 71-79.
Klemperer, D. (2006): Vom Paternalismus zur Partnerschaft. Der Arztberuf im Wandel, in: Pundt (2006), S. 61-75.

Klemperer, D./Rosenwirth, M. (2005): Shared Decision Making: Konzept, Voraussetzungen und politische Implikationen, in: http://www.bertels mann-stiftung.de/cps/rde/xbcr/SID-83453704-580045BA/bst/chartbook _190705_(2._Auflage).pdf (Stand 17.12.2013).

Kranich, C. (2014): Patientenorientierter Umgang mit Beschwerden. Anregungen aus Hamburg, in: Emrich et al. (2014), S. 113-132.

Marstedt, G. (2010): Gesundheitsfragen – Information und Wissen der Bürger, in: Böcken et al. (2010), S. 43-89.

Meusch, A. (2011): Defizite in der Arzneimitteltherapie in Deutschland, in: Implicon plus 4, 2011, www.andreas-meusch.de/resources/implicon_ plus_4_2011.pdf (Stand 06.01.2013).

Müller, D. (2006): Qualitätsberichte: Ziel verfehlt, in: Deutsches Ärzteblatt 103, 8 (2006), S. A444.

Osterloh, F. (2012): Therapietreue. Verweigerer und Kalkulierer, in: Deutsches Ärzteblatt 109, 17 (2012), S. A848-A849.

Paschen, U. (2006): Qualitätsberichte im Netz: Unabhängige Bewertung erforderlich, in: Deutsches Ärzteblatt 103, 17 (2006), S. A1130-1134.

Patientenportal des Bayerischen Staatsministerium für Umwelt und Gesundheit (2012): Vereinbarung über die Einrichtung von Patientenfürsprechern an den Krankenhäusern in Bayern zur Förderung der Kommunikation zwischen Patient und Krankenhaus, in: www.patientenportal.bayern.de/krankenhaus/patientenfuersprecher/index.htm (Stand 02.04.2013).

Pundt, J. (Hrsg.) (2006): Professionalisierung im Gesundheitswesen. Positionen – Potenziale – Perspektiven. Bern.

Rosen, P./Anell, A./Hjortsberg, C. (2001): Patient views on choice and participation in primary health care, in: Health Policy 55 (2001), S. 121-128.

Sachverständigenrat für die Konzertierte Aktion im Gesundheitswesen (2003): Finanzierung, Nutzerorientierung und Qualität. Gutachten 2003. Berlin.

Schaeffer, D. (2006a): Bedarf an Patienteninformationen über das Krankenhaus. Eine Literaturanalyse. Gütersloh.

Schaeffer, D. (2006b): Bewältigung chronischer Erkrankungen. Konsequenzen für die Versorgungsgestaltung und die Pflege, in: Zeitung für Gerontologie und Geriatrie 39 (2006), S. 192-201.

Schaeffer, D./Günnewig, J./Ewers, M. (2003): Versorgung in der letzten Lebensphase. Analyse einzelner Fallverläufe. Bielefeld.

Schäfer, C. (2011): Patientencompliance – Messung, Typologie, Erfolgsfaktoren. Durch verbesserte Therapietreue Effizienzreserven ausschöpfen. Wiesbaden.

Schauffler, H./Mordavsky, J. (2001): Consumer reports in healthcare: do they make a difference?, in: Annual Review of Public Health 22 (2001), S. 69-89.

Schoen, C./Osborn, R./Huynh, P. T./Doty, M./Zapert, K./Peugh, J./Davis, K. (2005): Taking the pulse of health care systems: experiences of patients with health problems in six countries, in: Health Affairs W5 (2005), S. 509-525.

Stock, J./Szecsenyi, J. (2007): Stichwort: Qualitätsindikatoren. Bonn, Frankfurt/Main.

Stroth, S./Post, A./Pfuhl, J./Marstedt, G. (2007): Ratlose Patienten? Gesundheitliche Information und Beratung aus Sicht der Bevölkerung. Bremen.

Suhonen, R./Nenonen, H./Laukka, A./Välimäki, M. (2005): Patients' informational needs and information received do not correspond in hospital, in: Journal of Clinical Nursing 14, 10 (2005), S. 1167-1176.

Vollmann, J./Simon, A./Schildmann, J. (Hrsg.) (2009): Klinische Ethik. Aktuelle Entwicklungen in Theorie und Praxis. Kultur der Medizin, Bd. 29. Frankfurt/Main, New York.

Peter Friemelt

Netzwerke von Patientenfürsprechern
Ein Erfahrungsbericht aus München

1. Einleitung

Im Jahr 2011 feierte die Stadt München ein Jubiläum: In der kommunalen Klinik gab es seit 15 Jahren unabhängige Patientenfürsprecher.[1] Der Bürgermeister lud zum Empfang und wesentliche Vertreter aus der Stadt-, der Landes- und Bundespolitik kamen. Unter ihnen der Patientenbeauftragte der Bundesregierung, die bayerische Patientenbeauftragte sowie der Vorsitzende der bayerischen Krankenhausgesellschaft.

Anfang der 80er Jahre gründeten sich in verschiedenen Städten Gesundheitsläden: Informations- sowie Kommunikationszentren, die sich unter anderem mit der Situation im Studium, der Stärkung von Selbsthilfe und der Bedrohung der Umwelt auseinandersetzten und vielerorts immer noch auseinandersetzen. Zu jener Zeit gab es keine Unabhängige Patientenberatung Deutschland (UPD),[2] keine Landes- oder Bundespatientenbeauftragte und keine Patientenfürsprecher in den Kliniken. Probleme in den Krankenhäusern und den Arzt- sowie Zahnarztpraxen waren häufig zu beobachten. Die Gesundheitsläden, die anfangs ausschließlich ehrenamtlich tätig waren, professionalisierten sich zusehends. Dieses war auch notwendig, denn immer mehr Patienten kamen in die Beratung, um sich über Leistungserbringer oder Kassen zu beschweren oder um sich zu informieren.

Gesundheitsläden schufen bald nach ihrer Gründung die sogenannten Patientenstellen. Viele Mitglieder der Gesundheitsläden waren damals sowie auch heute Mitarbeiter aus Gesundheits- und Sozialberufen. Sie brachten und bringen ihr Wissen in die Beratung ein. Patientenstellen wollten von Anfang an mehr sein als reine Beratungsstellen. Die Erfahrungen aus der Beratung sollten an das System zurückgemeldet, Lösungsvorschläge erarbeitet und Initiativen zur Verbesserung der Lage der Patienten entwickelt werden. Einige Gesundheitsläden konnten Mitte der 80er Jahre mit Hilfe von Mitteln des Arbeitsamtes oder der Kommunen hauptamtliches Personal anstellen, um längere Öffnungszeiten zu gewährleisten. 1989 gründete sich die Bundesarbeitsgemeinschaft der Patientenstellen und damit

---

1 Aufgrund der einfacheren Lesbarkeit wird die männliche Form gewählt, gemeint sind beide Geschlechter.
2 UPD – Unabhängige Patientenberatungsstelle Deutschland (2010).

eine der ersten Organisationen, die sich dezidiert mit dem Thema „Patientenpolitik" beschäftigte. Beratungsstandards, Selbstverständnis, Statuten und Patienten-Informationen waren dabei wichtige Themen.

Im Gesundheitsladen München wurde schnell klar, dass die Betreuung der Ratsuchenden aus den Kliniken nur durch die Patientenstelle eine unzureichende Versorgung darstellt. Daher erschein es sinnvoll, in den Krankenhäusern zusätzliche Beratungsangebote zu etablieren. Naheliegend wäre es gewesen das Landeskrankenhausgesetz zu ändern, um den Einsatz von ehrenamtlich tätigen Patientenfürsprechern in allen bayerischen Kliniken sicherzustellen. Doch 1989 war das Interesse in unserem Bundesland dafür nur unzureichend vorhanden. In anderen Ländern war das anders. So hatte unter anderem das Saarland bereits ein derartiges Gesetz. Aus diesem Grund richtete der Gesundheitsladen sein Engagement zunächst vor allem darauf, alle Münchner Kliniken mit einem Patientenfürsprecher auszustatten. 1994 wurde Dr. med. Hermann Schulte-Sasse Gesundheitsreferent der Stadt München. Als patientenorientierter Politiker signalisierte er dem Gesundheitsladen Unterstützung. Daraufhin wurde ein Stadtratsantrag zur Einrichtung von Patientenfürsprechern formuliert, den die Stadtratsmehrheit einbrachte.

Zur Stärkung der Patienten in den städtischen Kliniken wurde in dem Antrag ein unabhängiger Unterstützer („Patientenfürsprecher") gefordert. Dieser Patientenfürsprecher sollte von einem Auswahlgremium erwählt, geschult und regelmäßig fortgebildet werden. Dem Gesundheitsladen fiel eine wesentliche Rolle bei der Koordination, Aus- und Fortbildung sowie bei der Begleitung der Patientenfürsprecher zu.

2. Implementierung der Patientenfürsprecher

2.1 Aufbau der Arbeit nach dem Stadtratsbeschluss von 1995

Beschluss des Gesundheits- und Krankenhausausschusses vom 09.02.1995:
- Einrichtung einer Stelle für einen ehrenamtlichen Patientenfürsprecher in jedem Krankenhaus
- Auswahl der Bewerber durch ein Berufungsgremium
- Kein Weisungsrecht der Krankenhausleitung
- Erstellung eines jährlichen Rechenschaftsberichts an die Krankenhausleitung, das Qualitätsmanagement und das Gesundheitsreferat
- Beschwerden werden zur systemischen Analyse an das Qualitätsmanagement weitergeleitet
- Die Kosten für die Stelle (Aufwandsentschädigung 7 Std. pro Woche à 20,- DM plus Sachkosten) werden von der Stadt übernommen
- Der Gesundheitsladen München wird beauftragt, die Patientenfürsprecher zu schulen und zu koordinieren

Der Beschluss sieht eine starke Unabhängigkeit der Patientenfürsprecher vor. Einerseits sollte dies erreicht werden durch das fehlende Weisungsrecht der Krankenhausleitung, andererseits durch die enge Bindung an den Gesundheitsladen München e.V. Der Gesundheitsladen hatte ursprünglich eine weitere Möglichkeit angeregt: Die Patientenfürsprecher sollten im Gesundheitsladen angestellt werden. Als Vorbild diente hierbei ein Modell aus Hamburg. Stadtrat und Referent wollten dies allerdings nicht unterstützen.

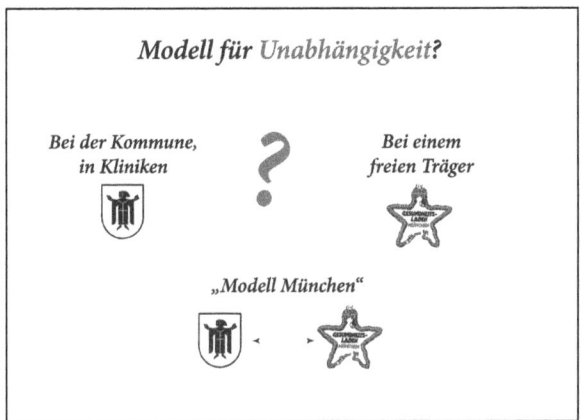

Abb. 1: Möglichkeiten der Anstellung von Patientenfürsprechern

Schulte-Sasse meinte dazu in einem Interview (1995):

„Wir haben uns überlegen müssen, wie wir die Patientenfürsprecher stärken können, wie wir Bedingungen schaffen können, damit ihre Arbeit in den Krankenhäusern möglichst erfolgreich ist. Das Ergebnis dieser Überlegungen war, daß wir mit Konflikten rechnen müssen, wenn Patientenfürsprecher von außen ins Krankenhaus kommen, also bei einem anderen Träger angesiedelt wären. Deshalb war die Konsequenz für uns, daß wir den Patientenfürsprecher in den städtischen Kliniken stärken, wenn wir ihn direkt an das Haus anbinden, d.h. ihm auch einen Vertrag anbieten, der vom Träger und dem Patientenfürsprecher unterzeichnet wird."

Patientenfürsprecher sollen nicht direkt an die Öffentlichkeit gehen, denn:

„Wir wollen mit den Patientenfürsprechern nicht eine Anklageinstanz schaffen, sondern der Patientenfürsprecher soll die Betreuung der Patienten, den Umgang mit den Patienten, die Behandlung der Patienten in den Krankenhäusern dort zu verbessern helfen, wo Defizite sind. Er sollte so etwas wie ein Kummerkasten zwischen den Patienten und den verschiedenen Berufsgruppen im Krankenhaus sein, die mit den Patienten zu tun haben. (…) Ich bin sehr wohl der Meinung, daß Patientenfürsprecher regelmäßig einen Erfahrungsbericht über ihre Arbeit abgeben sollten. Dieser sollte auch den Stadträten zur Kenntnis gegeben werden. Damit ist automatische Öffentlichkeit hergestellt und öffentliche Berichterstattung gewährleistet."

2.2 Anfangsschwierigkeiten

2.2.1 Ausschreibung der Stelle

Auf die Einrichtung einer Patientenfürsprache sowie die Möglichkeit der Bewerbung für eine entsprechende Stelle wurde in der lokalen Presse hingewiesen. Nach dieser Veröffentlichung gingen 120 Bewerbungen ein. Die Bewerber waren überwiegend Personen im Ruhestand mit sozialem Engagement, Männer oder Frauen im Erziehungsurlaub, die eine Nebenbeschäftigung suchten und ehemaliges Krankenhauspersonal. Häufig zeigten aber auch Personen Interesse, die bereits schlechte Erfahrungen mit Krankenhäusern gemacht hatten.

Es wurde ein Berufungsgremium eingerichtet, in dem sich Vertreter des Seniorenbeirats, des Gesundheitsladens, des Gesundheitsreferats sowie der Ärztliche Direktor eines städtischen Krankenhauses zusammenfanden. Es wurde entschieden, für die fünf städtischen Kliniken zehn Patientenfürsprecher auszuwählen, damit jedes städtische Haus über einen Patientenfürsprecher sowie einen Stellvertreter verfügen konnte.

2.2.2 Auswahlkriterien für Bewerber

Folgende Aspekte wurden bei der Auswahl von Bewerbern berücksichtigt:
- Personen mit Lebenserfahrung und emotionalem Einfühlungsvermögen, die auch betriebliche Abläufe kennengelernt haben.
- Kein ehemaliges Krankenhauspersonal – die Erfahrung der Patientenstelle zeigte, dass diese wegen ihrer Nähe zum Krankenhaus von Patienten oft abgelehnt wurden. Heute wird dieses Kriterium flexibler gehandhabt, sofern es sich tatsächlich um ehemalige und nicht um noch aktive Mitarbeiter handelt.
- Keine Personen mit „Helfersyndrom".
- Möglichst Personen mit Beratungserfahrung.
- Keine Personen, die aktuell in Probleme mit einem Krankenhaus verstrickt sind.

Die Fähigkeit aktiv Zuhören zu können, zeichnet einen Patientenfürsprecher in besonderem Maße aus. Ihm sollte die Gratwanderung gelingen, einerseits parteiisch auf Seiten des Patienten zu stehen, anderseits aber die Beschwerden auch realistisch einschätzen zu können, um konstruktiv mit dem Krankenhauspersonal zusammenzuarbeiten.

2.2.3 Gewährleistung der Kooperationsbereitschaft in den Kliniken

Die Patientenfürsprecher waren keine Erfindung der Krankenhäuser. Anfangs gab es teilweise erbitterten Widerstand gegen die Implementierung dieses Amtes. Hier waren immer wieder Gespräche nötig. Den Klinikleitungen wurden die Vorzüge der Patientenfürsprecher z.b. auch als Marketingvorteil aufgezeigt. Im Lauf der Zeit erkannten jedoch viele Klinikmitarbeiter, dass ein großer Teil an strukturellen Änderungen nur mit Hilfe der Patientenfürsprecher erfolgen kann. So werden Patientenfürsprecher unter anderem als Verbündete wahrgenommen, um noch stärkerem Personalabbau oder weiter ansteigenden Arbeitsbelastungen begegnen zu können.[3]

2.2.4 Räume, Ansprechpartner, Werbung

Ein wesentliches Grundelement für eine erfolgreiche Arbeit der Patientenfürsprecher sind gut erreichbare, zentrale Räume. In einigen Häusern gelang dies von Anfang an, in anderen Einrichtungen erscheint dies aber nach wie vor als schwer zu lösendes Problem. Wichtig ist aber auch die klinikinterne Vernetzung der Fürsprecher. Da die Anfragen sehr unterschiedlich sind, benötigt ein Patientenfürsprecher in der Regel mehr als nur eine Kontaktperson. Auf jeden Fall benötigt er einen Ansprechpartner für medizinische Themen und jemanden, der ihn bei Verwaltungsangelegenheiten unterstützt. In den Anfangszeiten waren die Kontaktpersonen nicht überall und kontinuierlich vorhanden, die Strukturen verbesserten sich aber sukzessive. Ebenso zentral ist natürlich auch ein guter und regelmäßiger Kontakt zur Klinikleitung.

Lange Zeit war das Thema Werbung ein Problem. Neben der Öffentlichkeitsarbeit in Medien und außerhalb der Klinik ist es wichtig, dass sich die Fürsprecher unter anderem auch in Form eines Flyers den Patienten vorstellen. Auch hier sollte die Kooperation mit der Klinik funktionieren. Für Werbezwecke wurde ein Faltblatt durch die Münchner Patientenfürsprecher erstellt, welches folgende Botschaften enthält:

„Wir sind für Sie da,
… wenn Sie ein Problem auf der Station haben
… wenn Sie sich aussprechen wollen
… wenn Sie sich beschweren wollen (z.B. über Behandlung, Personal)
… wenn Sie sich über Ihre Rechte als Patient/Patientin im Unklaren sind
… wenn Sie Wünsche und Verbesserungsvorschläge haben
… wenn Sie Lob und Anerkennung weitergeben wollen
… auch wenn Sie das Krankenhaus bereits verlassen haben."[4]

---

3 Zur Ökonomisierung des Klinikalltags siehe auch Emrich et al. (2011).
4 Quelle: Faltblatt der Münchner Patientenfürsprecher (2003).

3. Unterstützungselemente für die Arbeit der Patientenfürsprecher

3.1 Curriculum für eine sinnvolle Einführung in die Tätigkeitsfelder

Patientenfürsprecher fallen nicht vom Himmel, ähnlich wie bei den Patientenberatern gibt es keine Berufsausbildung für diese Aufgabe. So musste zunächst ein Curriculum entwickelt werden, das Erfahrungen aus der Patientenberatung reflektierte, spezifische Informationen aus dem Klinikalltag, aber auch Qualitätssicherung der Arbeit vermittelte. Vor der Aufnahme ihrer Tätigkeit erhielten die Patientenfürsprecher Fortbildungen über ihren zukünftigen Aufgabenbereich.[5] Sie umfassten folgende Themengebiete:

- Aufgaben, Organisation, Rahmenbedingungen
- Erfahrungen aus anderen Ländern
- Aktivitäten der städtischen Häuser zur Verbesserung der patientenorientierten Versorgungsqualität (unter anderem Bill of Rights, Qualitätsmanagement-Projekt „Vertrauen durch Qualität", Patientenbefragung)
- Struktur und Aufgaben des Sozialdienstes in den städtischen Krankenhäusern
- Umgang mit der Dokumentation
- Darstellung der aktuellen Situation der Städtischen Klinikum München GmbH und Konsequenzen für die Arbeit der Patientenfürsprecher
- Erfahrungen der Patientenstelle im Gesundheitsladen
- Allgemeine gesetzliche Grundlagen der Arzt-Patient-Beziehung
- Rechte und Pflichten aus dem Behandlungsvertrag
- Grundsätzliches zu Behandlungsfehlern und Hinweise über das rechtliche Vorgehen
- Grundlagen der Beratung und Gesprächsführung

3.2 Regelmäßige Arbeitsgruppen-Treffen

Die Patientenfürsprecher treffen sich nach Abschluss der Fortbildung einmal im Monat im Gesundheitsladen, der nun zusammen mit dem Gesundheitsreferat die Patientenfürsprecher koordiniert, betreut und für Fortbildung und Supervision sorgt. Diese monatlichen Treffen befriedigen das Bedürfnis der Patientenfürsprecher nach Kommunikation, Austausch, Fortbildung, Information und Absprache. Die regelmäßig stattfindenden Zusammenkünfte offenbarten typische Schwierigkeiten in der Anfangsphase dieser ehrenamtlichen Tätigkeit. So konnten sich viele Patientenfürsprecher nur sehr schwer in die Strukturen eines Krankenhauses einfinden. Oft waren sie auch nur bedingt geeignet zur Ausübung des Amtes oder mussten feststellen, dass sich nicht alle Krankenhäuser kooperativ zeigten –

---

5 Vgl. Förster/Kranich (1993), S. 96.

dies äußerte sich vor allem in unpassenden Räumlichkeiten oder fehlender Werbung. Mitunter kam es auch vor, dass sich Spannungen zwischen einzelnen Teilnehmern auf die Stimmung innerhalb der Arbeitsgruppe auswirkten und diese negativ beeinflussten.

3.3 Supervision

Die beschriebenen monatlichen Treffen lassen oft nur wenig Zeit für intensive Fallbesprechungen mit z.B. Rollenspielen. Seit 2001 erhalten die Patientenfürsprecher regelmäßig Supervision, was von den Teilnehmenden als äußerst hilfreich angesehen wird. In der Supervision werden besonders komplizierte Beratungskonstellationen und das Selbstverständnis der Patientenfürsprecher thematisiert. Die monatlichen Treffen etablieren sich zusehends, nicht zuletzt aufgrund einer gelungenen Kombination aus vielen erfahrenen und einigen neuen und weniger erfahrenen Patientenfürsprechern. Auch eine ständige Vertreterin des Stadtklinikums nimmt regelmäßig an den Treffen teil und bringt zusätzliche Anregungen mit ein. Ein jährlicher Betriebsausflug ist zentraler Bestandteil der Gruppenarbeit, fördert den Zusammenhalt und wirkt sich stabilisierend auf die Teamarbeit aus.

3.4 Zentraler Ansprechpartner

Die städtischen Kliniken haben im Jahr 2005 den Wandel zur Städtischen Klinikum München GmbH vollzogen. Vorher gab es fünf eigenständige Kliniken mit jeweils verschiedenen Leitungen. Für die Patientenfürsprecher hat diese Änderung vor allem den Vorteil, dass es nun nur noch eine zentrale Ansprechperson in der Geschäftsleitung gibt, die für alle in den einzelnen Kliniken nicht lösbaren Probleme zuständig ist. Wie bereits beschrieben, wurden wechselnde oder gar nicht vorhandene Ansprechpartner innerhalb der einzelnen Häuser anfangs als großer Mangel erlebt. In der Konsolidierungsphase gelang es zunehmend diese Situation in den Griff zu bekommen.

3.5 Kontakt zum Stadtrat

Etabliert werden konnten auch regelmäßige Treffen zwischen Vertretern der Stadtratsfraktionen und den Patientenfürsprechern, welche in erster Linie dem gegenseitigen Austausch dienen. Da die Stadträte meist auch Mitglieder des Aufsichtsrats der Klinik sind, können in diesem Rahmen auch besonders hartnäckige Probleme angesprochen werden.

3.6 Statistik

Seit Tätigkeitsaufnahme der Patientenfürsprecher wird ein ständig fortentwickelter Statistikbogen benutzt, der am Jahresende ausgewertet wird. Der jährliche Bericht beinhaltet neben diesen statistischen Grundlagen auch einige Fallbeispiele und wird im Stadtrat stets rege diskutiert. Im Jahr 2011 konnte eine große öffentliche Wirkung erzielt werden: Alle Münchner Zeitungen berichteten intensiv über die Arbeit der Patientenfürsprecher, wie in Abbildung 2[6] beispielhaft dargestellt.

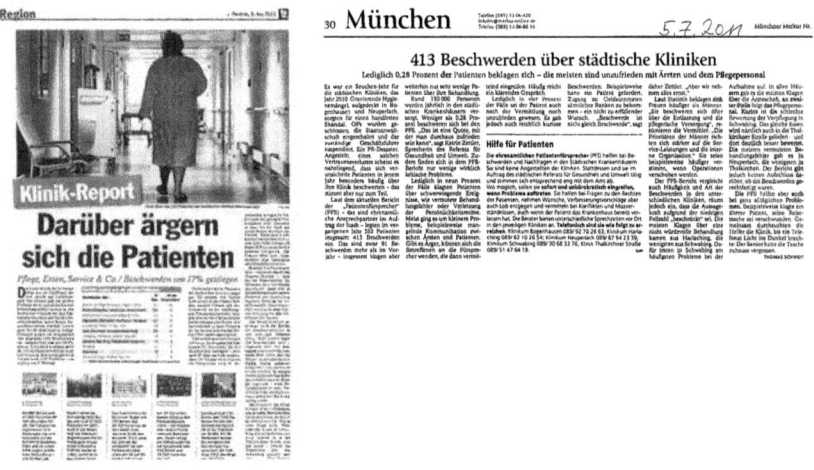

Abb. 2: Zeitungsberichte über die Arbeit der Patientenfürsprecher

Abbildung 3 listet die häufigsten, bei den Münchner Patientenfürsprechern im Jahr 2010 eingegangenen Beschwerden nach Kategorien auf und bringt sie in eine absteigende Reihenfolge. Die Breite des Spektrums ist schon auf den ersten Blick gut ersichtlich – die mit Abstand meisten Probleme treten bei der medizinisch-pflegerischen Versorgung und der Informationsübermittlung bzw. der Kommunikation auf.

---

6   Alle nun folgenden Abbildungen sind nachzulesen in: Referat für Gesundheit und Umwelt (2011).

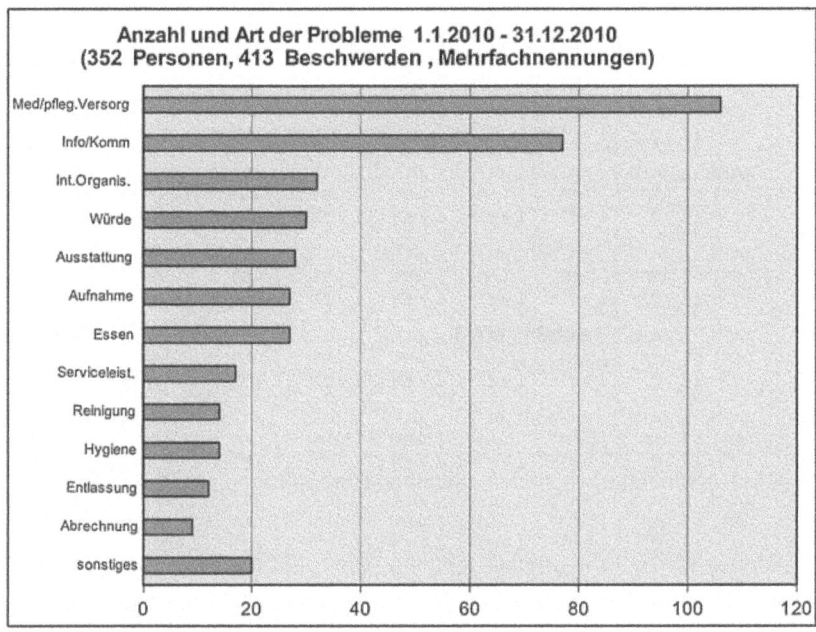

Abb. 3: Beschwerdekategorien

Betrachtet man einen größeren Zeitraum, so fällt auf, dass sich die Beschwerdethemen über die Jahre hinweg kaum unterscheiden. Dies war in 2011 Anlass für eine Kritik an den städtischen Kliniken – diese mussten sich mangelnde Problemlösungskompetenzen vorwerfen lassen.

Wie Abbildung 4 zeigt, äußern Patienten allerdings nicht nur Beschwerden, sondern auch Lob. Im Jahr 2010 wurden die Pflegenden, dicht gefolgt von der Ärzteschaft, am häufigsten gelobt. Allerdings wurden diese beiden Berufsgruppen auch mit den meisten Beschwerden bedacht, was allerdings nicht weiter verwunderlich scheint, da die medizinisch-pflegerische Versorgung sicherlich den Hauptauftrag einer Klinik markiert. Eine nennenswerte Anzahl von Beschwerden wurde auch über die Verwaltung, den Verpflegungsdienst und die Reinigung geäußert.

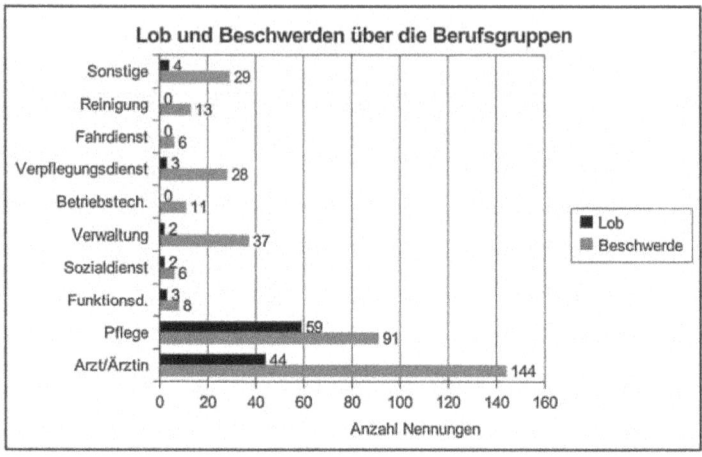

Abb. 4: Rückmeldungen zu den einzelnen Berufsgruppen in 2010

Die Verweildauer in deutschen Kliniken sinkt, die Patienten verlassen das jeweilige Krankenhaus immer früher. Anhand der statistischen Daten wird ersichtlich, ob sich dieses Phänomen auf die Kontaktaufnahme auswirkt. Ein derartiger Trend lässt sich mit den vorliegenden Daten jedoch nicht erkennen. Abbildung 5 zeigt, welche Möglichkeiten die Patienten nutzen, um mit dem Fürsprecher in Kontakt zu treten. Schriftliche Stellungnahmen scheinen über die Jahre hinweg leicht zuzunehmen, während vor allem der telefonische Kontakt etwas abnimmt.

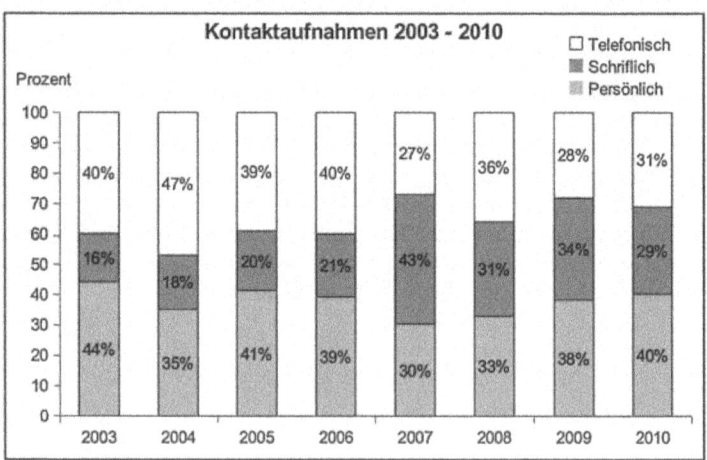

Abb. 5: Möglichkeiten der Kontaktaufnahme und ihre Verteilung

Ein Blick auf die geschlechtsspezifischen Daten zeigt, dass sich Frauen mit einem Anteil von 55% insgesamt häufiger beschweren. (Die Gesamtverteilung von männlichen und weiblichen Patienten in den städtischen Kliniken München beträgt 49,1% zu 50,9%). Zudem beschweren sich Frauen zu ganz bestimmten Themen deutlich häufiger als Männer, äußern sich allerdings auch häufiger positiv. So äußerten sich in 2010 nur 14 Männer positiv, während 25 Frauen lobende Worte fanden. Wie in Abbildung 6 dargestellt, beschweren sich Frauen öfter über die Entlassung und die medizinisch-pflegerische Versorgung. Die Prioritäten der Männer richten sich dagegen stärker auf die Serviceleistungen und die interne Organisation. Sie sind z.B. eher ungehalten, wenn Operationen verschoben werden. Da auf den Rückmeldekarten der Patientenfürsprecher keine Geschlechtsangaben vermerkt sind, fehlen in 13% der Meldungen die Informationen bezüglich der Geschlechterverteilung.

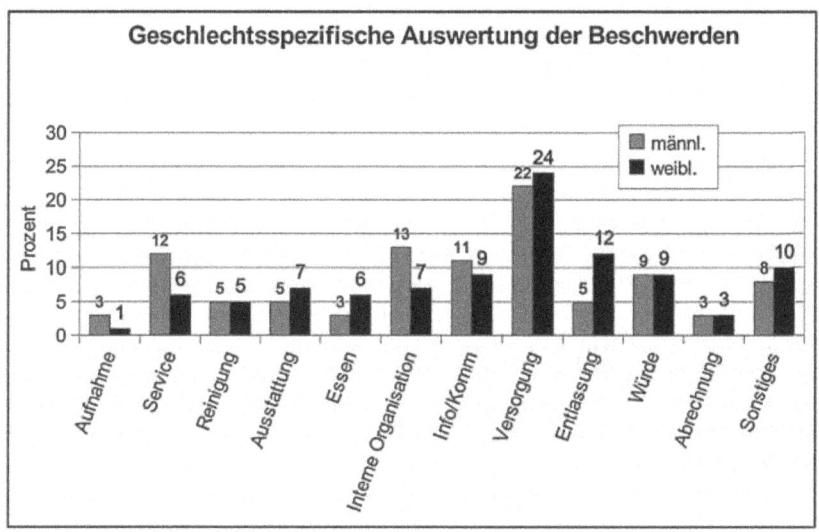

Abb. 6: Beschwerdekategorien unterschieden nach Geschlecht

Die vorgestellten statistischen Daten zeigen ansatzweise das Themenspektrum, in dem sich die Arbeit der Patientenfürsprecher bewegt. Die Diskussionen im Stadtrat und die Berichte in der Presse zeigen die Relevanz eines solchen Angebots.

4. Initiative zur Stärkung von Patientenrechten

Am 05.07.2007 beschloss der Stadtrat auf Antrag der Stadtratsfraktion Bündnis 90/Die Grünen/Rosa Liste eine Stärkung der Patientenrechte in der Städtischen Klinikum München GmbH. Dadurch sollte die Position der Patienten generell, aber insbesondere bei den wichtigen anstehenden Entscheidungen zur Funktions-, Prozess- und Strukturoptimierung im Klinikum größere Beachtung finden. Der Stadtrat befürwortete die Gründung einer ständigen Arbeitsgruppe aus den Reihen der Patientenfürsprecher und des Gesundheitsladens und regte regelmäßige Treffen mit der Geschäftsführung der Städtischen Kliniken München GmbH an. Diese Treffen finden seit dem Jahr 2008 vierteljährlich statt. Bisher wurden im Wesentlichen folgende Themen besprochen:

- Immer weniger Pflegepersonal führt zu mehr Beschwerden
- Wirtschaftsplan der Städtischen Kliniken München
- Zukunft der Städtisches Klinikum München GmbH – hier geht es vor allem um die erheblichen Umbau- und Umstrukturierungsmaßnahmen

Bisher zeigte sich, dass Anregungen aus dieser Gruppe schnell umgesetzt werden, solange sie nicht kostenintensiv sind.

5. Ausblick

Die Jubiläumsveranstaltung, von der eingangs berichtet wurde, fand im November 2011 statt. Der bayerische Gesundheitsminister Huber und die Patientenbeauftragte Frau Dr. Hartl wollen unabhängige Patientenfürsprecher in allen bayerischen Kliniken etablieren. Dazu wurde mit der Bayerischen Krankenhausgesellschaft ein freiwilliges Kooperationsmodell entwickelt.[7] Die ursprünglich geforderte Änderung des Krankenhausgesetzes wurde damit zunächst vertagt. So bleibt offen, wer Anstellungsträger der Patientenfürsprecher werden wird.[8] Aber immerhin: Ein kleiner Erfolg für mehr Patientenunterstützung!

---

7 Weitere Zielvereinbarungen sind nachzulesen unter: Bayerisches Staatsministerium für Umwelt und Gesundheit/Bayerische Krankenhausgesellschaft (2012a) und Bayerisches Staatsministerium für Umwelt und Gesundheit/Bayerische Krankenhausgesellschaft (2012b).
8 Siehe ferner auch Referat für Gesundheit und Umwelt (2012).

Literatur

Bayerisches Staatsministerium für Umwelt und Gesundheit/Bayerische Krankenhausgesellschaft (2012a): Vereinbarung über die Einrichtung von Patientenfürsprechern an den Krankenhäusern in Bayern zur Förderung der Kommunikation zwischen Patient und Krankenhaus, in: http://www.patientenportal.bayern.de/krankenhaus/patientenfuersprech er/doc/vereinbarung.pdf (Stand 15.08.2013).

Bayerisches Staatsministerium für Umwelt und Gesundheit/Bayerische Krankenhausgesellschaft (2012b): Handlungsempfehlungen zur Anleitung und Unterstützung von Krankenhäusern bei der Einrichtung von Patientenfürsprechern, in: http://www.patientenportal.bayern.de/kran kenhaus/patientenfuersprecher/doc/handlungsempfehlung.pdf (Stand 16.08.2013).

Emrich, I./Fröhlich-Güzelsoy, L./Friedrich, B./Bruns, F./Frewer, A. (2011): Ökonomisierung im Klinikalltag. Engpässe bei der stationären Versorgung aus Patientensicht, in: Frewer et al. (2011), S. 125-140.

Förster, P./Kranich, C. (1993): Wir fordern Patientenfürsprecherinnen oder „Patientenvertrauenspersonen" an jedem Krankenhaus!, in: Kranich/ Müller (1993), S. 96-97.

Frewer, A./Bruns, F./Rascher, W. (Hrsg.) (2011): Gesundheit, Empathie und Ökonomie. Kostbare Werte in der Medizin. Jahrbuch Ethik in der Klinik (JEK), Bd. 4. Würzburg.

Kranich, C./Müller, C. (1993): Der mündige Patient – eine Illusion? Orientierung und Unterstützung im Gesundheitswesen. Frankfurt/Main.

Referat für Gesundheit und Umwelt (2012): 15. Bericht über die Arbeit der Patientenfürsprecherinnen/Patientenfürsprecher in den Krankenhäusern der Städtisches Klinikum München GmbH, in: http://www.ris-muenchen.de/RII2/RII/DOK/SITZUNGSVORLAGE/2685389.pdf (Stand 05.08.2013).

Referat für Gesundheit und Umwelt (2011): 14. Bericht über die Arbeit der Patientenfürsprecherinnen/Patientenfürsprecher in den Krankenhäusern der Städtisches Klinikum München GmbH, in: http://www.ris-muenchen.de/RII2/RII/DOK/SITZUNGSVORLAGE/2369931.pdf (Stand 15.08.2013).

UPD – Unabhängige Patientenberatungsstelle Deutschland (2010): UPD-Handbuch zur Modellprojektphase 2006-2010, in: http://www.unabha engige-patientenberatung.de/upd-handbuch-vorwort.html (Stand 10.12.2013).

Christine Ritter, Erika Sturm

Ehrenamtlicher Einsatz für den Patienten
Erfahrungsbericht zweier Patientenfürsprecherinnen

1. Einleitung

Patientenfürsprecher sind seit 1996 an den fünf städtischen Kliniken in München im Einsatz. Nach einem Beschluss des Gesundheitsausschusses vom 09.02.1995 wurden zehn Stellen – für jedes Haus zwei – eingerichtet. Seit den Anfangszeiten hat sich viel geändert rund um die Tätigkeit, die Anerkennung bei Patienten, bei der Eingliederung in die einzelnen Häuser und nicht zuletzt im Gesundheitswesen. Im Jahr 2011 konnten die Münchner Patientenfürsprecher ihr 15-jähriges Jubiläum feiern. Als mittlerweile gut integriertes System profitieren die Vertreter der Patientenfürsprache von einer guten Zusammenarbeit in den einzelnen Häusern und genießen eine breite Akzeptanz in ihrem Arbeitsumfeld.

1.1 Einbettung der Patientenfürsprecherinnen und Patientenfürsprecher

Die gleichberechtigten Vertreter, die sich die Sprechzeiten über die 52 Wochen im Jahr aufteilen, arbeiten ehrenamtlich und bekommen für ihre Tätigkeiten eine Aufwandsentschädigung. Die Auswahl der Patientenfürsprecher erfolgt durch ein Gremium – im Fall der städtischen Kliniken in München durch einen Vertreter des Gesundheitsladens, der die Patientenfürsprecherinnen und Patientenfürsprecher auch in ihrer Arbeit unterstützt – und einem Vertreter aus dem Referat für Gesundheit und Umwelt (RGU). Die Klinikleitung der einzelnen Häuser wird von der Wahl in Kenntnis gesetzt und um ihr Einverständnis gebeten, hat jedoch keine Entscheidungsbefugnis. Bei berechtigten Ablehnungsgründen werden die Bedenken allerdings berücksichtigt. Der Bestellungszeitraum beträgt zwei Jahre mit Option auf Verlängerung.

Patientenfürsprecher sind keine Angestellten des jeweiligen Hauses, sondern bei der Landeshauptstadt München, im Referat für Gesundheit und Umwelt angesiedelt und erhalten von dort eine Bestellungsurkunde. Ihre Arbeit ist von Weisungen des Krankenhauses unabhängig, sie sind auch gegenüber den Mitarbeitern nicht weisungsbefugt. Dadurch unterscheiden sich die Arbeitsabläufe und Vorgehensweisen auch entscheidend vom krankenhausinternen Beschwerdemanagement,[1] das an vorgegebene Dienstwege gebunden ist und bei Problemen die Hierarchiestrukturen beachten und die Belange des Krankenhauses mit einbeziehen muss.

Die Stadt München sichert den ehrenamtlich Bestellten einen monatlichen Austausch zu und gibt ihnen auch die Möglichkeit, an regelmäßigen Supervisionen teilzunehmen. Diese Treffen werden von einem Vertreter des Gesundheitsladens betreut und einem Vertreter des RGU begleitet. Die Patientenfürsprecher haben dabei die Möglichkeit, sich über wichtige Neuigkeiten im Gesundheitswesen zu informieren, sich über besondere Geschehnisse und neue Fälle zu besprechen. Durch den stets aktuellen Informationsaustausch, die angebotenen Fortbildungen und Präsentationen sowie durch Intervision bei besonders problematischen Fällen werden die Qualität der Arbeit und die Souveränität der einzelnen Vertreter gewährleistet.[2] Vier Mal im Jahr finden Supervisionen statt, um schwerwiegenderen Fällen ein Forum zu geben und die ehrenamtlich Tätigen bei Hindernissen zu unterstützen. Da es Fälle geben kann, die die einzelnen Vertreter der Patientenfürsprache mit einem hohen emotionalen Aufbau oder ethisch schwer lösbaren Thematiken in Berührung bringen, ist diese Möglichkeit der Be- und Verarbeitung wichtig und ermöglicht eine Sicherung der eigenen Ressourcen und eine produktive Bearbeitung der Fälle.

Ebenfalls ein vom Stadtrat beschlossenes Gremium ist der Arbeitskreis „Patientenrechte stärken", in dem sich der Leiter des Gesundheitsladens, eine Vertreterin des Referats für Gesundheit und Umwelt, eine Vertreterin oder ein Vertreter der Patientenfürsprecher jeder Klinik und die Geschäftsführung der Städtischen Kliniken München GmbH treffen, um grundlegende Angelegenheiten zu diskutieren und eventuelle Änderungen auf den Weg zu bringen. Dadurch soll die Position der Patienten generell, aber insbesondere auch wichtige Entscheidungen zur Funktions-, Prozess- und Strukturoptimierung im Klinikum größere Beachtung finden. Themen sind z.B.:

- Umweltmanagement
- Versorgung von Demenzkranken
- Umgang mit psychisch kranken Patientinnen und Patienten
- Patientenrechtegesetz
- Patientenmappen
- Abschiedsräume

In den einzelnen Häusern sind die Patientenfürsprecherinnen und Patientenfürsprecher an regelmäßigen Terminen mit dem Beschwerdemanagement und der Leitung des Pflege- und Service-Managements beteiligt. Diese dienen zur regelmäßigen Bearbeitung der aktuellen Schwerpunktthemen und

---

1 Zur Unterscheidung von Beschwerdemanagement und Patientenfürsprache siehe auch Emrich et al. (2011), S. 128.
2 Die besondere Bedeutung der Fortbildungsmaßnahmen betonen auch Förster/Kranich (1993), S. 97 und Fröhlich-Güzelsoy/Emrich (2013).

zum Informationsaustausch über in die Wege geleitete Verbesserungsmaßnahmen.

Die jeweiligen Vertreter der Patientenfürsprache stellen sich in regelmäßigen Abständen im Rahmen der Pflegekonferenz den leitenden Mitarbeitern aus der Pflege und bei einem „Jour Fix" den Chefärzten vor. Dazu kommen die sehr wichtigen „Tür und Angel-Gespräche", die den Kontakt zu Mitarbeitern im Haus stetig aufrechterhalten und für die Alltagsarbeit sehr wertvoll sind.

Je ein Vertreter der Patientenfürsprache arbeitet aktiv bei dem im Haus ansässigen Ethikkomitee[3] mit. Das Klinische Ethikkomitee ist interdisziplinär zusammengesetzt und besteht aus Vertretern der Ärzteschaft, der Pflege, der Patientenfürsprache und der kirchlichen Seelsorge. Hauptaufgabenbereich des Ethikkomitees ist die Sensibilisierung für Themen ärztlicher und pflegerischer Ethik im Haus, die Ethikberatung und die Fortbildung in ethischen Fragen. Es tritt dafür ein, dass im Rahmen ärztlichen und pflegerischen Entscheidens und Handelns ethische Werte im Vordergrund stehen und fördert den ethisch verantwortlichen Umgang der Mitarbeiter mit den Patientinnen und Patienten und deren Angehörigen. In den Häusern kann ein ethisches Konsil beantragt werden, in dessen Verlauf eine moderierte Auseinandersetzung und Klärung bei ethischen Problemen und Konflikten durch Mitglieder des Komitees stattfindet. So wird das Ethikkomitee zum Beispiel gerufen, wenn es um Themen rund um einen Schwangerschaftsabbruch geht oder bei Differenzen und Schwierigkeiten bezüglich der klaren Deutung des Patientenwillens am Lebensende. Das Ethikkomitee trifft sich regelmäßig, nimmt an Fortbildungen teil und organisiert Veranstaltungen, wie zum Beispiel den Ethiktag der städtischen Kliniken. Einzelne Vertreter der Patientenfürsprache im Münchner Modell haben zudem in den letzten Jahren an besonderen Veranstaltungen und Fortbildungen wie dem Qualitätsforum oder der Gesundheitskonferenz in München teilgenommen.

Einmal jährlich organisiert der Patientenbeauftragte der Bundesregierung in Berlin einen Tag der Patientenfürsprache mit wechselnden Themen, mit Referaten und der Möglichkeit zu offenen Diskussionen und einem ortsübergreifenden Austausch. Für viele Patientenfürsprecher ist dies eine gute Gelegenheit über das eigene Haus hinauszuschauen und sich über wichtige Themen wie das neue Patientenrechtegesetz[4] zu informieren. Einzelne Vertreter der Patientenfürsprecherinnen und Patientenfürsprecher aus Bayern, darunter auch die Vertreter der städtischen Kliniken München, wurden 2010 zum Amtsantritt des neuen bayerischen Gesundheitsministers geladen, um eine Einschätzung über die Situation für die Patientinnen und Patienten der bayerischen Kliniken zu geben.

---

3 Vertiefende Informationen zu Klinischen Ethikkomitees können nachgelesen werden bei Frewer et al. (2008) und Frewer et al. (2012).
4 Siehe auch das Gesetz im Anhang des vorliegenden Bandes.

1.2 Arbeit vor Ort

Die Patienten und deren Angehörige können auf verschiedenste Art und Weise mit uns Kontakt aufnehmen. Die Kliniken der Stadt München stellen entsprechende Räumlichkeiten mit Telefon, Internetanschluss sowie Briefkästen zur Verfügung, die im Rahmen der Sprechstunden und zu Gesprächen mit Patienten und deren Angehörigen genutzt werden können. Zweimal in der Woche sind die ehrenamtlich tätigen Fürsprecher zu festen Sprechzeiten vor Ort. Diese Sprechzeiten werden das ganze Jahr über angeboten, auch während der Ferienzeiten. Nur an den gesetzlichen Feiertagen finden keine Sprechstunden statt. Weiterhin können sich hilfesuchende Patientinnen und Patienten über E-Mail, über sog. „Rückmeldekarten", die in den Krankenhausbroschüren und auf Station verteilt werden, und telefonisch melden.

2. Dokumentation der Fälle

Um die Problemfelder nachhaltig zu bearbeiten und eine Vergleichbarkeit zu ermöglichen, dokumentieren die Patientenfürsprecherinnen und Patientenfürsprecher der städtischen Häuser jeden einzelnen Beratungsfall sorgfältig. Die darin enthaltenen Informationen werden für den jährlichen Bericht an die einzelnen Häuser sowie für einen Bericht an den Stadtrat verwendet. Die Dokumentation erfolgt einheitlich und nimmt verschiedene Faktoren auf:

- personenbezogene Daten (Geschlecht, Alter, Nationalität)
- Grund des Kontakts
- beteiligte Personengruppen
- bei Lob und Beschwerden: Kategorien zur betreffenden Thematik
- bei Beschwerden: verschiedene Eskalationsstufen
- Verlauf und Bearbeitung des Falles zur internen Arbeitssicherung

Es gibt vier Eskalationsstufen, die analog zum hauseigenen Beschwerdemanagement[5] gedeutet werden. Sie reichen von Eskalationsstufe A (von Patienten vermutete Pflege- oder Behandlungsfehler, Organisationsverschulden, Verlust oder Diebstahl von Privateigentum, Verletzung der Persönlichkeitsrechte) über Eskalationsstufe B (Beschwerden, bei unzureichender Erfüllung von Basisleistungen) zu Eskalationsstufe C (Enttäuschung des Patienten, da subjektiv erwartete Wunsch- oder Begeisterungsleistungen fehlen) und letztlich Eskalationsstufe D (nachweislich nicht begründete, nicht nachvollziehbare Rückmeldungen). Die überwiegende Anzahl der Beschwerden können Stufe B zugeordnet werden. Wie Abbildung 1 zeigt, waren dies im Jahr 2010 etwa 84% aller Fälle.

---

5 Zur Bedeutung des Beschwerdemanagements siehe Barlow/Moller (1996).

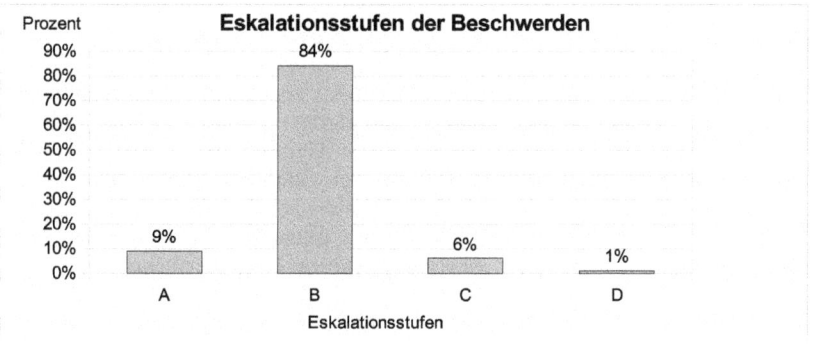

Abb. 1: Verteilung der Eskalationsstufen im Jahr 2010

Die Statistiken erlauben eine über die Jahre kontinuierliche Beobachtung, auch in wie weit Verbesserungsmaßnahmen bei den Patienten spürbar ankommen. Die folgende Graphik zeigt den Trend in den Jahren von 2001 bis 2010.

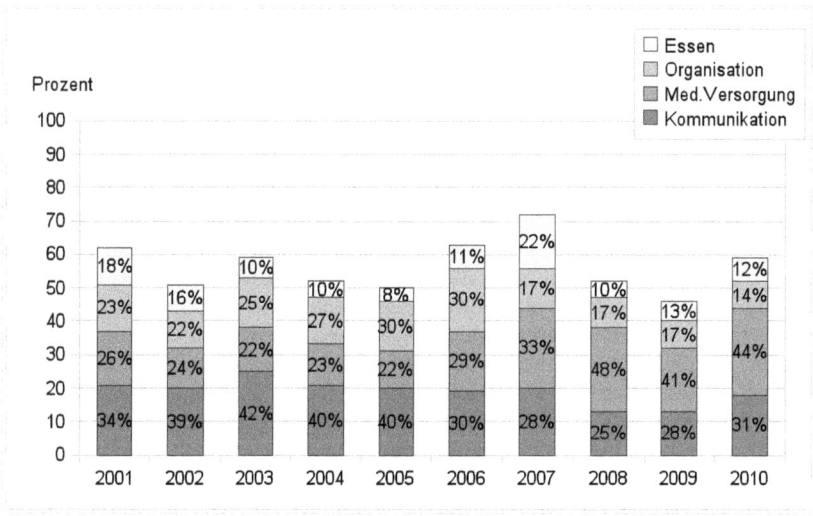

Abb. 2: Aufgliederung der häufigsten Probleme in den Jahren 2001-2010

Die Bandbreite der Fälle geht von unkompliziert zu schwerwiegend, von geringfügig nötiger Unterstützung bis zu großen strukturellen Problemen, von geringem Leidensdruck bis hin zu extrem hoher Belastung. Es kommt auch vor, dass eine Patientin oder ein Patient zu uns in die Sprechstunde kommt, um den guten Umgangston im ganzen Haus zu loben und die Freundlichkeit der Mitarbeiter anzuerkennen. Gelobt wird neben dem netten Umgangston vor allem die Fürsorge auf den Stationen, die Notaufnahme, Bereiche wie die Bibliothek oder ein spezieller, von Patienten mitgestalteter Gang. Oft gibt es anerkennende Worte für einzelne Mitarbeiter aus dem Haus, mitunter wird aber auch eine ganze Station lobend erwähnt.

Relativ selten sind Anfragen rund um Patientenverfügung, Vollmacht und Betreuung. Andere rechtliche Beratungen, vor allem bezüglich der Kostenabrechnung, kommen häufiger vor. Hierbei gibt es sowohl Anfragen von privat als auch von gesetzlich versicherten Patienten. Bei den gesetzlich Versicherten mehren sich Fragen über Zuzahlungen und Kosten bei Wahlleistungen. Bei den privat Versicherten sind verspätete Abrechnungen ein großes Thema. Diese Fälle werden aufgrund des rechtlichen Hintergrunds oft in enger Zusammenarbeit mit dem Gesundheitsladen bearbeitet.

Einen deutlichen Teil unserer Arbeit nimmt die Entgegennahme von Anregungen und Verbesserungsvorschlägen ein. In diesen Bereich fallen die Überlegungen und Wünsche der Patienten bezüglich der Einrichtung, der Gestaltung von Arbeitsabläufen, des Essens und der Versorgung mit den unterschiedlichsten Medien. Ursprung für Anregungen sind oft aber auch Umstände, die als sichtbares Zeichen von grundlegenden strukturellen Problemen gesehen werden müssen. Viele Verbesserungsvorschläge entstehen aus der Sorge „wenn es mir mal nicht mehr so gut geht…". Die Belastung des Pflegepersonals wird von vielen Patienten und deren Angehörigen als extrem hoch angesehen.[6] Trotzdem bestehen häufig berechtigte Wünsche nach pflegerischer Unterstützung, die sich durch den Zeitdruck kaum verwirklichen lassen. Diese Sorgen hinterlassen bei den Betroffenen oft große Unsicherheiten. Das Thema „Älter werden" spielt dabei eine immer wichtigere Rolle und auch die Verunsicherung um Einbußen der eigenen Beweglichkeit und Wahrnehmung wird zunehmend thematisiert.

Ordnet man die Patienten in zwei Gruppen, so werden die unterschiedlichen Bedürfnisse deutlich: Bei der Patientengruppe mittleren Alters kommt die wirtschaftliche Ausrichtung der Häuser an. Sie betrachten ihren Aufenthalt in einem Klinikum durchaus als Entgegennahme einer Dienstleistung. Es gibt konkrete Vorstellungen bezüglich der Einrichtung und Ausstattung, der Qualität und Menge des Essens, der Hygiene und was pflegerische und ärztliche Versorgung beinhalten sollten. So kommt es zu Beschwerden über zu wenig Marmelade und über ungesunde weiße Brötchen, aber auch Wünsche nach Beachtung der unterschiedlichen Ernährungsgewohnheiten und zu einer freundlicheren Ausstattung der Zimmer

---

6 Zum gleichen Ergebnis kommt auch die von Studie Jaeger/Bovelet (2007), S. 21.

werden geäußert. Schaut man speziell auf die älteren Patientinnen und Patienten, oder diejenigen mit schweren Erkrankungen, einer Einschränkung in der Beweglichkeit oder Wahrnehmung, so sind die Bedürfnisse oft anders gelagert. Der Heilungsprozess dauert meist länger und die Sorge der schwindenden Selbständigkeit bzw. des „Ausgeliefertseins" steht im Vordergrund. Der Wunsch nach mehr Aufmerksamkeit und Unterstützung wird deutlicher. Hier sind es meist die Angehörigen, die sich an die ehrenamtlich tätigen Patientenfürsprecher wenden. Oft sind es aber auch andere Patienten, die auf die Situation ihrer Bettnachbarn aufmerksam machen wollen. Man hat das Gefühl, es geht ihnen dabei einerseits um die Situation des anderen, andererseits aber auch um die eigene Vorsorge, wenn es ihnen selbst einmal so ergeht. Es kommt zu Aussagen wie: „Mir geht es ja noch gut, ich kann mich melden wenn…", „Aber meiner Nachbarin, der fehlt es an (…) da muss doch jemand danach schauen." Es wird nach Unterstützungsmaßnahmen gesucht, ein Hocker im Badezimmer, eine bessere Überwachung der Essenseinnahme oder Extraansprache bei ängstlichen und nervösen Patientinnen und Patienten. So kam zum Beispiel eine ältere Angehörige eines ebenso älteren Patienten in die Sprechstunde und zeigte sich beunruhigt, dass fast täglich unterschiedliche Pflegekräfte ins Zimmer kommen. Es entstand Unsicherheit, wie gut die einzelnen Pflegekräfte über die Erkrankung informiert seien und demnach auch sachkundig handeln könnten. Vor allem die Unterstützung und Beratung bei Problemen während des Krankenhausaufenthaltes und der Wunsch nach Unterstützung bei Beschwerden und Unstimmigkeiten sind die Themen, die nachhaltig und in mehreren Ebenen zu bearbeiten sind. Oft kommt es zu Unklarheiten und Kommunikationsproblemen, die zu Missverständnissen und Unsicherheit führen. Die sechs häufigsten Themen sind:

- Medizinisch-pflegerische Versorgung
- Information und Kommunikation
- Würde
- interne Organisation
- Ausstattung
- Essen

Wie Abbildung 3 zeigt, kommt es in den einzelnen Kliniken zu unterschiedlichen Schwerpunkten.

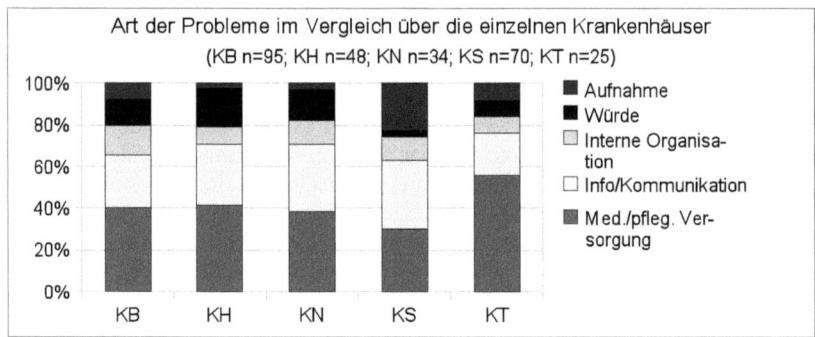

Abb. 3: Art der Probleme in den einzelnen Häusern des städtischen Klinikum Münchens: Klinikum Bogenhausen (KB), Klinikum Harlaching (KH), Klinikum Neuperlach (KN), Klinikum Schwabing (KS) und Klinikum Thalkirchner Straße (KT)

Auch wenn sich die Fälle auf einige wenige große Themenkomplexe konzentrieren, sind sie im Einzelnen doch sehr unterschiedlich. Die bei uns dokumentierten Altersstufen reichen von:

- 0-15 Jahre
- 16-20 Jahre
- 21-40 Jahre
- 41-60 Jahre
- 61-80 Jahre
- über 80 Jahre

Im Jahr 2010 kamen die meisten Fälle aus den drei zuletzt genannten Altersstufen, wobei die Altersstufe der 61-80-jährigen mit 35 von 85 Fällen am häufigsten vertreten war. Zudem lässt sich festhalten, dass in den städtischen Kliniken München mehr Frauen als Männer die Institution des Patientenfürsprechers in Anspruch genommen haben. Dies bezieht sich sowohl auf den Bereich „Beschwerde" als auch auf die Bereiche „Lob und Anregungen". In den letzten Jahren haben sich Frauen stärker über Themen, die die Entlassung und die medizinisch-pflegerische Versorgung betreffen, beschwert. Bei den Männern waren die Bereiche „Serviceleistungen" und „interne Organisation" vermehrt im Fokus.

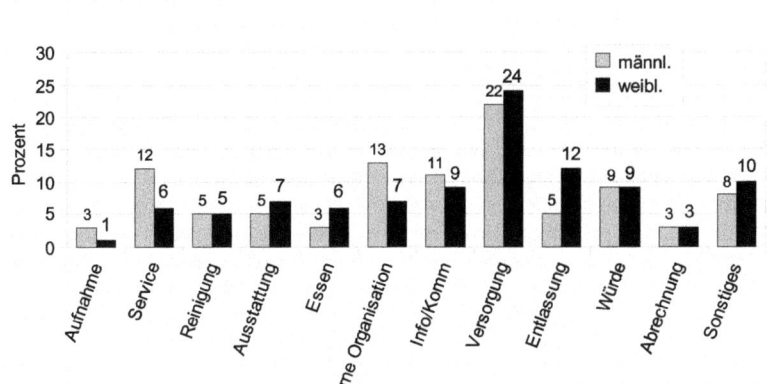

Abb. 4: Geschlechtsspezifische Auswertung der Beschwerden

3. Fallbeispiele und Lösungsansätze

3.1 Kommunikation und Information

Eine Ärztin suchte Kontakt mit der Patientenfürsprache und bat um Vermittlung zwischen einer aufgebrachten Patientin und dem ärztlich-pflegerischen Team. Nach einem Besuch am Krankenbett und einem langen Gespräch stellte sich heraus, dass besagte Patientin in der Vergangenheit mit den Folgen einer Fehlbehandlung zu kämpfen hatte. Sie empfand ein erhöhtes Maß an Misstrauen gegenüber Ärzten sowie Pflegekräften und klagte, dass sie sich falsch verstanden fühle und ihr niemand die Wahrheit sagen würde. Um die Patientin zu unterstützen, besprach die Patientenfürsprecherin ihre Fragen in einem neutral-konstruktiven Setting mit einem Arzt. Die Antworten klärte sie dann wiederum mit der Patientin, was für die notwendige Transparenz und Neutralität sorgte und die Situation auf Station erheblich entspannte.

3.2 Medizinische und pflegerische Versorgung

In einem weiteren Beratungsfall beschwerten sich die Angehörigen einer älteren Patientin massiv über die Zustände auf Station. Laut Bettnachbarin sei sie auf ein anderes Zimmer verlegt, dann aber im Gang vorgefunden worden. Die Medikamente seien zu hoch eingestellt und die Ärzte fänden nie Zeit für ein Gespräch. Ein bestimmter Pfleger sei rüpelhaft und hätte die hilfsbedürftige Patientin beim Toilettengang nicht versorgt. Sobald der Brief eingegangen war, wurde das Gespräch mit der Patientin und ihrem gerade anwesenden Ehemann gesucht. Die Patientenfürsprache konnte sich einen Eindruck über die gesamte Situation verschaffen und das Vertrauen zur Patientin herstellen. Diese hatte selbst nicht den Eindruck, dass es ihr an Fürsorge mangeln würde. Nach dem Erhalt einer Schweigepflichtentbindung konnte schnell zu den jeweiligen Ansprechpartnern der Kontakt hergestellt werden. Es fanden kurze, informative Gespräche und ein wichtiger Informationsaustausch statt. So war die Patientin in den Gang gestellt worden, um die angespannte Situation zwischen ihr und ihrer Bettnachbarin zumindest stundenweise zu entspannen. Der Konflikt mit dem Pfleger war bereits bekannt. Dieser wurde nicht mehr für die Pflege der Patientin eingeteilt. Insgesamt gestaltete sich die medizinische Versorgung der Patientin schwierig, da die Medikamenteneinstellung aufgrund einer neu hinzugekommenen Folgeerkrankung erschwert wurde. Diesbezüglich wurden schon ausgiebige Gespräche geführt. Im Anschluss an diese Gespräche konnten einige Informationen an die Patientin weitergegeben werden. Die Angehörigen teilten einige Tage später mit, dass sich Pflege und Ärzte sehr gut kümmerten und sie nun wie gewünscht über Vorfälle aufklärten. Die Einschätzung der Versorgung hatte sich also gewandelt.

Ein weiteres Mal wurde die Patientenfürsprache in einer besonders prekären Angelegenheit kontaktiert: Ein Patient drohte mit einer Schadensersatzklage, weil seine Knieoperation nicht gut verlaufen wäre und er sich noch Monate später nicht ohne Krücken fortbewegen könne. Hier wurde ein Gesprächstermin mit beiden Patientenfürsprechern, dem Chefarzt und einem Oberarzt vereinbart. Der Patient schilderte ausführlich die Vorgeschichte und die Beschwerden seit der letzten Operation. Wie sich herausstellte, wurde er nach einer Knieoperation in einer Privatklinik mit einer drohenden Sepsis hier im Haus eingeliefert. Er wurde intensiv wundbehandelt und nur durch großflächige Hauttransplantationen konnte das Bein einigermaßen wieder hergestellt werden. Durch ausgiebige und geduldige Aufklärung konnte der Fall sachlich differenziert werden und die Klageandrohung an die Klinik abgewendet werden.

3.3 Würde

Ebenso wie die Kommunikation, ist auch die Würde ein häufiges Begleitthema. Eine Patientin wurde nach einem Unfall in die Klinik eingeliefert und durfte sich zwei Tage bis zu ihrer Rückenoperation nicht bewegen. Es fehlte ihr an allen Wasch- und Hygieneutensilien – die gewünschte Waschschüssel wurde ihr zwar auf den Nachbartisch gestellt, diesen konnte sie aber, da sie liegen musste, nicht erreichen. Sie empfand ihren Zustand als würdelos. Es gab ein ausführliches Gespräch, in dem es auch um eine grundsätzliche Analyse der Situation ging, da eine Vielzahl von Patienten akut und ungeplant stationär versorgt werden müssen. Die Ideen wurden mit der Leitung des Pflege- und Servicemanagements besprochen und nach Möglichkeit umgesetzt.[7] Ein Notfall-Päckchen steht den Patienten zur Verfügung und kann je nach Umfang auch erworben werden.

3.4 Entlassung

Durch die immer kürzeren Liegezeiten sind viele Patientinnen und Patienten, vor allem aber auch deren Angehörige überfordert. Die Frage nach einer möglichen Rehabilitation, das Wo und Wie der Unterbringung und Versorgung beschäftigt die Betroffenen in einer sehr sensiblen Genesungsphase. So kam die Ehefrau eines Patienten verunsichert in die Sprechstunde: Ihr Mann ist nach einem Schlaganfall pflegebedürftig und sie weiß nicht, wie sie damit umgehen soll. Auch der bürokratische Aufwand, die Anträge, Unterlagen und Formulare überfordern sie. In solchen Fällen kontaktieren wir oft erst einmal den Sozialdienst, um zu sehen, was bereits alles im Hintergrund für den Patienten getan wurde. Der Sozialdienst im Haus arbeitet sehr effektiv und half auch in diesem Fall weiter. Der Mann konnte eine Rehabilitation in Anspruch nehmen, die nötigen Unterlagen wurden gemeinsam geklärt.

Während eines weiteren Beratungsgesprächs äußerte eine Patientin den konkreten Wunsch nach sofortiger Entlassung, da sie laut ärztlicher Aussage nur noch wenige Monate zu leben hätte. Es wurde mit den Stationsärzten Kontakt aufgenommen und zeitnah ein Termin beim zuständigen Oberarzt vereinbart. Dieser nahm sich kurzfristig Zeit für ein ruhiges, klärendes Gespräch, woraufhin die Patientin die Klinik (auf eigenes Risiko) noch am gleichen Tag verlassen konnte.

Ein Familienvater im Rollstuhl besuchte die Sprechstunde und bat um Hilfe. Er war mit seiner Frau und der Tochter nach einem unverschuldeten Autounfall ins Krankenhaus gekommen. Nun soll die Familie nach Hause entlassen werden, aber das „Zuhause" befände sich gerade im Umzug und das Hab und Gut wäre schon in Kisten gepackt. Er wisse nicht, wie er seine Familie zu Hause zwischen den Kisten und Kartons versorgen könne, da alle nach teils schweren Beinbrüchen noch schonungsbedürftig wären und sich auch seine Frau nur mit Krücken fortbewegen könne. Bei einem Besuch der betreffenden Stationen fand sich in der Kinderklinik ein mitfühlender Arzt, der sich sehr um die Familie bemühte. Er ermöglichte den Eltern die Begleitung mit Selbstverpflegung im Zimmer ihrer Tochter, bis der Umzugsdienst zwei Tage später den Umzug übernahm, da er ein Kind nur in eine zur Genesung geeignete Umwelt entlassen dürfe.

---

7   Vgl. Verbesserung als Ziel bei Emrich et al. (2011).

3.5 Ausstattung

Oft sind es aber auch technische Mängel, die beklagt werden. Telefonanschlüsse, die nicht richtig funktionieren oder Wäschetrockner, die trotz etlicher Nachfragen nach zwei Wochen nicht repariert werden können. So bekamen wir über unsere Rückmeldekarten regelmäßig die Frage nach einem öffentlich zugänglichen Internetanschluss. Nach Gesprächen mit der Klinikleitung wurde ein öffentlich zugängliches Terminal im Haupteingangsbereich eingerichtet. Dies bietet den Patienten nun die Möglichkeit, sich ins Internet einzuloggen oder aber auch Programme zur Datenverarbeitung zu nutzen. Ein anderer Patient meldete sich telefonisch und erklärte, dass er heute operiert worden ist, sein externer Telefonanschluss aber nicht funktioniere und er seine Familie deshalb nicht darüber informieren könne, dass es ihm gut gehe. Gerne wurde seiner Bitte nachgekommen, seine Familie über sein Wohlergehen zu informieren.

3.6 Abrechnung

Ein neueres Thema sind Probleme bei der Abrechnung. Durch die Möglichkeit Wahlleistungen wie Einzelzimmer oder Chefarztbehandlung im Behandlungsvertrag mit abzuschließen, kommt es häufiger vor, dass sich insbesondere ältere Patienten durch eine – vielleicht unabsichtliche Unterschrift – zu erheblichen Extrakosten verpflichten, die durch die Leistungsträger nicht abgedeckt sind.

Ein älterer Herr besuchte die Patientenfürsprache, um bezüglich seiner Abrechnung Unterstützung zu suchen. Er war durch die Krankenversicherung der Bundesbahnbeamten zwar teilweise privat versichert, musste jedoch mit hohen Zuzahlungen rechnen und wollte daher lieber wie ein gesetzlich Versicherter behandelt werden. Da in solchen Fällen das Krankenhaus die allgemeinen Leistungen direkt mit der Krankenkasse abrechnet, die privaten Leistungen jedoch über den Patienten selbst laufen, verlor er die Übersicht, welche der Leistungen mit wem abgeglichen wurden. Die Patientenfürsprache konnte dem Patienten nach Erhalt der Schweigepflichtentbindung und einer ausführlichen Abklärung mit dem Forderungsmanagement bei der Entschlüsselung seiner Abrechnung behilflich sein. Der Patient war nun in der Lage, die privaten Forderungen der Abrechnung zu überprüfen und den richtigen Betrag zu begleichen.

3.7 Absicherung der Tätigkeiten im Haus

Die Themen der Patientinnen und Patienten bewegen sich teilweise in einem ausgeprägt schutzwürdigen Bereich, auf diese Weise spielen der Datenschutz und die Schweigepflicht bei der Arbeit der Patientenfürsprecherinnen und Patientenfürsprecher eine große Rolle. Wir sichern unseren Einsatz durch zwei Unterschriften der Patienten bzw. der Angehörigen ab. Zum einen lassen wir uns die Schweigepflichtentbindung, falls nötig für alle beteiligten Personengruppen, und zum anderen den Arbeitsauftrag im Haus bestätigen. Dies ist für nachträglich auftretende Komplikationen sehr wichtig, kann allerdings auch zu Verunsicherungen bei den Betroffenen führen. Es gibt Patientinnen und Patienten sowie Angehörige, die einen späteren Schaden durch Angabe ihres Namens befürchten und gerne anonym bleiben möchten. Dies betrifft oft diejenigen, die sich aufgrund ihrer Erkrankung mehrmals in die Obhut des Hauses begeben müssen. Ein Hinweis auf die vermittelnde Arbeitsweise der Patientenfürsprecherinnen und Patientenfürsprecher lässt in vielen Fällen die Sorgen schwinden, doch es gibt immer wieder Beschwerdeführer, die anonym bleiben wollen und eine angebotene strukturelle Bearbeitung ihres Falles ohne persönliche Konsequenzen einer direkten Klärung vorziehen. Eine strukturelle Bearbeitung – erklären wir den Betroffenen – bedeutet, dass wir bei einer Häufung bestimmter Situationen, diese Thematik in einem der gemeinsamen Gespräche mit der Klinikleitung ansprechen. Allerdings erfolgt dies ohne Nennung der Namen und ohne auf den konkreten Fall genauer einzugehen, da Rückschlüsse sehr schnell möglich sind. Auch die Sorge, mit der Erbringung einer Unterschrift eine Verpflichtung eingegangen zu sein, muss in der Sprechstunde des Öfteren aus der Welt geräumt werden.

4. Spiegel der Patientenbedürfnisse

Durch unsere Tätigkeit nahe am Patienten ist es uns möglich, den Kliniken über die Bedürfnisse der Patienten und über Notwendigkeiten bei der Patientenversorgung zu berichten. Wünschenswert ist, dass die Klinikleitungen sich weiterhin, bzw. immer mehr dieser Möglichkeit bedienen, die wertvollen Rückmeldungen sensibel aufnehmen und sich für eine strukturelle Bearbeitung einsetzen. In dieser Hinsicht gibt es positive Entwicklungen zu verzeichnen: Am 27.07.2012 fand eine Auftaktveranstaltung zur gemeinsamen Initiative der Bayerischen Krankenhausgesellschaft e.V. und des Bayerischen Staatsministeriums für Umwelt und Gesundheit zur freiwilligen Einrichtung von unabhängigen Patientenfürsprechern an allen Krankenhäusern in Bayern statt.

Immer mehr Patienten bemerken, dass ein Krankenhaus wirtschaftlich agieren muss, um konkurrenzfähig bleiben zu können.[8] Dabei sind ganz unterschiedliche Reaktionen zu verzeichnen. Es gibt Einschätzungen wie „Wenn ich schon immer mehr bezahlen muss, so erwarte ich adäquate Leistungen". Genauso bemerken aber auch viele Patienten und Angehörige, wie viel das Krankenhauspersonal, besonders auf der pflegerischen Seite, aber

---

8 Vgl. Augurzky et al. (2011), S. 16.

auch seitens der Ärzteschaft und der Verwaltung leistet. Viele Beschwerdeführer haben großes Verständnis für die schweren Arbeitsbedingungen durch Schichtdienst, Vertretung kranker Kollegen, Unterbesetzung und bürokratisch bedingten Zeitmangel. Trotzdem macht sich die Sorge breit, dass genau wegen dieser Belastungen der pflegerische und medizinische Anspruch vernachlässigt wird und die Qualität des Krankenhausaufenthaltes darunter leidet. Gerade im Alter, bei zunehmender Unbeweglichkeit und möglicherweise eingeschränkter Auffassungsgabe gibt es die Sorge: Ist das bestehende Gesundheitssystem den zukünftigen Herausforderungen gewachsen?

Viele Probleme und Beschwerden lassen sich auf Kommunikationsschwierigkeiten zurückführen. Aus unserer Sicht sind diese meist zurückzuführen auf Zeitmangel und fehlende empathische Zuwendung.[9] Durch die eigene wehrlose Situation wird große Hilflosigkeit empfunden – in einer an sich fremden Umgebung, mit unbekannten, ständig wechselnden Ansprechpartnern. Gerade die älteren Herren fühlen sich oft durch die sehr jungen Ärztinnen nicht adäquat betreut, nehmen sie eher als kompetente Pflegekräfte wahr. Die älteren Frauen nehmen sich dagegen stark zurück, um den ohnehin angespannten Pflegekräften keine zusätzliche Arbeit zu schaffen. Die immer geringer werdenden Zeitressourcen sind auch dafür verantwortlich, dass bereits in die Wege geleitete Reaktionen auf Patientenprobleme intransparent bleiben. So kann im Hintergrund der Verlust der Brille bei Stationsverlegung schon lange gemeldet und der betreffende Gegenstand bereits gefunden sein, aber keine Zeit bleiben, dies dem Patienten auch mitzuteilen: Die Aufgaben mit den neuen Auszubildenden, die Absprachen mit der wechselnden Schicht, die Neuzugänge und Abgänge auf den zu betreuenden Stationen, die Essensausgabe sowie die Dokumentation des Vorfalls und Absprachen über eine mögliche Übergabe der Brille allein, nehmen schon sehr viel Zeit in Anspruch. Der uninformierte Patient dagegen ist verunsichert, sieht schlecht ohne seine Brille und fühlt sich einsam. In vielen Fällen stellen wir fest, dass die betreffenden Abteilungen bereits aktiv geworden sind, nur noch nicht die Möglichkeit hatten, diese Information an den Betreffenden weiterzugeben. Auch die Art und Weise der Kommunikation muss an den jeweiligen Patienten angepasst werden:[10] Ein älterer kranker Mensch erinnert sich an ein zweiminütiges Gespräch mit einer neuen Ärztin oder einem neuen Arzt nur schlecht, weil er ein viel ruhigeres Tempo im Umgang mit anderen gewohnt ist – weil er gerade viel mehr Zeit hat und doch nicht mehr genug.

Je stärker das Gesundheitssystem an wirtschaftliche Regulatoren gebunden ist, desto wichtiger erscheint uns ein System wie die Patientenfürsprache. Die Entscheidungen der Klinik müssen langfristig auch den An-

---

9 Vgl. Nolte (2010), Städtler-Mach (2010), Bruns et al. (2010), S. 230 und Emrich et al. (2011), S. 130-131.
10 Vgl. Birkner (2006) oder auch Lussier/Richard (2006).

sprüchen der Patientinnen und Patienten genügen sowie sich an deren Bedürfnissen messen lassen. Zeit, Aufmerksamkeit und Empathie sind nötig, um sich den kranken Menschen adäquat widmen zu können. Eine unabhängige Institution, die sich ein Bild machen kann, dieses bündelt und den Verantwortlichen vermittelt, wird daher mehr denn je nötig sein.

Literatur

Augurzky, B./Gülker, R./Krolop, S./Schmidt, C. M./Schmidt, H./Schmitz, H./Terkatz, S. (2011): Krankenhaus Rating Report 2011. Die fetten Jahre sind vorbei, in: http://www.rwi-essen.de/publikationen/rwi-materialien/244/ (Stand 06.09.2012).

Barlow, J./Moller, C. (1996): Eine Beschwerde ist ein Geschenk. Der Kunde als Consultant. Frankfurt/Main, Wien.

Birkner, K. (2006): Subjektive Krankheitstheorien im Gespräch, in: Gesprächsforschung – Online-Zeitschrift zur verbalen Interaktion 7 (2006), S. 152-183.

Bruns, F./Emrich, I./Fröhlich-Güzelsoy, L./Friedrich, B./Frewer, A. (2010): Patientenfürsprecher als Hoffnungsträger. Eine Analyse der Beratungsarbeit aus ethischer Perspektive, in: Frewer et al. (2010), S. 221-234.

Emrich, I./Fröhlich-Güzelsoy, L./Friedrich, B./Bruns, F./Frewer, A. (2011): Ökonomisierung im Klinikalltag. Engpässe bei der stationären Versorgung aus Patientensicht, in: Frewer et al. (2011), S. 125-140.

Förster, P./Kranich, C. (1993): Wir fordern Patientenfürsprecherinnen oder „Patientenvertrauenspersonen" an jedem Krankenhaus!, in: Kranich/Müller (1993), S. 96-97.

Frewer, A./Bruns, F. (Hrsg.) (2013): Klinische Ethik. Konzepte und Fallstudien. Freiburg, München.

Frewer, A./Bruns, F./May, A. T. (Hrsg.) (2012): Ethikberatung in der Medizin. Heidelberg.

Frewer, A./Bruns, F./Rascher, W. (Hrsg.) (2010): Hoffnung und Verantwortung. Herausforderungen für die Medizin. Jahrbuch Ethik in der Klinik, Bd. 3. Würzburg.

Frewer, A./Bruns, F./Rascher, W. (Hrsg.) (2011): Gesundheit, Empathie und Ökonomie. Kostbare Werte in der Medizin. Jahrbuch Ethik in der Klinik, Bd. 4. Würzburg.

Frewer, A./Fahr, U./Rascher, W. (Hrsg.) (2008): Klinische Ethikkomitees. Chancen, Risiken und Nebenwirkungen. Jahrbuch Ethik in der Klinik, Bd. 1. Würzburg.

Fröhlich-Güzelsoy, L./Emrich, I. (2013): Klinische Ethik und Patientenperspektive. Forschungsprojekt „Beratungsfälle eines Patientenfürsprechers", in: Frewer/Bruns (2013), S. 60-86.

Jaeger, H./Bovelet, J. (Hrsg.) (2007): Krankenhaus ohne Angst. Befürchtungen, Bedürfnisse und Wünsche von (zukünftigen) Patienten, Angehörigen und Besuchern. Berlin.

Kranich, C./Müller, C. (Hrsg.) (1993): Der mündige Patient – eine Illusion? Orientierung und Unterstützung im Gesundheitswesen. Frankfurt/Main

Lussier, M.-T./Richard, C. (2006): Doctor-Patient-Communication. Time to talk, in: Canadian Family Physician 52, 10-11 (2006), S. 1401-1402.

Nolte, H. (2010): Empathie statt Aktionismus, in: Deutsches Ärzteblatt 107, 31-32 (2010), S. A1512-1514.

Städtler-Mach, B. (2010): Meine Zeit – Deine Zeit – Keine Zeit. Ethische Aspekte zum Zeitgebrauch im Umgang mit alten Menschen, in: Zeitschrift für Gerontologie und Ethik 4 (2010), S. 240-246.

Margareta Klinger, Claudia Gall-Kayser

Patientenfürsprecher am Universitätsklinikum Erlangen
Anliegen und Probleme der Patienten anhand von 100 Fällen

1. Einleitung

Das Universitätsklinikum Erlangen arbeitet kontinuierlich daran, eine Versorgung der Patienten auf höchstem Niveau sicherzustellen. Das hohe Gut der Gesundheit zu schützen und zu erhalten, ist erklärtes Ziel. Die Krankenversorgung gehört, neben Forschung und Lehre, zu den wichtigsten Aufgaben des Klinikums; sie wird in 24 Kliniken, 19 selbstständigen Abteilungen und sechs Instituten geleistet. Über 7.300 Mitarbeiter, davon über 3.000 beschäftigt in der Pflege, versorgen die annähernd 500.000 Patienten, die im vergangenen Jahr das Universitätsklinikum aufgesucht haben und stationär wie ambulant behandelt wurden.[1] Die optimale medizinische Versorgung hat mit Sicherheit auch für den Patienten[2] die oberste Priorität, daneben aber entstehen im Klinikalltag viele Bedürfnisse und Wünsche, denen nicht immer vollständig Rechnung getragen werden kann. Wenn es zu Problemen kommt, hat der Patient die Möglichkeit, sich an den Patientenfürsprecher zu wenden.

In diesem Beitrag werden die Rolle des Patientenfürsprechers, sein Platz in der Organisation und die generelle Vorgehensweise im Umgang mit den Patienten und ihren Anliegen am Universitätsklinikum Erlangen vorgestellt. In der Zeit vom März 2011 bis November 2012 haben sich 100 Patienten mit ihren Problemen an den Patientenfürsprecher gewandt. Diese 100 Fälle werden analysiert und statistisch untersucht im Hinblick auf Alter, Geschlecht, Art des Anliegens und auf den wahrgenommenen Schweregrad, also darauf, wie gravierend sich die geschilderten Probleme für den Patienten bzw. seine Angehörigen dargestellt haben. Ein Ziel der Arbeit des Patientenfürsprechers ist es, auftretende Probleme einer Klärung zuzuführen und damit die Zufriedenheit von Patienten und deren Angehörigen zu steigern.

---

1   Universitätsklinikum Erlangen (2012).
2   Aus Gründen der besseren Lesbarkeit wird im Text auf die zusätzliche Verwendung der weiblichen Form verzichtet.

2. Der Patientenfürsprecher am Universitätsklinikum Erlangen

2.1 Aufgabe und Stellung des Patientenfürsprechers

Der mündige und selbstbestimmte Patient kennt heute zunehmend seine Rechte, wenn er aufgrund einer Krankheit in ein Krankenhaus gehen und dort Hilfe in Anspruch nehmen muss.[3] Er geht mit Ängsten und Erwartungen dorthin und hofft, dass in der Klinik trotz der vorgeschriebenen Abläufe und Routinen, trotz Zeitmangel, Personalnotstand und anderen limitierenden Bedingungen seinen Rechten, Bedürfnissen und Wünschen Rechnung getragen wird, und dass „auf Augenhöhe"[4] mit ihm kommuniziert wird. Er erwartet die bestmögliche Behandlung durch Ärzte, Pflegepersonal und durch die anderen Angestellten der Klinik, mit denen er vor, während und nach seiner Behandlung zu tun hat. Genauso denken und empfinden auch seine Angehörigen.[5] Wenn Patienten oder ihre Angehörigen mit der Behandlung oder den Behandelnden nicht zufrieden sind, nehmen sie es häufig hin, oder machen sich an anderer Stelle Luft, z.B. heutzutage in den einschlägigen Patientenforen des Internets. Viele Patienten suchen aber auch nach einer Möglichkeit, ihren Unmut an einer Stelle zu äußern, die ihnen eine Klärung ihrer Fragen und Anliegen ermöglicht. Für diesen Fall gibt es den Patientenfürsprecher.

Der Patientenfürsprecher wird vom Klinikumsvorstand berufen und nach einem kleinen Festakt mit seiner Aufgabe betraut. In der Organisationsstruktur ist der Patientenfürsprecher eine Stabsstelle des Klinikumsvorstands und hat damit den gleichen Rang wie das Qualitätsmanagement. Die systematische Erhebung und Auswertung von Rückmeldungen von Patienten und deren Angehörigen ist zentraler Bestandteil des Qualitätsmanagements und ein unverzichtbares Werkzeug, um einen Überblick über die Patientenzufriedenheit zu gewinnen. Im Gegensatz zur internen Beschwerdestelle des Klinikums eröffnet der Vorstand den Patienten somit eine unabhängige Institution, an die er sich wenden kann. Der Patientenfürsprecher ist *unabhängig*, denn er arbeitet *ehrenamtlich* und ist daher keinem Arbeitgeber verpflichtet.[6] Er ist die definierte Anlaufstelle für Patienten, die während ihres Aufenthaltes am Universitätsklinikum Erlangen Anliegen haben, welche sie nicht in direkter Kommunikation mit der betreffenden Person lösen können. Dies kann ein Arzt oder eine Pflegekraft sein, dies kann sich aber auch auf administrative Abläufe beziehen, die vor oder nach einer Behandlung stehen. Der Patientenfürsprecher muss einen guten Überblick über die Abläufe im Klinikum haben. Er muss gut vernetzt sein mit den Mitar-

---

3 Vgl. Ende et al. (1989), S. 23-30.
4 http://www.patientenportal.bayern.de/krankenhaus/patientenfuersprecher/doc/vereinbarung.pdf (Stand 04.12.2012).
5 Vgl. Detsky (2011), S. 2500 sowie American Society of Clinical Oncology (2008), S. 249-251.
6 Vgl. Fröhlich-Güzelsoy/Emrich (2013), S. 64-68.

beitern in den Kliniken einschließlich der Klinikleitung, der Pflege und dem technischen Dienst sowie mit der Verwaltung und der Rechtsabteilung. Aufgrund seiner Position im Klinikum kann sich der Patientenfürsprecher jederzeit und unmittelbar an die zuständigen Stellen wenden und die Anliegen vertreten. Diese Anliegen werden vertraulich behandelt. Dass er nicht in die organisatorischen und hierarchischen Strukturen einer Klinik eingebunden ist, gibt ihm Freiheiten, die er zur unbürokratischen Ausübung seines Amtes braucht, denn er vertritt ja das Interesse des Patienten gegenüber der Klinik. Andererseits kennt er die Limitierungen, die Notwendigkeiten und Randbedingungen der Abläufe des Klinikbetriebs. In erster Linie ist er um Vermittlung bemüht. Es geht um die Verbesserung der Kommunikation zwischen dem Patienten und den Institutionen des Krankenhauses. In jedem individuellen Fall begründet sich die Zusammenarbeit mit allen Betroffenen auf Vertrauen, Akzeptanz und Glaubwürdigkeit – nicht nur bei den Patienten, sondern auch innerhalb der Klinik.

Außerhalb des Klinikums sollte der Patientenfürsprecher die Vernetzung mit Patientenfürsprechern anderer Kliniken pflegen. Darüber hinaus sind auch Fortbildungsveranstaltungen wie Vorträge und Tagungen ein unentbehrlicher Teil seiner Aufgaben. In Erlangen ist der Patientenfürsprecher auch Mitglied im Klinischen Ethikkomitee (KEK), einem Forum, in dem er über seine Arbeit berichten und schwierige Fragestellungen diskutieren kann. Das ganzheitliche Wohl des Patienten liegt sowohl dem Klinischen Ethikkomitee[7], als auch dem Patientenfürsprecher besonders am Herzen. Im Austausch mit Vertretern anderer Einrichtungen am Klinikum können Lösungen gemeinsam erarbeitet werden. Falls notwendig, erhält er von diesem Gremium Unterstützung in strittigen Fällen oder bei Konflikten, die während seiner Arbeit auftreten können. Auf diese Weise ist er auch eingebunden in klinikübergreifende Fallbesprechungen, die Prinzipien ethischen Handelns am Beispiel von konkreten Fällen aus dem klinischen Alltag beleuchten, sowie in aktuelle Themen der Medizinethik. Eine gemeinsame Initiative der Bayerischen Krankenhausgesellschaft e.V. in Kooperation mit dem Bayerischen Staatsministerium für Umwelt und Gesundheit verfolgt das Ziel, in jeder bayerischen Klinik Patientenfürsprecher einzurichten und diese in ihrer Arbeit zu unterstützen.[8] Derzeit haben etwa 25% der bayerischen Krankenhäuser einen Patientenfürsprecher.[9] Hilfreich für die Einrichtung dieses Amtes wie auch für die tägliche Praxis des Patientenfürsprechers sind die vorgelegten „Handlungsempfehlungen zur Anleitung und Unterstützung von Krankenhäusern bei der Einrichtung von Patientenfürsprechern",[10] welche die Stellung, die Pflichten und die Qualifikation des

---

7 Vgl. Frewer et al. (2012).
8 Vgl. http://www.patientenportal.bayern.de/krankenhaus/patientenfuersprecher/doc/vereinbarung.pdf (Stand 04.12.2012).
9 Vgl. http://www.patientenportal.bayern.de/krankenhaus/patientenfuersprecher (Stand 11.10.2013).
10 Ebd.

Patientenfürsprechers sowie seine Zusammenarbeit innerhalb des Krankenhauses darstellen. Diese Empfehlungen verstehen sich als Beschreibung von Maßnahmen, die eine gelungene Kommunikation zwischen Patient und Krankenhaus zum Ziel haben. Für jede Klinik ist es von Vorteil, die Arbeit eines Patientenfürsprechers zu unterstützen.

2.2 Entwicklung des Patientenfürsprechers am Klinikum Erlangen

Zum ersten Patientenfürsprecher des Universitätsklinikums Erlangen wurde im Jahr 1993 Prof. Dr. Alfred Sigel, emeritierter Ordinarius der Urologischen Klinik, ernannt. Nach siebenjähriger Amtszeit übernahm Herr Dipl.-Ing. Rudolf Frank diesen verantwortungsvollen Posten und konnte über zehn Jahre hinweg 676 ausführliche Dokumente erstellen. Diese Fälle wurden durch eine Arbeitsgruppe an der Professur für Ethik in der Medizin gesichtet und ausgewertet.[11] Im März 2011 wurde die Neurochirurgin Frau Prof. Dr. Margareta Klinger zur Patientenfürsprecherin berufen, seit März 2012 arbeitet sie eng mit Frau Dipl.-Psych. Claudia Gall-Kayser zusammen.

2.3 Vorgehensweise des Patientenfürsprechers

Zunächst meldet sich der Patient beim Patientenfürsprecher. Die tägliche Arbeit zeigt, dass einerseits die Recherche im Internet zur Kontaktaufnahme führt, noch mehr aber die Mundpropaganda, sowie natürlich der Informationsflyer, der an vielen Stellen im Klinikum ausliegt. Oft sind es nicht die Patienten selbst, sondern Angehörige oder Betreuer, die ein Anliegen vorbringen, nicht selten nachdem der Patient die Klinik schon wieder verlassen hat. Wichtig erscheint der Hinweis darauf, dass der Patientenfürsprecher rund um die Uhr erreichbar ist. Außerhalb der Bürozeiten ist ein Anrufbeantworter geschaltet, und per Brief oder Email kann der Patientenfürsprecher jederzeit direkt kontaktiert werden.

Der betroffene Patient möchte zunächst einfach nur ein offenes Ohr für seine Sorgen und Nöte, die er ohne Zeitdruck gegenüber einem aufmerksamen und verständnisvollen Zuhörer äußern kann.[12] Frau Prof. Klinger hört dem Patienten daher aktiv zu und will verstehen, was geschehen ist und in welcher Situation die Probleme entstanden sind. Ebenso wichtig ist es ihr, mit dem Patienten zu erarbeiten, wie sich dieser eine Abhilfe für sein Anliegen vorstellt. Das Ziel ihrer Arbeit ist es, eine möglichst einvernehmliche

---

handlungsempfehlung.pdf (Stand 04.12.2012).
11   Vgl. Bruns et al. (2010), S. 221-234, Emrich et al. (2011), S. 125-140 sowie Fröhlich-Güzelsoy/Emrich (2013).
12   Vgl. Anderson/Barbara et al. (2007), S. 257-258 und Anderson/Camacho et al. (2007), S. 1-3.

Problemlösung zu unterstützen. Sobald sie ein vollständiges Bild des Sachverhaltes hat, leitet sie das Problem an die entsprechende(n) Stelle(n) in der Klinik mit Bitte um Stellungnahme weiter. In vielen Fällen ist es von Vorteil, die Sachlage mit den zuständigen Stellen im persönlichen Gespräch zu erörtern. Nach Klärung des Problems erhält der Patient eine schriftliche Stellungnahme, in der ihm Hintergründe und oft auch die Zwänge des Klinikalltags erläutert werden. Ein solcher Brief kann mit einer Entschuldigung verbunden sein und Hinweise darauf enthalten, wie zukünftig versucht wird, das Problem zu vermeiden. Damit ist für viele Patienten bereits eine befriedigende Lösung gefunden, denn sie fühlen sich gehört und ernst genommen. Bezieht sich die Beschwerde auf eine bestimmte Person, kann auch ein gemeinsames klärendes Gespräch angeboten werden. In den seltenen Fällen, in denen der Patient mit der Lösung nicht zufrieden ist, erfolgt eine weitere Rücksprache zwischen Patient und Patientenfürsprecherin, um eine adäquate Lösung zu finden. Dies kann im Einzelfall eine Kontaktaufnahme mit der Rechtsabteilung des Klinikums notwendig machen.

3. Die Fälle des Patientenfürsprechers

Die Fälle und alle Schritte im Prozess der Klärung werden sorgfältig dokumentiert. Für den Zeitraum von März 2011 bis November 2012 liegen 100 Fälle vor, die an den Patientenfürsprecher des Universitätsklinikums Erlangen herangetragen wurden. Für jeden Patienten, der Kontakt mit dem Fürsprecher aufnimmt, wird ein Aufnahmebogen angelegt. Die Fälle werden fortlaufend nummeriert und auf dem Bogen werden Name, Alter, Klinik bzw. Station sowie die uns übermittelten Kontaktdaten (Anschrift, Emailadresse oder Telefonnummer) festgehalten, dazu wann von wem das Anliegen vorgetragen wurde. Eine freie Beschreibung des Problems mit den weiteren Schritten und Maßnahmen wird festgehalten. Dieser Bogen wird nicht nur elektronisch gespeichert, sondern auch ausgedruckt und zusammen mit allen anderen Dokumenten wie Schriftverkehr, Gesprächsnotizen und ggf. Kopien der Krankenakten abgeheftet, so dass jederzeit nachvollziehbar ist, wie jeder Fall bearbeitet wurde.

Für die nachfolgenden Analysen wurden die Fälle inhaltlich gesichtet und die Häufigkeitsverteilungen der interessierenden Kriterien dargestellt und ausgewertet.

3.1 Geschlecht und Alter der Patienten

Die nachfolgende Analyse bezieht sich auf die genannten 100 Fälle. Die einfache Auszählung ergab, dass es sich in 54% der Fälle um männliche Patienten handelt, in 46% um weibliche. Die allgemeine Patientenstatistik des Krankenhauses zeigt eine ähnliche Verteilung der Fallzahlen. Die

Durchsicht unserer Fälle führte aber zu dem Eindruck, dass es oft die Ehefrauen oder Lebensgefährtinnen männlicher Patienten sind, die mit der Versorgung ihres Partners unzufrieden sind. Es wäre interessant, diese These einer weiteren Analyse zu unterziehen.

Etwa ein Viertel (27%) der Hilfe suchenden Patienten ist über 70 Jahre alt. Knapp die Hälfte der Anfragenden (47%) liegt in der Altersgruppe zwischen 40 und 60 Jahre (Abb. 1). Naturgemäß steigt die Anzahl der Krankheiten in höherem Lebensalter und so sind auch knapp zwei Drittel (65%) der Hilfe suchenden Patienten über 50 Jahre alt. Anhand der Zahlen ist zu vermuten, dass Patienten in der Lebensmitte in besonderem Maße die Möglichkeit nutzen, sich an den Patientenfürsprecher zu wenden. Zum einen weil ihnen eher als einem schon sehr alten Patienten klar ist, was ihre Rechte sind. Zum anderen sind sie noch eher in der Lage sich selbst um eine Kontaktaufnahme zu kümmern (z.B. per Telefon oder E-Mail). Ältere Patienten sind oft eingeschränkt und die Erfahrung zeigt, dass es bei diesen Patienten vermehrt die nahen Verwandten oder Betreuungspersonen sind, die aufgetretene Vorfälle nicht hinnehmen und um Klärung bitten. Ein wesentlich kleinerer Anteil der Fälle entfällt auf die Gruppe der unter 20-jährigen. So sind es nur 8% aller Anliegen, die sich auf Kinder beziehen. Vergleicht man diese Verteilung mit der Verteilung aller Patienten, die in diesem Zeitraum im Klinikum behandelt wurden (Abb. 2), so ergibt sich, bis auf die Gruppe der Jüngsten, eine weitgehende Übereinstimmung.[13] Es ist daher davon auszugehen, dass sich über alle Altersgruppen ein ähnlicher Prozentsatz an Patienten mit Anliegen an den Patientenfürsprecher wendet.[14]

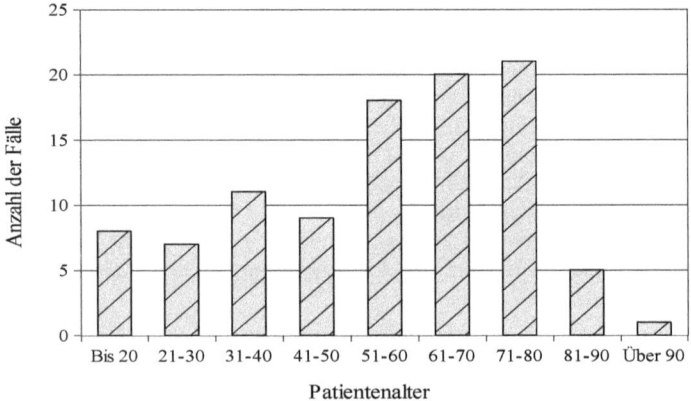

Abb. 1: Altersverteilung

---

13 Selbstverständlich ist dies für die Gruppe der jüngsten Patienten nicht zutreffend.
14 Quelle: Dez. Finanzwirtschaft, Fachabteilung BWL und Controlling am 11.12.2012.

Altersgruppe	Erhebung	Ambulant	Stationär	Mittelwert
0-20	8%	19%	17%	18%
21-30	7%	11%	8%	9%
31-40	11%	10%	8%	9%
41-50	9%	14%	12%	13%
51-60	18%	15%	15%	15%
61-70	20%	15%	16%	15%
71-80	21%	12%	16%	14%
über 80	6%	4%	8%	6%

■ Eigene Auswertung

■ Allgemeine Krankenhausstatistik

Abb. 2: Altersverteilung in Relation zur allgemeinen Krankenhausstatistik

3.2 Art des Anliegens

Von besonderem Interesse ist die Frage, welcher Teil der Interaktion mit dem Krankenhaus den Patienten am ehesten motiviert, sich an den Patientenfürsprecher zu wenden (Abb. 3). Die Anliegen wurden zur Analyse jeweils nur einer Kategorie (nämlich der überwiegend zutreffenden) zugeordnet, wenn auch die Beschwerden gelegentlich mehrere Kategorien berühren. Aufgeschlüsselt nach den Bereichen, auf die sich die Anliegen beziehen, sind es zu 40% Probleme mit Ärzten bzw. mit der ärztlichen Versorgung, zu 18% Beschwerden über die Pflege, und zu weiteren 18% technische Probleme und Administratives (also Probleme mit Abläufen und mit der Verwaltung innerhalb des Klinikbetriebs). Fehlende Gutachten und Arztbriefe sind separat ausgewiesen und machen 6% der Anliegen aus. Die restlichen 13% betreffen ein breites Spektrum von Anfragen zum Klinikum (z.B. „Burnout-Sprechstunde" oder „Trichterbrust-Sprechstunde", spezielle Therapien, Internet am Krankenbett).

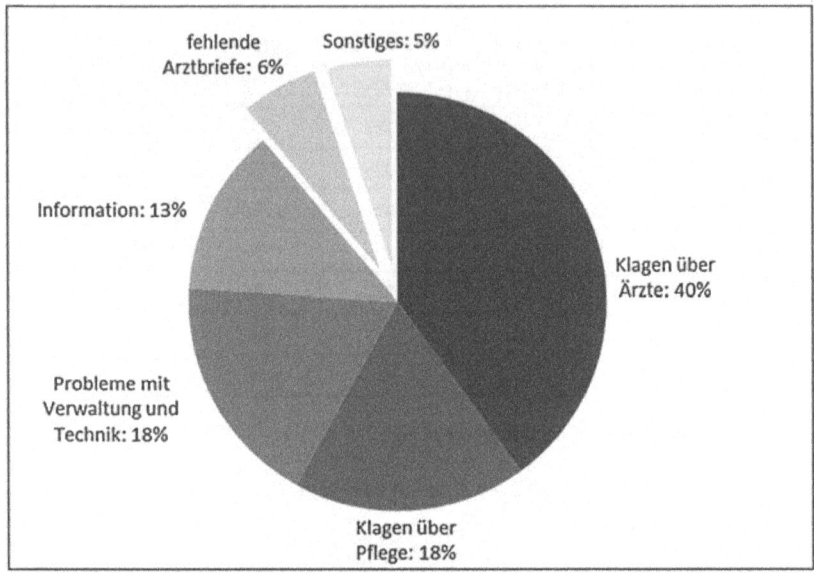

Abb. 3: Einteilung nach Art des Anliegens

Dass sich der Großteil der Anfragen auf die ärztliche Behandlung oder die Person eines Arztes bezieht, liegt in der Natur der Sache. Die Behandlung ist Ziel und Zweck des Krankenhausaufenthaltes und die Ärzte stehen als Ausführende im Mittelpunkt des Geschehens. Bei den Klagen handelt es sich sehr oft um Störungen in der Kommunikation zwischen Patient und Arzt. Der Patient bemängelt, dass ihm eine Vorgehensweise nicht deutlich erklärt wurde und er den Ablauf nicht verstanden hat. Der Patient und seine Angehörigen beklagen sich, weil der Arzt ihnen diagnostische Überlegungen und den Hintergrund für die jeweiligen Maßnahmen nicht verständlich gemacht hat oder er zu wenig Zeit für das Gespräch mit den Angehörigen aufbringen konnte. In engem Zusammenhang damit stehen Probleme mit dem Pflegepersonal, da es auch hier viele Reibungspunkte gibt. Patienten und ihre Angehörigen ärgern sich über eine empfundene Unfreundlichkeit oder Vernachlässigung. Ein Beispiel für die Unzufriedenheit mit administrativen Abläufen ist, dass Patienten eine Verlegung auf eine andere Station nicht nachvollziehen können oder das Gefühl haben, sie sollen zu früh entlassen werden. Jeder Sechste von insgesamt 100 Hilfe Suchenden wendet sich an den Patientenfürsprecher mit Fragen zu Behandlungsmöglichkeiten und Bitten um entsprechende Informationen. Hier handelt es sich in aller Regel nicht um aktuelle Patienten des Klinikums, so dass diese Auskünfte zunächst augenscheinlich nicht in den Aufgabenbereich des Patientenfürsprechers gehören. Und doch zeigen diese Anfragen auf, dass es weiteres Verbesserungspotential gibt, wie möglichen Patienten (und damit auch Kunden des Krankenhauses) Informationen zur Verfügung gestellt werden. Eine rasche und zufriedenstellende Beantwortung dieser Anfragen durch den Patientenfürsprecher verbessert als temporäre Sofortmaßnahme die Außenwirkung des Klinikums bis weitergehende Maßnahmen implementiert sind.

3.3 Einstufung der Probleme nach empfundenem Schweregrad

Die bisherige Analyse der Anliegen von Patienten zeigt, dass die Art ihrer Probleme vielfältig sind. Aber wie steht es um die Schwere des Problems? Für den betroffenen Patienten ist sein Problem zum Zeitpunkt der Beschwerde immer gravierend. Dies äußert sich oft schon in einer sehr emotionalen Wortwahl, mit der er seine Wut und seinen Ärger deutlich macht. Er oder seine Angehörigen verfolgen dabei das Ziel, Gerechtigkeit und Wiedergutmachung zu erfahren. Die Probleme sind vielschichtig und bewegen sich auf verschiedenen Ebenen. Eine Kategorisierung der Probleme im Hinblick auf den Schweregrad, also wie stark sie sich auf die Lage oder das Selbstwertgefühl des Patienten auswirken, hilft jedoch notwendige Abhilfemaßnahmen zu priorisieren. Diese Einteilung ist kaum allgemeingültig objektiv möglich. Sie erfolgt deshalb nach Einschätzung der Patientenfürsprecherin, basierend auf langjährigen Erfahrungswerten in der aktiven Klinikarbeit. Um die Kategorien verständlich zu machen, werden sie jeweils mit repräsentativen Beispielen belegt. Auch hier wurde jedes Anliegen in die dominierende Kategorie eingeordnet, es gibt also auch bei komplexeren Problemen keine Doppelzählung. Diese Kategorisierung deckt sich nicht notwendigerweise mit dem Empfinden des Patienten und der vom Patienten wahrgenommenen Schwere seiner persönlichen Betroffenheit und Befindlichkeit. Denn häufig empfindet der Patient vor allem eine Kränkung, weil er sich nicht ernst genommen fühlt. Die angesprochenen Kategorien sind in Abbildung 4 graphisch dargestellt und werden im Folgenden erläutert.

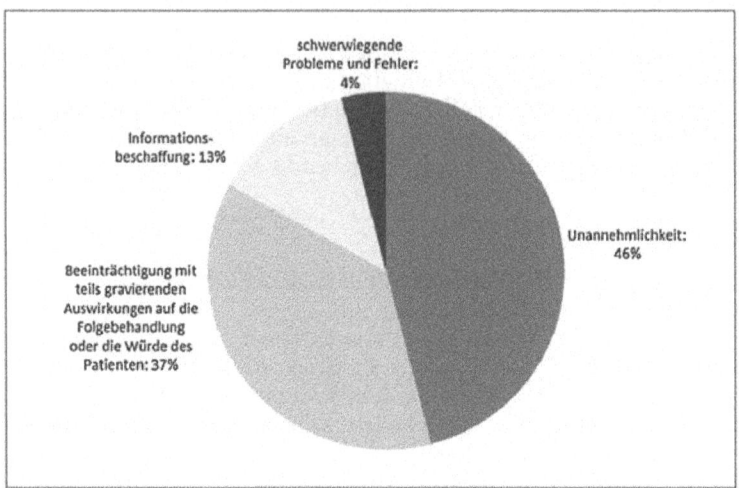

Abb. 4: Einteilung nach Schwere des empfundenen Problems

3.3.1 Unannehmlichkeiten

Hierunter lassen sich 59% der Fälle einordnen. Es werden Versäumnisse, Ärgernisse, Ungereimtheiten und Unhöflichkeiten genannt.

Beispiel 1

Der 54-jährige Herr Braun[15] bekommt am Sonntag zu Hause plötzlich ein rotes Auge. Da sein Augenarzt nicht erreichbar ist, beschließt er in die Klinik zu gehen. Hier warten bereits mehrere Patienten und die diensthabende Ärztin wird von vielen Telefonaten beansprucht. Nach zwei Stunden beschließt Herr Braun zu gehen und am nächsten Tag seinen ortsnahen Augenarzt aufzusuchen. Da er bereits aufgenommen wurde, erhält er jedoch in den nächsten Tagen Post von der Klinik mit der Aufforderung, die Praxisgebühr zu bezahlen. Nun war er ja nicht behandelt worden und sah daher keine Notwendigkeit, die Praxisgebühr zu bezahlen. Er telefonierte mit der Aufnahme und bat darum, die Rechnung zu stornieren. Dies wurde ihm zugesagt. Zur Sicherheit wollte Herr Braun diese Bestätigung schriftlich, das aber lehnte die Klinik ab. Daraufhin rief er bei der Patientenfürsprecherin an und bat um Hilfe. Diese besprach die Sachlage in der entsprechenden Abteilung und sorgte für eine Übersendung der gewünschten schriftlichen Bestätigung.

---

15 Die Namen der Patienten wurden von den Autoren aus Datenschutzgründen geändert.

Beispiel 2

Herr Schultz ruft empört bei der Patientenfürsprecherin an. Er liege in der Klinik und wisse gar nicht, warum er einen lästigen Verband in der Nase tragen müsse. „Niemand sagt mir, warum ich hier bin! Die haben einen Pfusch bei mir gemacht und ich will mich nicht als Versuchskaninchen behandeln lassen." In diesem Fall versprach die Patientenfürsprecherin noch am gleichen Tag zu kommen und rief den Oberarzt auf der Station an, um die Sache mit ihm zu klären. Der Oberarzt sprach sogleich mit dem Patienten und erklärte ihm sowohl seine Operation als auch die Notwendigkeit für den Spezialverband. Als die Patientenfürsprecherin den versprochenen Besuch machte, hatte sich der Patient völlig beruhigt und war sehr angetan von der Klinik, denn jetzt hatte er verstanden, um was es eigentlich bei ihm ging.

In diese Kategorie gehören auch strukturelle Probleme, deren Lösung für das Klinikum sehr wichtig ist. Das Stichwort „lange Wartezeiten" insbesondere in den Polikliniken ist charakteristisch für diese Kategorie.

3.3.2 Beeinträchtigungen

In 37% der Fälle handelt es sich um Probleme mit teils gravierender Auswirkung auf die Folgebehandlung oder die Würde des Patienten. Es beeinträchtigt das physische Befinden des Patienten, seine psychische Verfassung oder es geht um materielle Schäden.

Beispiel

Der 5-jährige Thomas verletzt sich beim Fußballspielen die Zunge so sehr, dass es zu einer starken Blutung kommt. Seine Eltern bringen ihn in die Klinik und der Pförtner teilt ihnen mit, dass sie sich im Wartezimmer gedulden sollten. Keiner kümmert sich um den Knaben, der sein Blut in eine Tüte hineintropfen lässt. Nach 90 Minuten fragen die Eltern schließlich einen vorbeilaufenden Pfleger, wann ihr Kind denn untersucht würde. Sie werden barsch angewiesen das Problem zu schildern, woraufhin der Pfleger verschwindet, um in kurzer Zeit mit einer weiteren Pflegekraft wiederzukommen. Diese herrscht die Eltern an, dass sie mit ihrem Kind ja in der völlig falschen Klinik seien. „Das weiß doch jedes Kind, dass man so etwas nicht hier behandelt." Die Mutter bricht daraufhin in Tränen aus und verlangt, dass ein Arzt ihr Kind ansehen solle. Dieser Arzt veranlasste dann die korrekte Behandlung des Kindes in einer anderen Klinik. Die Eltern waren über die lange Wartezeit und den ruppigen Umgangston empört.
   Eine solche Behandlung durch unfreundliche Pflegekräfte mindert das Selbstwertgefühl des Patienten und seiner Eltern nachhaltig.

3.3.3 Schwerwiegende Probleme und Fehler

Hier handelt es sich um Tatbestände, die zu dauerhaften oder richtungsweisenden Veränderungen beim Patienten führen.

Beispiel

Ein Beamter beschwert sich, weil er zur Behandlung eines Anfallsleidens in die Klinik kam und ausdrücklich darauf hinwies, dass seine Arztbriefe nur an ihn selbst zu schicken seien. Durch eine Verkettung von Unachtsamkeiten wurde dies nicht berücksichtigt und seine Arztbriefe wurden wiederholt an seinen Arbeitgeber geschickt. Dies hatte zur Folge, dass er seinen Beruf verlor. Solche schwerwiegenden Fehler stellten in unserer Serie nur 4% der Fälle dar.

Was von den Patienten als schwerwiegender Fehler empfunden, und auch nach objektiven Kriterien in diese Kategorie eingeordnet wurde, bezog sich in zwei Fällen auf die ärztliche Versorgung, in einem Fall auf die pflegerische und in dem oben geschilderten Fall auf ein administratives Problem. Dass diese schweren Fälle nur zu einem geringen Teil vorkommen, ist zunächst erfreulich. Allerdings ziehen derart gravierende Fehler meist auch eine juristische Klärung nach sich. In diesen Fällen werden sich Patienten direkt an die Klinikleitung oder an einen Rechtsanwalt wenden, so dass sie in der vorliegenden Statistik nicht auftreten.

3.3.4 Informationsbeschaffung

Das Ersuchen um Informationen stellt zwar lediglich eine untergeordnete Beeinträchtigung für den Patienten dar, wird der Vollständigkeit halber aber dennoch ausgewiesen. In 13% der analysierten Fälle ist die Informationsbeschaffung der Hauptgrund für die Kontaktaufnahme zum Patientenfürsprecher. Gesuchte Informationen sind hier u.a. die Sprechstunden in den verschiedenen Kliniken, z.B. zum Thema Nahrungsmittelunverträglichkeit oder Trichterbrustsprechstunde. Oft wird auch nach speziellen Behandlungsmaßnahmen gefragt, die in den öffentlichen Medien diskutiert werden.[16] Die Beantwortung dieser Anfragen und die Bereitstellung der gewünschten Informationen führt diese Patienten oft erst in das Erlanger Universitätsklinikum.

---

16 Weitere Ausführungen zu diesem Thema bei Bruns et al. (2010), S. 221-234.

4. Diskussion und Schlussfolgerungen

Die Analyse einer repräsentativen Zahl aktueller Fälle nach den oben genannten Kriterien führt zu einem differenzierten Bild der Anliegen, die Patienten nicht ohne fremde Hilfe lösen können. Sie ist die Basis dafür, die Notwendigkeit eines Patientenfürsprechers zu dokumentieren und sein Angebot noch besser an die Bedürfnisse der Patienten und ihrer Angehörigen anzupassen. Dazu gehört auch, dass sich auf Basis dieser Daten der Arbeitsaufwand für einen Patientenfürsprecher genauer abschätzen lässt. Für die Klinik ergeben sich daraus Anhaltspunkte über die tatsächliche Arbeit des Fürsprechers. Die Daten über das Lebensalter zeigen, dass es vor allem Patienten im mittleren und höheren Lebensalter sind, die sich an den Patientenfürsprecher wenden. Ausgehend von der These, dass diese Altersgruppen ihre Rechte viel häufiger kennen und verfolgen als die sehr alten Patienten, ist für die Zukunft eine deutliche Zunahme von Anfragen zu erwarten. Denn die nachwachsenden Generationen gehören in immer stärkerem Maße der Informationsgesellschaft an und sind es gewohnt, ihre Meinung und Bedürfnisse über verschiedene Medien zu kommunizieren. Darüber hinaus wandelt sich das Bild der Ärzte vom „Halbgott in Weiß" zu einem Medizindienstleister. Die Scheu, aus Ehrfurcht Kritik zurückzuhalten, dürfte dementsprechend ebenfalls weiter abnehmen. Im Gegenzug ist auch ein Sinneswandel bei den Ärzten und ihrem Umgang mit kritischen Anfragen von Patienten zu beobachten. Hier besteht durchaus die Möglichkeit, dass in Zukunft Fälle, die heute noch über den Patientenfürsprecher laufen, direkt mit dem Arzt geklärt werden können. Die Analyse nach Art und Schweregrad des Anliegens zeigt zwar vor allem Probleme mit der ärztlichen Behandlung auf und in geringerem aber doch nennenswertem Umfang mit der Pflege und der Verwaltung, trotzdem sind nur in den seltensten Fällen echte Fehlbehandlungen zu verzeichnen. Überwiegend sind es Unannehmlichkeiten und hier besonders Störungen in der Kommunikation zwischen Arzt und Patient (bzw. Pflegekraft oder Mitarbeiter der Verwaltung und Patient), die zu Beschwerden führen. Hier liegt ein enormes Potential, denn durch vergleichsweise geringen Aufwand kann die Qualität der Patientenbetreuung für einen großen Teil der heute unzufriedenen Patienten verbessert werden. Wichtig ist in diesem Zusammenhang die Überlegung, dass sich in der Regel nur ein geringer Prozentsatz der tatsächlich Unzufriedenen beschwert. Im konkreten Fall führt der Patientenfürsprecher eine Klärung herbei. Parallel dazu muss das Klinikum besonders bei einer Häufung von Vorfällen systematisch Abhilfe schaffen. In einer so gelebten Kultur aktiver Qualitätsverbesserung werden auch die als Beeinträchtigung klassifizierten Beschwerden kontinuierlich zurückgehen.

Für die Kliniken ist der Patientenfürsprecher ein Qualitätsmerkmal: Der Patient, dessen Würde und Selbstverständnis wieder hergestellt ist, sieht seine Behandlung positiv und kommt im erneuten Krankheitsfall wahrscheinlich wieder in diese Klinik.[17] Wird ihm diese Möglichkeit verwehrt, so wird er sich für seine Gesundheitsprobleme an eine andere Klinik wenden. Außerdem wird er seinem Umfeld vom Besuch der Klinik, in der er negative Erfahrungen gemacht hat, abraten. Postet er diese negative Meinung in Blogs und Newsgroups, erreicht er mit seiner Negativwerbung auch die wachsende Zahl von Patienten, die sich zur Auswahl ihrer Klinik im Internet informieren. Eine Klinik, die ihren Patienten über die Institution des Patientenfürsprechers Gehör verschafft, leistet damit nicht nur einen wichtigen Beitrag für mehr Menschlichkeit im Klinikalltag, sondern handelt auch betriebswirtschaftlich weitsichtig.

---

17 Vgl. Barlow et al. (1996).

Literatur

American Society of Clinical Oncology (Hrsg.) (2008): Communication: What Do Patients Want and Need?, in: Journal of Oncology Practice 4, 5 (2008), S. 249-253.

Anderson, R./Barbara, A./Feldman, S. (2007): What Patients Want: A Content Analysis of Key Qualities that Influence Patient Satisfaction, in: Journal of Medical Practice Management 3, 4 (2007), S. 255-257.

Anderson, R./Camacho, F. T./Balkrishnan, R. (2007): Willing to wait?: The influence of patient wait time on satisfaction with primary care, in: BMC Health Services Research 7 (2007), doi:10.1186/1472-6963-7-31.

Barlow, J./Moller, C. (1996): Eine Beschwerde ist ein Geschenk. Der Kunde als Consultant. Frankfurt/Main, Wien.

Bruns, F./Emrich, I./Fröhlich-Güzelsoy, L./Friedrich, B./Frewer, A. (2010): Patientenfürsprecher als Hoffnungsträger. Eine Analyse der Beratungsarbeit aus ethischer Perspektive, in: Frewer et al. (2010), S. 221-234.

Detsky, A. S. (2011): What Patients Really Want From Health Care, in: The Journal of the American Medical Association 306, 22 (2011), S. 2500-2501.

Emrich, I./Fröhlich-Güzelsoy, L./Friedrich, B./Bruns, F./Frewer, A. (2011): Ökonomisierung im Klinikalltag. Engpässe bei der stationären Versorgung aus Patientensicht, in: Frewer et al. (2011), S. 125-140.

Ende, J./Kazis, L./Ash, A./Moskowitz, M. A. (1989): Measuring patients' desire for autonomy: decision making and information-seeking preferences among medical patients, in: Journal of General Internal Medicine 4 (1989), S. 23-30.

Frewer, A./Bruns, F. (Hrsg.) (2013): Klinische Ethik. Konzepte und Fallstudien. Freiburg, München.

Frewer, A./Bruns, F./May, A. (Hrsg.) (2012): Ethikberatung in der Medizin. Heidelberg.

Frewer, A./Bruns, F./Rascher, W. (Hrsg.) (2010): Hoffnung und Verantwortung. Herausforderungen für die Medizin. Jahrbuch Ethik in der Klinik, Bd. 3. Würzburg.

Frewer, A./Bruns, F./Rascher, W. (Hrsg.) (2011): Gesundheit, Empathie und Ökonomie. Kostbare Werte in der Medizin. Jahrbuch Ethik in der Klinik, Bd. 4. Würzburg.

Frewer, A/Bruns, F./Rascher, W. (2012): Medizinethik an der Universität Erlangen-Nürnberg. Der Gründungsprozess für das Ethikkomitee am Universitätsklinikum, in: Frewer et al. (2012), S. 79-90.

Fröhlich-Güzelsoy, L./Emrich, I. (2013): Klinische Ethik und Patientenperspektive. Forschungsprojekt „Beratungsfälle eines Fürsprechers", in: Frewer/Bruns (2013), S. 60-86.

Universitätsklinikum Erlangen (2012): Jahresbericht 2012. Neue Wege, URL: http://www.uk-erlangen.de/fileadmin/dateien/flipfolder/jahresbericht_2012.html#1 (Stand 11.10.2013).

Leyla Fröhlich-Güzelsoy, Inken Emrich

Inanspruchnahme von Beschwerdestellen durch Migranten
Kultursensitive Medizin aus ethischer Perspektive

> „Die Fremdheit ist wie der Wunderbrei, der über das Land,
> über ganze Kontinente schwappt.
> Aber schaue ich genau hin, ist jede Fremdheit anders.
> Wir werden dafür neue Begriffe und Bilder finden müssen.
> Die nächste, die übernächste Generation wird es tun."[1]

1. Einleitung

Ein Krankenhaus ist für viele Menschen ein „fremdes Land", aber mehr noch: auch die Krankheit mit der man plötzlich konfrontiert wird, lässt – meist unerwartet – wohlvertraute Lebensgewohnheiten und Perspektiven verlieren. Plötzlich finden sich Patienten in einer unvertrauten Rolle wieder, muss Fremden Zugang zum Körper, Gewohnheiten und möglicherweise auch intimen Geheimnissen gewährt werden. Die Abläufe sind schwer nachvollziehbar, oft ist auch das Fachpersonal mit seiner eigenen Sprache nicht verständlich. Und doch haben Patienten eine Vorstellung von diesem „fremden Land" – so wie auch der Migrant[2] seine eigenen Vorstellungen über die neue Welt mitbringt. Durch eigene positive Erfahrungen kann Vertrautheit geschaffen werden. Das Fremdsein ist keine unveränderliche Eigenschaft, es kann durch den passiven oder aktiven Erwerb neuer Kenntnisse verändert werden. Weiterhin beruht Fremdsein auf Wechselseitigkeit. Nicht nur der Ortsfremde wird als solcher wahrgenommen, auch die neue Kultur und deren Menschen mit ihren besonderen Gewohnheiten können als

---

1   Brežná (2012), S. 137.
2   Wenn wir im Folgenden von Migration sprechen, verstehen wir dies nicht im Sinne der Binnen-, sondern einer internationalen Migration. Vgl. Bundesamt für Migration und Flüchtlinge/BAMF (2005). In den letzten Jahren wurde unter dem Begriff „Menschen mit Migrationshintergrund" eine sehr heterogene Gruppe von Menschen, verschiedener religiöser, kultureller und individueller Migrations- und Sozialisationsmerkmale subsumiert. Die vereinfachten Bezeichnungen „Zuwanderer", „Ausländer" oder „Migranten" werden zunehmend verwandt, sind aber nicht synonym. In der internationalen Literatur wird häufig folgende Terminologie verwendet: „ethnic and/or racial minority", „immigrants", „migrants". Vgl. insbesondere Borde et al. (2002), Borde/David (2007) und Borde (2008), Razum et al. (2004) sowie Selby (1996).

fremd erlebt werden, wenn es zunächst wenig offensichtliche Gemeinsamkeiten gibt.

Viele Menschen haben den „Betrieb Krankenhaus" schon selbst als Patient, „Klient" oder „Kunde"[3] erlebt, sei es aufgrund eigener Krankheit oder der Erkrankung von Freunden und Angehörigen. Mit Sicherheit haben die meisten Menschen eine konkrete Erwartungshaltung an diese Institution und viele werden zustimmen, dass sie Prinzipien medizinethischen Handelns zu den Kernpunkten ihrer Erwartungen zählen. Diese sind unter anderem der Respekt vor der Autonomie des Patienten, Nichtschaden, Fürsorge und Gerechtigkeit gegenüber den Bedürftigen.[4] Wenn sie feststellen müssen, dass die Institution Krankenhaus die erwarteten Grundvoraussetzungen nicht erfüllt, wird dies zu Verunsicherung oder Frustration führen. Ein Patient, der sich hoffnungsvoll in die Klinik begibt, wünscht sich Hilfe, Linderung und am Ende meist auch Heilung.[5] Diese Hoffnungen können enttäuscht werden, müssen aber nicht zur Frustration führen, wenn der Patient Kernpunkte seiner Erwartungen als erfüllt betrachten kann.

Das Gesundheitssystem wird zunehmend komplexer. Die Vielzahl an Kostenträgern, Leistungsbringern sowie Diagnose- und Therapiemöglichkeiten führt überdies zu Unsicherheiten und Informationsüberflutung. Die sich ergebende Unübersichtlichkeit verhindert eine effiziente Nutzung des Gesundheitswesens durch den Einzelnen.[6] Das Problem der Verteilungsgerechtigkeit ergibt sich aber nicht allein aus der Nutzung medizinischer Dienstleistungen, sondern auch aus dem Grad der Verfügbarkeit von Informations- und Beschwerdemöglichkeiten.[7]

Was ist mit den Patienten, die sich nicht zu informieren wissen, die Angebote nicht kennen oder möglicherweise nicht nutzen können? Was ist mit

---

3 Die umstrittene Kennzeichnung des Patienten als „Kunden" finden wir zunehmend in der Literatur: Siehe hierzu u.a. Rieser (1998), Maio (2011) sowie Dieterich (2007), S. A2491 und Schnell (1999), S. 65: „Als Leidender ist der Patient Subjekt unserer Hilfe und Fürsorge, als Kunde ist er Verhandlungspartner in einem Zahlungsgeschäft." Vgl. auch Braun/Marstedt (2011), S. 48: „Die Umdeutung von (leidenden) Patientinnen und Patienten zu (anspruchsvollen) Kundinnen und Kunden erleichtert die Auflösung einer belastend erlebten, ‚moralischen Dissonanz' zwischen Patientenerwartungen, eigenen ethischen Wertevorstellungen und erlebten Sachzwängen".
4 Vgl. Beauchamp/Childress (2009).
5 Vgl. Bruns et al. (2010), S. 221, Vincent et al. (1994), S. 1609-1613 und Borde/David (2007), S. 429-430.
6 Vgl. Schröder et al. (2011).
7 Bis zum Inkrafttreten des Gesetzes zur Verbesserung der Rechte von Patientinnen und Patienten vom 20.02.2013 waren wesentliche Patientenrechte nicht gesetzlich verankert, sondern galten als Richterrecht. Dies führte zu Rechtsunsicherheit. Patientenorganisationen fordern seit langer Zeit eine transparente gesetzliche Regelung, welche sowohl Ärzten als auch Patienten die nötige Sicherheit zu geben vermag. Bundesministerium der Justiz und Bundesministerium für Gesundheit (2012), S. 5, 11, 14, 35f.

den sogenannten allochthonen Patienten,[8] den Menschen, denen Strukturen der Klinik, der Kultur oder sogar die Sprache dieses Landes noch fremd sind? Wie mag es sich anfühlen, wenn aufgrund mangelnder Kenntnisse der Sprache und Gepflogenheiten noch weniger verstanden wird, der fremde Ort Krankenhaus also im doppelten Sinn fremd ist? Wie groß mag die Verunsicherung dieser Patienten sein? Eine hohe Anzahl von Menschen in Deutschland sind nicht nur fremd in Bezug auf Kommunikation und medizinische Möglichkeiten, sie sind oftmals Fremde bezüglich der Sprache, also Menschen, denen die Worte fehlen, die gleichsam sprach- und verständnislos sind. Diese Patienten stehen im Fokus der folgenden Betrachtungen. Wie zufrieden sind Patienten mit Migrationshintergrund[9] mit der Behandlung in der Klinik? Was können sie tun, um bei Überforderung oder konflikthaften Problemen Hilfe zu erlangen? Werden niedrigschwellige Angebote, wie die Unabhängige Patientenberatung Deutschland (UPD)[10] oder der Patientenfürsprecher genutzt, ist das Beschwerdemanagement vertraut?

2. Transkulturelle Arzt-Patient-Begegnung im Kontext demografischer Entwicklungen

Migration wird zunächst definiert als eine räumliche Verlegung des Lebensmittelpunktes. Von internationaler Migration sprechen wir, wenn dieses über Staatsgrenzen hinweg erfolgt.

Nach Angaben des Statistischen Bundesamtes handelt es sich um:
- „alle nach 1949 auf das heutige Gebiet der Bundesrepublik Deutschland Zugewanderten"
- alle in Deutschland geborenen Ausländer
- zugewanderte eingebürgerte Ausländer
- Spätaussiedler
- Personen mit mindestens einem zugewanderten oder ausländischen Eltern- oder Großelternteil.

Genauer betrachtet, als es der Begriff Migrationshintergrund zu beschreiben vermag, handelt es sich nicht um eine homogene Gruppe von Menschen, sondern vielmehr um ein amtliches Konstrukt zur besseren statistischen Zuordnung bestimmter Bevölkerungsgruppen. Der Begriff Migration bezeichnet, im Gegensatz zu den Begriffen Rasse und Ethnizität, keinen klar

---
8 „Allochthon" beschreibt im Kontext der Ethnologie Personen „fremder Herkunft oder Abstammung" während „autochthon" die „alteingesessene, einheimische, eingeborene" Bevölkerung beschreibt.
9 Siehe unter Abschnitt 2 Transkulturelle Arzt-Patient-Begegnung im Kontext demografischer Entwicklungen.
10 Die Unabhängige Patientenberatung Deutschland (UPD) gibt es seit dem Jahr 2006.

definierten Zustand, sondern teilt Menschen anhand eines lebensbiografischen Ereignisses ein.[11] Während die Definitionen der „Rasse" und „Nation" auf (vermeintliche) biologische Unterschiede und (temporäre) Zugehörigkeit zu einem politischen Gemeinwesen abzielen, beschreibt der Begriff Ethnizität den Unterschied der Kulturen.[12] Somit stellt dieser ein Merkmal dar, welches die Lebenssituation der Migranten unspezifisch und allgemein bezeichnet, aber nicht ansatzweise ihre Individualität zu berücksichtigen vermag. Der Anteil der Menschen mit Migrationshintergrund entspricht etwa einem Fünftel der Bevölkerung. In Deutschland leben also 15,7 Millionen Menschen mit Migrationshintergrund. Rund 16% dieser Menschen kommen ursprünglich aus der Türkei, gefolgt von Polen (8%) und Menschen aus der Russischen Föderation (6,7%). Bei den unter Fünfjährigen stellen Personen mit Migrationshintergrund inzwischen rund 35% der Bevölkerung dar. Mehr als 23% der Menschen mit sogenanntem Migrationshintergrund weisen keine eigene Migrationserfahrung mehr auf.[13] Sie wurden hier geboren und kennen oftmals nicht einmal die einfachste Form der Migration, die Binnenmigration. Und doch kann gemutmaßt werden, dass Kulturspezifitäten wie auch Migrationserfahrungen, durch die Eltern an die Kinder weitergegeben werden: Sie tragen die Migrationsgeschichte ihrer Familie mit und in sich. Bedingt durch die demographische Entwicklung in Deutschland werden sich die medizinischen Versorgungssysteme auf eine weiterhin steigende Zahl von Menschen mit Migrationshintergrund bzw. -geschichte einstellen müssen.

Derzeit sind 1,5 Millionen Menschen mit Migrationsgeschichte in Deutschland über 65 Jahre alt. Diese Zahl wird sich in den kommenden Jahren weiter erhöhen. Auch wenn das durchschnittliche Alter der Gruppe mit Migrationsgeschichte deutlich jünger ist als das der originär deutschen Bevölkerung, ist der prospektive demographische Wandel mit einiger Verzögerung höchstwahrscheinlich auch auf die Menschen mit Migrationsgeschichte übertragbar. Laut Razum et al. steigt die Zahl der „älteren Menschen mit Migrationsgeschichte sowie ihr Anteil an der gesamten Bevölkerung" stark an.[14] Es handelt sich hierbei um ursprüngliche Gastarbeiter, die zwischen 1955 und 1973 im Rahmen des Anwerbeabkommens als Arbeitskräfte nach Deutschland kamen.[15] Ein großer Teil dieser Gruppe verfügt nur über mangelhafte deutsche Sprachkenntnisse. Weiterhin offenbart diese Gruppe, bedingt durch ihre Erwerbsbiografie – hohe Belastungsexposition am Arbeitsplatz, Schicht- und Akkordarbeit, körperlich schwer belastende Tätigkeiten – und schlechten sozioökonomischen Status, eine im Vergleich deutlich schlechtere körperliche Gesundheit. Als eine Ursache für diesen

---

11 Vgl. Schenk (2006), S. 89.
12 Vgl. Groenemeyer/Mansel (2003), S. 11-12.
13 Vgl. Statistisches Bundesamt (2011), S. 5-6.
14 Vgl. Razum et al. (2008a), S. 95.
15 Vgl. Dietzel-Papakryrikou/Olbermann (2001), S. 285-286.

Nachteil im Vergleich zu den gleichaltrigen Deutschen wird unter anderem deren Heimkehrwunsch verantwortlich gemacht. Dieser Wunsch führte dazu, dass an Annehmlichkeiten gespart wurde, sei es an Wohnraum, der Ernährung oder anderen Konsumgütern.[16] Hierbei muss erwähnt werden, dass gerade diese „Gastarbeiter" ursprünglich – bedingt durch die Praxis der Anwerberauswahl – zu den Gesündesten ihrer Generation gehörten. Gründliche körperliche Untersuchungen einschließlich der Erhebung des Zahnstatus und eine genaue Erhebung der Familienanamnese hinsichtlich somatischer wie auch psychischer Erkrankungen waren eine Grundvoraussetzung der Anwerbung nach Deutschland. Als diese Arbeitsmigranten nach Deutschland einreisten, waren sie gesünder als der Durchschnitt ihres deutschen Vergleichskollektivs. Heute aber sind diese Arbeitsmigranten deutlich kränker. Dabei ist die Mortalität der ersten Generation insgesamt niedriger als die der Deutschen in der Vergleichsgruppe. Dennoch fühlen sich Migranten häufiger gesundheitlich eingeschränkt[17] und gehen wesentlich häufiger in Frührente als ihre originär deutschen Altersgenossen.[18] „Gesundheitliche Einschränkungen gehören somit zu den zentralen Defiziten im Leben älterer Migranten." Besonders bei türkischstämmigen Migranten spielen sprachliche und kulturelle Barrieren weiterhin eine große Rolle.[19]

Die Gesundheitszufriedenheit ist objektiv schwer zu erfassen, da es sich um eine subjektive Empfindung handelt. Möglicherweise würde das Wissen um verschiedene Beratungsstellen, der Infrastruktur im Gesundheitssystem und anderer Hilfseinrichtungen die subjektiv empfundene Sicherheit erhöhen und die Anfälligkeit herabsetzen. Auf die wachsende Patientengruppe der Migranten ist das deutsche Gesundheitswesen bisher weitgehend unzureichend eingestellt.[20] Die adäquate Versorgung dieser Patienten kann kaum mit der erforderlichen Sorgfalt erfolgen, wenn migrationsspezifische Einflussfaktoren nicht berücksichtigt werden. Dies setzt eine kultursensitive Grundhaltung und interkulturelle Öffnung der verschiedenen Anbieter im Gesundheitssystem voraus. Ethnische Zugehörigkeit rückt zunehmend in den Fokus der Wissenschaften und dient als ein Orientierungsrahmen für soziales Handeln.[21] Dabei interessiert im Besonderen die Determinante „Beschwerdeverhalten im Gesundheitssystem". Dieses Feld weist ebenfalls einen hohen Forschungsbedarf auf. Es gibt wenig valide Daten zur Gesundheitsversorgung von Migranten und zur Inanspruchnahme von Beschwerdestellen des Gesundheitssystems. Mehrere internationale und auch deutsche Studien kamen zu dem Schluss, dass insbesondere fehlende Sprachkennt-

---

16 Vgl. Bükrücü (2001), S. 25f, vgl. zur sozioökonomischen Ungleichheit im Gesundheitssystem Grasdal/Monstad (2011), S. 10-11.
17 Vgl. Razum et al. (2004) und Holz et al. (1994), S. 21.
18 Vgl. u.a. Schmidt (2003), S. 24f, Wölk (1997), S. 27f, Holz et al. (1994), S. 21 und Özcan/Seifert (2006), S. 2-3.
19 Wölk (1997), S. 27.
20 Vgl. Beauftragte der Bundesregierung für Migration (2005), S. 113.
21 Vgl. Rodriguez et al. (2012) und Collatz (1998), S. 33-58.

nisse sowie ein Mangel an Wissen über die Struktur des Gesundheitswesens häufig zu inadäquater Versorgung von Menschen mit Migrationshintergrund führen. Dabei sei hervorgehoben, dass eine einseitige, defizitorientierte Forschung nicht hilfreich ist, weil sie positive Ressourcen in diesem Kontext nicht zu berücksichtigen vermag. Die Notwendigkeit einer transkulturellen Arzt-Patient-Beziehung ist eine Realität unseres medizinischen Versorgungssystems, welches bei mangelnder interkultureller Kompetenz schwere medizinethische Konflikte birgt.

3. Ombudspersonen – eine historische Annäherung

Der Begriff „Ombudsman" kommt aus dem Schwedischen, leitet sich von dem Wort *umbup* ab und bedeutet so viel wie „Autorität", „(Voll)Macht."[22] Ein Ombudsman agiert als stellvertretender Sprecher im Auftrag anderer. Zum näheren Verständnis der Institution „Ombudsman" ist ein kurzer Blick in die Geschichte von Ombudspersonen in Europa erforderlich.[23] Die europäischen Ursprünge dieses Amtes sind in Skandinavien zu finden. Eingerichtet wurde das Amt von König Karl XII. von Schweden. Dieser floh nach der Niederlage gegen Russland 1709 ins Osmanische Reich. In der Zeit seines Exils (1709-1714)[24] lernte er das islamische System des *Muhtasib* kennen. Dieser erfüllte eine Vielzahl von Aufgaben als staatlich eingesetzter Inspektor und war dem Qadi (arabisch: al-kadi) unterstellt.[25] Er hatte das *Hisbah*-Amt[26] inne, das schon zu Lebzeiten Mohammeds eingerichtet wurde. Unter anderem inspizierte er die richtige Einstellung der Waagen und Maße auf Märkten, war aber auch für die Erhaltung der öffentlichen Gesundheit zuständig. Das Fleisch verendeter oder erkrankter Tiere durfte nicht verkauft werden, die regelmäßigen Kontrollen der hygienischen Zustände von Badehäusern, Bäckereien und ärztlichen Utensilien gehörten ebenso in seinen Aufgabenbereich, wie das Sorgen für Ruhe und Ordnung. Weiterhin wurde er auch bei Streitigkeiten schlichtend tätig. Er war ein Mittler zwischen Volk und Staat, ein Rechtskundiger, der als ungerecht empfundene Urteile prüfen und von der Regierung bzw. dem Richter einen Rechenschaftsbericht einfordern konnte. Somit hatte er eine verbindende und Mittler-Funktion zwischen dem Volk und der Obrigkeit.[27] Die

---

22 Häufig verwandte Bezeichnungen sind u.a. „Patienten-Anwalt", „Begutachter", „Bevollmächtigter", „Schlichter", „Vermittler" oder „Beauftragter".
23 Vgl. Hansen (1972), S. 3ff.
24 Vgl. Hohrath (2006), S. 128-145.
25 Al Qadi ist ein Richter in islamischen Ländern, der entsprechend der Schariá Recht spricht.
26 Die Hisbah stellt im Islam eine unter staatlicher Autorität stehende religiöse Institution dar, welche nach den Vorgaben der Sunna für die Wahrung der öffentlichen Ordnung steht.
27 Vgl. Stone (1977), S. 22-25.

Vorgehensweise, eine Beschwerde über eine Ombudsperson zu äußern, hat im arabisch-türkischen Raum eine lange Geschichte vorzuweisen und dürfte daher vielen Personen aus dieser Region vertraut sein.

Nach seiner Rückkehr aus dem Exil (1718) ernannte Karl XII. per Dekret den königlichen Justizkanzler zu einer vermittelnden Instanz ähnlich dem Muhtasib.[28] Dieser unterlag den Weisungen der Regierung, im weiteren Verlauf wurde ihm 1809 ein vom Parlament gewählter Justiz-Ombudsman zur Seite gestellt. Dieser Ombudsman des öffentlich-rechtlichen Lebens stellt in Schweden eine von der Regierung oder dem Parlament ernannte, unabhängige Vertrauensperson dar, die Missstände verhindern sollte, indem sie den Bürgern die Möglichkeit zur Beschwerde gibt, ohne gleich rechtliche Schritte in die Wege zu leiten. Dieser parlamentarische Ombudsman blieb lange Zeit auf Schweden begrenzt. Erst 1919 übernahm auch Finnland dieses Amt, gefolgt von Dänemark (1955) und Norwegen (1962).[29] In Kanada beispielsweise wurde das Amt vergleichsweise spät (1967 in Alberta) implementiert. Auch auf europäischer Ebene gibt es erst seit 1992 einen Ombudsman, welcher in Form des Bürgerbeauftragten in Erscheinung tritt.[30] Neben dem ursprünglichen schwedischen Modell der Ombudsperson als ein von der Legislative eingesetzter Beauftragter des Parlaments gibt es Ombudspersonen, welche in privaten Einrichtungen, Firmen oder im Gesundheitswesen zum Einsatz kommen. Das Amt des Patientenfürsprechers stellt eine dieser Instanzen zur Unterstützung der Patienten im Krankenhaus dar. Es ist nach schwedischem Vorbild ein Ombuds-Amt und damit eine der wenigen offiziellen und unabhängigen Beschwerdestellen für die Belange von Patienten.[31]

---

28 Vgl. Hansen (1972), S. 4-5.
29 Vgl. Hippel (2000), S. 623-624.
30 Mit den Maastrichter Verträgen 1992 wurde innerhalb der EU dieses Amt implementiert (Vertrag über die Europäische Union, Maastricht-Vertrag, vom 07.02.1992, Artikel 138e in Kraft getreten am 01.11.1993). Der europäische Bürgerbeauftragte untersucht Beschwerden über die Organe und Institutionen der Europäischen Union, informiert die betreffenden Stellen und versucht eine Einigung zu erzielen. Wenn keine Einigung erzielt werden kann, wird er dem europäischen Parlament einen Sonderbericht vorlegen – somit steht er den Bürgern der EU als Ansprechpartner zur Verfügung. Allein im Jahr 2009 wurden 3.098 Beschwerden registriert und bearbeitet. Vgl. Diamandouros (2011), S. 23-37.
31 Ombudspersonen sind in den letzten 15 Jahren auch im Bereich der Wissenschaft als Ansprechpartner bei wissenschaftlichem Fehlverhalten eingesetzt worden.

4. Patientenfürsprecher als Anlaufstelle bei Konflikten

Obwohl 53,6% der Krankenhäuser in Deutschland[32] über einen Patientenfürsprecher verfügen und zahlreiche Bundesländer inzwischen in ihren Landeskrankenhausgesetzen das Amt des Patientenfürsprechers gesetzlich vorschreiben,[33] ist seine Arbeit in der Forschung des deutschsprachigen Raums wenig berücksichtigt worden.[34] Dies verwundert umso mehr, wenn man bedenkt, dass gerade diese Anlaufstelle ein besonders niedrigschwelliges Angebot an die stationär versorgten Patienten darstellt, die ihre Sorgen und Nöte zeitnah offenbaren können.[35]

An der Professur für Ethik in der Medizin der Universität Erlangen-Nürnberg (FAU) wurde die Arbeitsgruppe „Klinische Ethik und Patientenperspektive" eingerichtet, die sich mit der Institution des Patientenfürsprechers näher beschäftigt und exemplarisch Beratungsfälle aus einem 10-Jahres-Querschnitt der Tätigkeit des Patientenfürsprechers am Universitätsklinikum Erlangen untersucht hat. Hierbei konnte die Forschungsgruppe auf Daten von 692 differenziert dokumentierten Akten zurückgreifen, einer genauen Analyse unterzogen wurden. Zu den Auswertungskriterien gehörten unter anderem die Kommunikations- und Gesprächsbereitschaft des Arztes sowie die ärztliche Kontaktzeit. Diese Kriterien wurden durch die Arbeitsgruppe im Feld „Kommunikation" erfasst.[36] Von besonderem Interesse waren auch Kommunikationsprobleme im interkulturellen Kontext, auf welche im Folgenden näher eingegangen werden soll.

4.1 Untersuchungsgegenstand: Interkulturelle Konflikte

Gesucht wurde zunächst nach Konflikten, denen unmittelbar ein interkultureller Kontext zugeschrieben wurde. Im Weiteren wurden auch Fälle erfasst, wo aufgrund der Aktenlage auf eine Migrationsgeschichte des Betroffenen geschlossen werden konnte – auch dann wenn die Anfragen nicht spontan in einem interkulturellen Kontext zu verorten waren. Entgegen der Erwartungen der Arbeitsgruppe stellte sich bei genauer Analyse der Datenlage heraus, dass Beratungen, Informationen oder Beschwerden im interkulturellen Kontext in nur 2% der Fälle vorlagen. Bei der Vielzahl dys-

---

32 Vgl. Blum et al. (2011), S. 111.
33 Wie z. B. Berlin, Hessen, Rheinland-Pfalz oder Nordrhein-Westfalen. Vgl. u.a. Landeskrankenhausgesetz für das Bundesland Rheinland-Pfalz (2008) und Schaeffer/ Dierks (2012).
34 Dies zeigt sich nicht zuletzt auch an der relativ geringen wissenschaftlichen Literatur im deutschsprachigen Raum: Kranich/Müller (1993), Gold et al. (2000), Honert (2007), Bruns et al. (2010), Blum et al. (2011), Emrich et al. (2011), Schaeffer/ Dierks (2012) und Fröhlich-Güzelsoy/Emrich (2013).
35 Bruns et al. (2010), S. 222.
36 Fröhlich-Güzelsoy/Emrich (2013), S. 68-79, vgl. Emrich et al. (1013).

funktionaler Kommunikationsmuster, gerade bei der Gruppe mit Migrationshintergrund,[37] wurde ein höherer Anteil frustraner Erfahrungsinhalte erwartet. Diese Erwartungshaltung der Arbeitsgruppe ist auf eigene Erfahrungen im Krankenhausalltag zurückzuführen und durch Rückmeldungen des klinischen Personals sowie durch Literaturrecherche begründet.[38] An der Professur für Ethik in der Medizin ist zudem eine steigende Zahl von Anfragen bezüglich dieser Thematik zu beobachten. Seit dem Sommersemester 2007 wird für Medizinstudierende höherer Semester ein ganztägiges Blockseminar zum Thema „Interkulturelle Kommunikation" (IKK) angeboten. Die durch Teilnehmer dieser Veranstaltungen regelmäßig geschilderten Konflikte in der Klinik waren erstaunlicherweise zu keinem Zeitpunkt an den Patientenfürsprecher herangetragen worden.

4.2 Häufig artikulierte interkulturelle Konflikte

Hürden für Migranten bei der Inanspruchnahme medizinischer Dienstleistungen sind mannigfaltig:[39] Begonnen bei sprachlichen Schwierigkeiten und mangelnden Kenntnissen über die vorhandene Infrastruktur reichen sie bis hin zu fehlendem Vertrauen zum Arzt. Muthny geht sogar noch weiter und hebt scheinbar banal erscheinende Themen hervor, die auf den Stationen immer wieder zu Konflikten führten. Eines dieser Themen sei beispielsweise die „immer wieder berichtete Schwierigkeit, überhaupt eine kultur- bzw. religionsangepasste Ernährung des Patienten zu ermöglichen" (mit entsprechenden Klagen der Patienten).[40] Interkulturell geprägte Konflikte würden „unaufgefordert und spontan" von Ärzten, Pflegenden aber auch Verwaltungsleitern angesprochen. Borde und David[41] zeigen in einer Erhebung von 2001, an der 262 Patientinnen türkischer Herkunft und 320 autochthon deutsche Patientinnen teilnahmen, dass die Erwartungen an einen stationären Aufenthalt unabhängig von der Ethnizität sehr ähnlich waren. Patientinnen verlangten nach fachlicher Kompetenz, Sorgfalt bei Untersuchung und Behandlung, Ehrlichkeit bei der Aufklärung, Hygiene, Fürsorge, Freundlichkeit und Hilfsbereitschaft von Seiten des Personals. Neben diesen universellen Patientenerwartungen zeigten allochthone Patientinnen

---

37 Vgl. auch Kap. 2. Die Definition des Migrationshintergrunds wurde vom Statistischen Bundesamt für den Mikrozensus entwickelt, um bei Auswertungen länderübergreifend eine einheitliche Definition zu gewährleisten. Migrationshintergrund haben demnach: Ausländerinnen und Ausländer, im Ausland geborene und nach dem 01.01.1950 Zugewanderte, Eingebürgerte und Kinder, bei denen mindestens ein Elternteil in eine der genannten Kategorien fällt. Vgl. Statistisches Bundesamt (2011).
38 Vgl. u. a. Thiedke (2007), S. 13f, Brause et al. (2010) sowie Baeroe/Bringedal (2011), S. 526-529.
39 Althaus et al. (2010), S. 81.
40 Muthny/Bermejo (2009), S. 5.
41 Vgl. Borde/David (2007), S. 428-431.

zusätzlich den Wunsch nach guter sprachlicher Verständigung, den Wunsch nach Gerechtigkeit – einer Gleichbehandlung mit deutschen Patientinnen sowie die Akzeptanz ihrer kulturellen Besonderheiten. Im Vergleich zur anderen Gruppe zeigte die der Migrantinnen eine höhere Unzufriedenheit mit der Krankenhausverpflegung (33,9% vs. 24,2% der deutschen Gruppe). Auch war die Unzufriedenheit dieser Gruppe in den folgenden Punkten höher als bei der Vergleichsgruppe:

- Psychosoziale Betreuung (25,8% vs. 13,5%)
- Ärztliche Information und Aufklärung (17,5% vs. 3,3%)
- Medizinische Versorgung (4,6% vs. 0,3%)
- Pflege (7,3% vs. 3,0%)

In einem Beitrag der Patientenfürsprecherin Rossi stellt diese mit Sorge fest, dass Patienten mit Migrationshintergrund die Angebote des Fürsprechers kaum nutzten.[42] Bei einer relativ hohen Prozentzahl sehr emotionaler Äußerungen und Beschreibungen dysfunktionaler oder ambivalenter Arzt-Patient-Kommunikation ist ein solch geringer Anteil migrationsspezifischer Konflikte kaum nachvollziehbar.

Zu den häufig genannten Faktoren, die im multikulturellen Setting zu Komplikationen in der Gesundheitsversorgung führen können, zählen u.a.:

- Sprachliche Barrieren
- Unterschiede bezüglich des Besuchsverhaltens
- Unterschiedliche Auffassungen in Bezug auf Krankheit, Tod und Trauer
- Differente Schmerzäußerungen
- Kulturell geprägte Interpretations- und Deutungsmuster
- Falsche Systemvorstellungen
- Differierende Einstellungen in Bezug auf Scham
- Genderspezifische Probleme
- Krankenhausnahrung
- Gefühl, abgelehnt zu werden

4.3 Beschwerden bezüglich des Essens

Der hohe Stellenwert der Ernährung für den Menschen zeigt sich in dem Sprichwort: „Der Mensch ist, was er isst". Die Bedeutung des Essens für die Genesung und das Wohlbefinden von Patienten stellt ein oft unterschätztes Thema dar. Laut Borker hat das Essenreichen in Kliniken, obgleich es eine „immer wiederkehrende und häufig durchgeführte Verrichtung" der täglichen Arbeit von Pflegenden darstellt, einen geringen Stellenwert in der Pflegepraxis.[43] Sich mit der Erkrankung und möglichen Be-

---

42 Honert (2007).
43 Vgl. Borker (1996), S. 14 und Muthny/Bermejo (2009), S. 5.

einträchtigungen zu arrangieren, fällt vielen Patienten schwer. Die Bewältigung gelingt leichter, wenn der Patient keine zusätzlichen Einschränkungen in seiner Lebensqualität erfährt. Hierzu gehört – sofern krankheitsbedingt keine besonderen diätetischen Maßnahmen erforderlich sind – die Gewohnheit der eigenen Ernährung. Es kann vermutet werden, dass nicht nur aus ökonomischen und organisatorischen Gründen, sondern auch aufgrund eines mangelnden Bewusstseins des Klinikpersonals, die Möglichkeiten der Einflussnahme für Patienten auf die Mahlzeiten in der Regel marginal sind. Mahlzeiten strukturieren im Krankenhaus den Tag und verdeutlichen dem Patienten zusätzlich sein Abhängigkeitsverhältnis und seine Pflegebedürftigkeit.

Zur Autonomie eines gesunden Menschen gehören tägliche Entscheidungen bezüglich des Zeitpunkts und des Inhalts zugeführter Nahrung entsprechend persönlicher und kulturell geprägter Präferenzen. Diese Selbstbestimmung verliert der Kranke weitgehend mit der Aufnahme in eine Klinik. Die Behandlungszeit ist oft begleitet von Angst und Unsicherheit, in der das Verhalten und die Äußerungen des Klinikpersonals kritisch beobachtet und bewertet werden können. Sicherlich liegt in dieser Phase auch eine erhöhte Kränkungsbereitschaft vor. Es gilt als Grundkonsens, dass kulturelle und religiöse Aspekte der Nahrungsaufnahme berücksichtigt werden sollten. Dennoch findet sich unter den in der Literatur beschriebenen interkulturellen Konflikten nicht selten die Thematisierung des Essens in deutschen Kliniken.[44] Das scheinbar so banale Thema Ernährung birgt speziell im interkulturellen Kontext durchaus erhebliches Konfliktpotenzial: Patienten bewerten das Vorenthalten von spezifischen Essensangeboten häufig als mangelnden Respekt gegenüber ihren kulturell-religiösen Besonderheiten.

In der vorliegenden Studie erreichten den Patientenfürsprecher Beschwerden bezüglich des Krankenhausessens in 31 Fällen (6%). Häufig wurde über die Darreichungsform, vergessene Mahlzeiten sowie kaltes Essen oder Diätkost geklagt. Zum Teil handelte es sich um sehr emotionale Schilderungen. In keinem Fall hatten die Patienten einen Migrationshintergrund, es handelte sich ausnahmslos um deutsche Patienten.

Exemplarisch sei an dieser Stelle auf einen Fall (Nr. 255) verwiesen. In einem zweiseitigen Beschwerdebrief bezüglich der Essenssituation schreibt Patient Heinrich[45] Folgendes:

> „Die Zeit zwischen den beiden letzten Nahrungsangeboten betrug wiederum 18 Stunden!!! An diesem (dritten) Abend beschwerte ich mich ganz massiv beim Leiter der Station. Mit dieser Beschwerde wird sich sicherlich nichts an den Gegebenheiten ändern. Ich bin nur der Meinung, dass Sie wissen sollten, wie Patienten empfinden. Sie sind einer Institution ausgeliefert, die von ‚Halbgöttern in Weiß' regiert werden […]."

---

44 Vgl. u.a. Muthny/Bermejo (2009), S. 5, aber auch Ilkilic (2007), S. 1587.
45 Aus Datenschutzgründen wurden dieser und alle folgenden Patientennamen geändert.

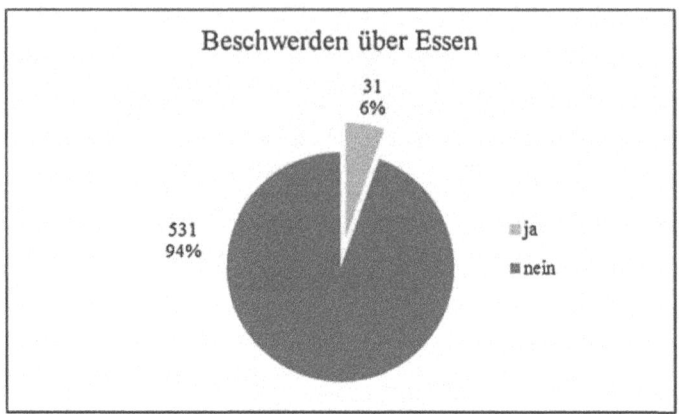

Abb. 1: Beschwerden über das Krankenhausessen

4.4 Besuchsverhalten

In einem einzigen Fall wendeten sich Angehörige an den Patientenfürsprecher aufgrund interkultureller Spannungen bezüglich des Besuchsverhaltens In Fall 211 insistiert ein Sohn, dass er sich ständig bei seinem Vater auf der Intensivstation aufhalten müsse, da dieser der deutschen Sprache nicht mächtig sei. Das Pflegepersonal lässt Besuche jederzeit zu, möchte aber die Intimsphäre des Mitpatienten geschützt wissen und erwartet, dass die Angehörigen den Raum verlassen, wenn beispielsweise der Mitpatient gewaschen wird. Hierzu notiert der Patientenfürsprecher Folgendes: „Ich habe versucht, die Problematik ‚griechischer Familiensinn' und ‚deutsche Gewissenhaftigkeit' zu koordinieren."

4.5 Sprachliche Barrieren

Unter den Beschwerden im interkulturellen Kontext finden sich am häufigsten Klagen über sprachliche Barrieren (n=6). Wenn nach einem Dolmetscher gefragt wurde, weil spontan keine Übersetzer zur Verfügung standen, musste der Patientenfürsprecher häufig mehrere Telefonate tätigen, um das Problem zu lösen. In den Unterlagen findet sich folgende Notiz (Fall 301), die als ein typisches Beispiel dienen kann:

> „Die psychiatrische Station bat mich um Hilfe zwecks eines Persisch-Dolmetschers, leider liegt keine Liste vor, ich habe mich durch das Klinikum durchgefragt und habe K. gefunden, der selbst Perser ist und in der Datenverarbeitung arbeitet. Er ist heute belegt, aber jederzeit bereit[,] seine Mittagspause zu opfern, wenn es um einen Patienten geht."

In einem anderen Fall (Nr. 28) findet sich im Lob- und Kummerkasten der Klinik ein vierseitiges Schreiben. Darin wird unter anderem bemängelt, dass ein „ausländischer Mitpatient" vom ärztlichen und pflegerischen Personal über das therapeutische Vorgehen informiert worden sei, aber kein Wort habe verstehen können. Es wird die nachvollziehbare Frage formuliert, warum sich keiner verantwortlich gesehen habe, die sehr gut deutschsprechenden Kinder des Patienten hinzuzuziehen.

In Fall Nr. 441 lässt sich ein Patient von seinem deutschen Bekannten beim Ausfüllen des Anmeldeformulars helfen, bemerkt jedoch später, dass hierbei Leistungen angekreuzt worden sind, die er nicht benötigt und wendet sich an den Patientenfürsprecher. Dieser kann Abhilfe schaffen, da die Leistungen noch nicht erfolgt sind.

In der medizinischen Praxis begegnen wir zahlreichen Situationen, die ohne Dolmetscher[46] kaum lösbar wären.[47] Unter den restlichen Fällen der vorliegenden Studie finden sich sowohl hoffnungsvolle Anfragen aus dem Ausland (Slowakei, Rumänien, Polen) zu Therapieverfahren am Universitätsklinikum, als auch intensive Bemühungen des Patientenfürsprechers bezüglich der Einstellung einer türkischstämmigen Gynäkologin, in einer Sprechstunde für muslimische Patienten (Fall 14, 130 und 284).

4.6 Bewertung der niedrigen ‚interkulturellen' Fallzahlen des Fürsprechers

Im Folgenden sollen die Gründe für die recht kleine Anzahl an interkulturellen Konflikten analysiert werden. Es stellt sich die Frage, ob diese Zahlen repräsentativ sind. Da es noch keine datengestützten Untersuchungen zur Inanspruchnahme von Beschwerdestellen bei interkulturellen Konflikten bzw. kaum Erhebungen bezüglich der Patientenzufriedenheit von Migranten gibt,[48] soll eine Annäherung an dieses Thema durch praktische Erfahrungen versucht werden. Folgende Fragen stellen sich:

1. Sind Migranten zufriedener und haben somit weniger Beschwerden/Anliegen als einheimische Patienten?
2. Kennen Migranten schlicht die Beschwerdemöglichkeiten nicht?
3. Nutzen Migranten andere Angebote bei Beschwerden und hat das jeweilige individuelle Hilfsangebot des Patientenfürsprechers Auswirkungen auf das Beschwerdeverhalten der untersuchten Gruppe?

Zu Frage 1: Die Patientenzufriedenheit stellt eine subjektive Bewertung der Patienten in Bezug auf deren medizinische Versorgungsqualität dar. Wenn die bestehenden, subjektiven Erwartungen erfüllt werden, wird die Zufriedenheit des Patienten entsprechend höher ausfallen. Die subjektiven Er-

---

46 Vgl. Karliner et al. (2007).
47 Siehe Kapitel 4, Einsatz von Dolmetschern als medizinethische Herausforderung.
48 Vgl. Borde et al. (2001), S. 229-230 und Borde/David (2007).

wartungen wiederum unterliegen vielfältigen individuellen Einflüssen wie Geschlecht, Alter, Bildungsstand und auch kulturellem Hintergrund.[49] Grundsätzlich lassen sich drei unterschiedliche Erwartungstypen unterscheiden: Die „ideale Erwartung", welche als Maß der Kundenzufriedenheit genutzt werden kann, eine „verdiente Erwartung", die erfüllbar ist sowie die „minimale Erwartung", welche sich schon mit einer geringen Leistung zufrieden gibt.[50] Von diesen „patientenabhängigen" Faktoren abgesehen gibt es weitere Einflussfaktoren, die für die Zufriedenheit eine wichtige Rolle spielen hierzu gehören u. a. das interpersonelle Verhalten der Krankenhausangestellten sowie auch äußere Faktoren, wie: Zimmerausstattung, das Krankenhausessen, Zugänglichkeit und Verfügbarkeit der Klinik. Viele Studien belegen zudem, dass es einen Zusammenhang zwischen der Patientenzufriedenheit und der Kontinuität der Behandlung gibt. Zufriedene Patienten weisen eine höhere Compliance auf und wechseln den Arzt seltener.[51] Es kann davon ausgegangen werden, dass Migranten mit großer Wahrscheinlichkeit nicht zufriedener sind als andere Patienten. Die Untersuchungen von David und Bordes bezüglich der allgemeinen Lebenszufriedenheit einer Stichprobe von Patientinnen in einer gynäkologischen Klinik zeigten eine geringere Zufriedenheit der Migrantinnen in folgenden untersuchten Bereichen: Lebenszufriedenheit, Lebens- und Wohnstandard sowie eine geringere Zufriedenheit bezüglich ihrer Arbeitssituation. Das gesundheitliche Wissen war in fast allen untersuchten Bereichen deutlich schlechter als das der deutschen Frauen. Diese Erhebungen beziehen sich zwar nicht auf unsere Fragestellung zeigen aber, dass es sich nicht um eine Population handelt die per se zufriedener wäre.[52]

Zu Frage 2: Es kann davon ausgegangen werden, dass Beschwerdestellen innerhalb und außerhalb der Kliniken weniger bekannt sind. Berücksichtigt man die häufigen Nationalitäten, Türkei und Russland, zeigen sich jeweils sehr unterschiedliche Strukturen in der Gesundheitsversorgung der jeweiligen Herkunftsländer. Auch wenn Ombudspersonen, wie weiter oben dargelegt, gerade im türkisch-arabisch-sprachigen Raum eine lange Tradition haben, sind diese in diesen Regionen nicht fest in Kliniken integriert.

Insbesondere den Migranten der ersten Generation fehlt es an Kenntnissen bezüglich der Strukturen des deutschen Gesundheitswesens. Befragt zum Grund der Nicht-Inanspruchnahme von Angeboten des Gesundheitssystems nannten in einer Studie von Borde et al.[53] 91% der befragten Migranten, dass sie darüber keine Information hätten. In der deutschen Vergleichsgruppe waren es lediglich 9%. Besonders im Hinblick auf die oben erwähnten langen Erfahrungen mit Ombudspersonen gerade im türkischen

---

49 Vgl. Applebaum et al. (2004), S. 38-40.
50 Vgl. ebd., S. 37-38.
51 Vgl. u.a. Bos et al. (2005), S. 526 und Wartman et al. (1983), S. 886-887.
52 Vgl. unter Abschnitt 4.3 die Studienergebnisse zur Patientenzufriedenheit von Borde/David (2007).
53 Borde et al. (2001), S. 229-230.

Raum dürfte erwartet werden, dass diese Form der Beschwerde- und Schlichtungsstelle besonders gut angenommen werden müsste, wenn sie denn auch wirklich bekannt wäre. Interessant sind in diesem Kontext aber auch die Erfahrungen der Unabhängigen Patientenberatungsstellen (UPD) sowie Erfahrungen am Universitätsklinikum Erlangen, die im Folgenden unter der dritten Fragestellung näher erläutert werden.

Zu Frage 3: Eine Evaluation der Beratungsfälle der zurückliegenden Jahre hat ergeben, dass interkulturelle Konflikte auch bei der UPD in nur rund 2% der Fälle vorgetragen worden sind;[54] dort wurden am 1. August 2011 Beratungsstellen in türkischer und russischer Sprache implementiert. Seit zwei Jahren bietet die UPD ein bundesweites Beratungstelefon in diesen beiden Sprachen an, in vier deutschen Städten sind zudem persönliche Beratungen möglich (für Berlin und Stuttgart in türkischer Sprache, Nürnberg und Dortmund in russischer Sprache). Ein sechsköpfiges Team von Muttersprachlern berät und unterstützt hierbei in allen Bereichen, die durch die UPDs abgedeckt werden. Laut der Koordinatorin für die russischsprachige Beratung in Nürnberg, gäbe es bei „großer Gleichheit auch Unterschiede in den beiden Gruppen". Demnach suchten Anfragende aus dem türkischen Kulturraum häufiger einen direkten Kontakt. Diese Gruppe sei, im Gegensatz zur Gruppe aus dem russischen Kulturraum, über Online- und Telefonhotlines sehr schwer zu erreichen. Die UPD habe mit großem Aufwand türkische Vereine und andere Multiplikatoren gewinnen müssen, um das Angebot auch für diese Menschen nutzbar zu machen.

Eine im Jahr 2012 durchgeführte Internet- und Telefonrecherche durch die Arbeitsgruppe[55] ergab, dass von 115 untersuchten Kliniken keine einzige über direkte Angebote für Patienten mit Migrationsgeschichte verfügte. Von den 53 telefonisch kontaktierten Patientenfürsprechern gaben nur sieben die Möglichkeit zur Nutzung von Dolmetscherdiensten in ihrer Einrichtung an, wobei es sich hierbei nicht um professionelle Dolmetscher, sondern um Mitarbeiter der Klinik handelt. Am Universitätsklinikum Erlangen wurde im Sommer 2012 eine Beratungsstelle für muslimische Patienten in türkischer Sprache eingerichtet. Dies erfolgte primär aufgrund des hohen Einsatzes der amtierenden Patientenfürsprecherin. Patienten sowie deren Angehörige können Sorgen und Nöte in ihrem sozio-kulturellen Kontext ansprechen. In einem Zeitraum von rund drei Monaten haben sich bereits 42 Patienten an die Verantwortliche gewandt.[56] Sie verwies drei der Patien-

---

54 Vortrag am 27.10.2012 von Dipl.-Soz. Päd. Claudia Schlund und Frau Oxana Strobel auf dem 11. Ethiktag des Klinischen Ethikkomitees und der Professur für Ethik in der Medizin: Risiko – Patient – Medizin, im Workshop: „Fehler-Erfahrungen der Unabhängigen Patientenberatung Deutschland", siehe auch Redebeitrag Zöller (2011).
55 Für die Durchführung der Recherche geht herzlicher Dank an Frau Stefanie Grabler, Doktorandin der Professur für Ethik in der Medizin.
56 Besonderer Dank gilt der Patientenfürsprecherin des Universitätsklinikums Erlangen, Frau Prof. Dr. Margareta Klinger, deren großem Engagement die Einrichtung

ten aufgrund der Komplexität der Fälle weiter an die Patientenfürsprecherin. Mit den Angehörigen einer weiteren Patientin wurde sie bei der Geschäftsführung des Klinischen Ethikkomitees vorstellig; dieser Fall wurde auch innerhalb des Gremiums diskutiert. In einem Zeitraum von drei Monaten wurden mehr als doppelt so viele Fälle im interkulturellen Kontext vorgebracht, als im gesamten zurückliegenden Zeitraum von zehn Jahren. In einem Flyer, der auf den verschiedenen Stationen des Klinikums verteilt wird, stellt sich die muslimische Beraterin sowohl in deutscher als auch türkischer Sprache vor und weist auf ihre zwischen Seelsorge und Patientenfürsprache verortete Tätigkeit hin:

> „Liebe Patientinnen und Patienten, Ich möchte, dass Sie sich im Uni-Klinikum Erlangen immer gut versorgt fühlen. Hierzu gehört auch, auf Ihre Wünsche und Bedürfnisse im kulturellen Kontext eingehen zu können. Sollten Sie einmal Probleme haben, zögern Sie bitte nicht, mich anzusprechen. Ich nehme mir gerne Zeit für Sie. Sofern Sie meinen Besuch wünschen, geben Sie mir bitte telefonisch oder über das Pflegepersonal Bescheid. Ich nehme dann baldmöglichst Kontakt zu Ihnen auf. Beim persönlichen Gespräch können wir gemeinsam Ihre Sorgen, Nöte und andere Fragen bezüglich Ihres Klinikaufenthaltes besprechen und zusammen nach Lösungswegen suchen. Mein Angebot richtet sich an Sie und auch an Ihre Angehörigen."

Viele Patienten, die von diesem Angebot erfahren, seien sehr glücklich und oft sogar zu Tränen gerührt. Selbst Patienten, die Deutsch fließend beherrschen, wünschen sich offenbar einen Ansprechpartner, der über die kulturellen Besonderheiten informiert ist und die Bedürfnisse des Patienten ohne ausschweifende Erklärungen versteht. Diese Beobachtungen werden auch von Ad hoc Dolmetschern bestätigt.[57]

Nach diesen Erlanger Erfahrungen kann postuliert werden, dass allochthone Patienten sich in ihrem Beschwerdeverhalten offensichtlich darin von autochthonen Patienten unterscheiden, dass sie sich ungern an rein deutsche Instanzen wenden. Es kann davon ausgegangen werden, dass das Angebot des Patientenfürsprechers von dieser Gruppe eher angenommen werden würde, wenn es Informationsmaterial in anderen Sprachen gäbe. Blohm und Diel kommen zu einem ähnlichen Ergebnis: Im Rahmen eines Forschungsprojektes zur Partizipation von Zuwanderern stellten sie fest, dass die Verwendung von Fragebögen in der jeweiligen Herkunftssprache unerlässlich sei. Muttersprachler fungierten als Multiplikatoren, welche die Zugangsbarrieren erniedrigten und eine Partizipation ermöglichten. Interessanterweise seien Türkinnen besonders aufgeschlossen, wenn solch ein „Multiplikator" vorhanden sei. Dabei sei dessen Geschlecht unerheblich,

---

einer solchen Stelle zu verdanken ist. Weiterhin danken wir Frau Hamiye Kuru-Sarikeklik für die Informationen.

57 Interviews mit 20 Frauen des Deutsch-Türkischen Frauenclubs Nordbayern und vier Ehepartnern am 20.09.2012 bestätigten diese Erfahrungen. Sechs der Befragten sind im ärztlichen Beruf tätig, zwei als Arzthelferinnen, zwei weitere arbeiten als professionelle Dolmetscher und sind schwerpunktmäßig bei medizinischen Gutachten im Einsatz.

das Angebot würde in jedem Fall dankend angenommen.[58] Die Literaturstudie zur Patientenzufriedenheit von Thiedke[59] zeigt ebenso, dass die Zugehörigkeit zu einer ethnischen Minderheit generell mit einer niedrigen Zufriedenheit in der medizinischen Versorgung einhergeht. Es handelt sich um eine besonders vulnerable Gruppe, die sich mit zahlreichen Problemen konfrontiert sieht. Diese sind zum Beispiel sprachlicher Natur, die Unkenntnis über medizinische oder administrative Abläufe und das Gefühl einer vermeintlich unbeliebten Minderheit anzugehören. Folgende Ursachen für die mangelnde Inanspruchnahme von Leistungen im Gesundheitswesen können für unsere Gesellschaft in Frage kommen: Fehlende Informationen, geringe Deutschkenntnisse, das Gefühl mangelnder kultureller Geborgenheit, Ängste vor ausländerrechtlichen Konsequenzen und Misstrauen gegenüber deutschen Institutionen aufgrund begründeter oder unbegründeter Erfahrungen. Atabay[60] geht sogar weiter und nennt als einen Hauptgrund hierfür den „täglichen Rassismus". Der Blick auf Immigranten sei Teil einer „rassistischen Struktur, die von einer kulturellen Höherwertigkeit und Flexibilität des Eingeborenen" ausgine. Dies würde den Patienten nicht entgehen; manche würden aufgrund des Alltagsrassismus auch überempfindlich und mit einem reversen rassistischen Muster reagieren. Trotz des in der Regel formal gesicherten Zugangs zum deutschen Gesundheitssystem, in dem die Barrieren vergleichsweise gering sind, werden für Patienten mit Migrationsgeschichte dennoch Hürden bei der Inanspruchnahme gesundheitlicher Maßnahmen beschrieben. Dies betrifft insbesondere Patienten der ersten Generation,[61] die über eingeschränkte Deutschkenntnisse verfügen, ein von der deutschen Bevölkerung abweichendes Krankheitsverhalten aufweisen und somit Schwierigkeiten bei der Interaktion mit den verschiedenen Gesundheitsdiensten zeigen. Im Vergleich zur Bevölkerung liegt bei diesen Patienten eine relativ hohe Analphabetenrate vor.[62] Zugangsbarrieren zu den gesundheitsbezogenen Versorgungsangeboten schließen auch mangelnde Kenntnisse über Patientenrechte ein. Ein nicht unerheblicher Punkt sind die fehlenden interkulturellen Kenntnisse des Fachpersonals. Das Wissen um die Lebenssituation und kulturspezifische Krankheitskonzepte von Migranten ist von nahezu gleich großer Bedeutung wie sprachliche Kom-

---

58 Blohm/Diel (2001).
59 Thiedke (2007), S. 13-14.
60 Vgl. Atabay (1994), S. 46 sowie ein Telefongespräch vom 15.01.2013. Herr Ilhami Atabay ist Psychotherapeut in München; er bekommt laut seiner Aussage täglich mehr als 30 Anfragen für eine Therapie. Seine Patienten seien mehrheitlich türkischer Herkunft, wobei aber der Großteil über gute bis sehr gute Deutschkenntnisse verfüge. Den Grund für die Präferenz eines Therapeuten aus dem eigenen Kultur- und Sprachraum sieht er im beiderseitigen Kulturrassismus.
61 Laut Statistischem Bundesamt (2011), S. 144-145, beträgt der Anteil der ersten Generation (zugewanderte Ausländer) ca. 36% der Menschen mit Migrationshintergrund.
62 Vgl. Wimmer-Puchinger et al. (2006), S. 885-886.

petenz. Probleme der Ungleichheit sind auch häufig Probleme der Ungerechtigkeit. Das gegenseitige Verständnis ist unverzichtbar und zwingend notwendig. Die ärztliche Handlung „ist unmöglich, wenn der Patient nicht als Person, die über sich selbst bestimmt, respektiert wird."[63]

5. Einsatz von Dolmetschern als medizinethische Herausforderung

Informationsbedingte kommunikative und kulturelle Barrieren führen bei der Versorgung von Migranten nicht nur zur medizinischen Unter- und Überversorgung, sondern auch zur Fehlversorgung dieser Gruppe. In der stationären Versorgung werden unter anderem Fehldiagnosen, Mehrfachuntersuchungen, Chronifizierungen und lange Liegezeiten beschrieben.[64] Dies ist mit erhöhten Kosten verbunden, die allein durch den Einsatz von professionellen Dolmetscherdiensten vermeidbar wären. Ein professioneller, für das Gesundheitswesen ausgebildeter Dolmetscherdienst wird aber häufig mit dem Argument mangelnder finanzieller Ressourcen oder aufgrund des höheren organisatorischen Aufwands nicht implementiert. Dabei gibt es „aus ethischer, juristischer, medizinischer[,] aber auch ökonomischer Sicht gute Gründe, solche ‚Serviceleistungen' im Gesundheitssystem zu etablieren."[65] Auch die Migrationsbeauftragte der Bundesregierung fordert den Einsatz von Dolmetscherdiensten in Kliniken, die in den Leistungskatalog der gesetzlichen Krankenkassen aufgenommen werden sollten.[66] Bisher wurden die Kosten für medizinisch fachkundige Übersetzer oft fantasievoll mit den Fallpauschalen verrechnet oder gar den Patienten selbst in Rechnung gestellt. Wenn man vom Bedarf deutscher Krankenhäuser nach professionellen Dolmetscherdiensten ausgeht, rangiert Türkisch an erster Stelle, dicht gefolgt von Russisch. Im Klinikalltag ergeben sich zudem häufig Situationen, die einen spontanen und nicht planbaren Einsatz von Übersetzungsdiensten notwendig machen. Zum Einsatz kommen dabei nach wie vor häufig Ad hoc Dolmetscher, Familienmitglieder, Bekannte oder Mitpatienten.

Medizinethisch impliziert der Umgang mit nicht deutschsprechenden Patienten komplexe Probleme ärztlichen Handelns. Die Aufklärung des Patienten, seine Einwilligung in medizinische Eingriffe („informed consent") hat rechtlich, ethisch und praktisch eine hohe Bedeutung, geht es letztlich doch um das Recht auf Selbstbestimmung des Patienten. Dieses hohe Gut erfordert notwendigerweise die Möglichkeit einer adäquaten und hinrei-

---

63 Toellner (1983), S. 238.
64 Vgl. Bundesweiter Arbeitskreis Migration und öffentliche Gesundheit (2009), S. 2-3.
65 Vgl. Ilkilic (2007), S. 1587.
66 Prof. Dr. Maria Böhmer anlässlich ihrer Rede vor dem Deutschen Ethikrat zum Thema „Migration und Gesundheit. Kulturelle Vielfalt als Herausforderung für die medizinische Versorgung" am 20.05.2010. Siehe: http://uepo.de/2010/05/21/staatsministerin-bohmer-fordert-dolmetscher-als-kassenleistung (20.12.2012).

chenden Informationsgewinnung und ebenso die Freiheit der eigenen Entscheidung. Der Patient als „Autor seiner eigenen Biografie" – auch bezüglich therapeutischen Handelns – ist nach aktuellem wissenschaftlichem Stand auch für Migranten eine essenzielle Voraussetzung.[67] Die Herkunft oder Staatszugehörigkeit allein lassen „keine Rückschlüsse auf den Bedarf an Sprach- oder Kulturmittlung"[68] zu. Einen hilfreichen Hinweis lieferte indes die Angabe bezüglich der Präferenz einer anderen Sprache als Deutsch; dies sollte schon bei der Aufnahme der Patienten erfasst werden. Es müsste regelhaft nach der präferierten Sprache gefragt werden, da viele Patienten aus multiethnischen Regionen stammen. Einem aus Persien stammenden Patienten mit aserbaidschanischem Hintergrund wird mit großer Wahrscheinlichkeit ein türkischsprachiger Dolmetscher hilfreicher sein als ein Persischer. Allein in den Berliner Krankenhäusern zeigt sich, dass jährlich über 34.000 Patienten im Umgang mit dem Krankenhauspersonal auf eine Sprachmittlung angewiesen sind.[69] Der Gemeindedolmetscherdienst der Hauptstadt beschäftigt derzeit 115 Übersetzer die in 47 Sprachen tätig sind. Vorteile beim Einsatz von professionellen Dolmetschern sind selbsterklärend, deren termingenaue Verfügbarkeit, die Sicherheit, dass die erforderlichen Sprachkompetenzen vorliegen, und die Neutralität des Übersetzers. Zu den Nachteilen gehören deren Einsatz nach aufwändiger Planung (da in der Regel nicht vor Ort jederzeit verfügbar), die entstehenden Kosten und eventuell die Zurückweisung des Dolmetschers bei Vorliegen einer anderen Ethnie (z.B. wird ein türkisch-kurdischer Kriegsflüchtling einen türkischen Dolmetscher tendenziell ablehnen). Weitere Probleme entstehen speziell im psychotherapeutischen Kontext; die Triade Arzt-Patient-Dolmetscher ist beim Aufgreifen sensibler und intimer Themen besonders schwierig. Das Hinzurufen von ausländischen Klinikmitarbeitern für Dolmetscheranfragen kann viele Vorteile haben, wie die leichte und oft zeitnahe Verfügbarkeit und deren Fachwissen. Des Weiteren arbeiten diese kostenneutral, da sie nicht zusätzlich für das Übersetzen bezahlt werden müssen. Der Nachteil besteht häufig im Mythos der bilingualen Kompetenzen. Die Erwartung der Bilingualität wird nicht immer erfüllt. Wenn die deutsche Sprache relativ schlecht gesprochen wird, kann nicht davon ausgegangen werden, dass die Herkunftssprache besser beherrscht wird. Sprachkompetenzen sind durch das deutsche Personal allerdings kaum überprüfbar. Weiterhin entstehen zusätzliche Arbeitsbelastungen durch diese Tätigkeit, ganz abgesehen von Loyalitätskonflikten zwischen den Landsleuten und dem Arbeitgeber.

---

67 Vgl. Vollmann (1999), S. 109-113.
68 Vgl. Deininger (2007), S. 32.
69 Ebd., S. 33.

6. Interkulturelle Konflikte? Ein Leitfaden für das Beschwerdegespräch

6.1 Hinführung

Das US-amerikanische „Institute of Medicine" hält die patientenzentrierte Krankenversorgung für einen zentralen Grundpfeiler eines qualitativ hochwertigen Gesundheitswesens. Die Experten stellten fest, dass eine den Bedürfnissen, Neigungen und Werten des Patienten entsprechende Behandlung als eine „patient centered medicine" definiert werden könne.[70] Diese Faktoren würden mit dem Argument des Zeit- und Kostendrucks oft wegfallen. In einer großen Studie wurde nachgewiesen, dass eine patientenzentrierte Behandlung die Therapie, den Gesamterfolg und die Nachsorge der Patienten positiv beeinflusste.[71]

Patienten erwarten von ihren Ärzten, dass diese nicht nur aktuelle Symptome, sondern auch psychosoziale Aspekte berücksichtigen. Sie sind zufriedener, wenn der Arzt, im Sinne einer ganzheitlichen Versorgung. die psychische Situation sowie berufliche und soziale Probleme einbezieht. Die Dauer des Arztgesprächs kann hierbei eine wichtige Rolle spielen, muss aber nicht. Wenn die Gesprächsdauer die Erwartungen übersteigt, erhöht dies die Zufriedenheit des Patienten.[72] Der größte Teil ärztlicher Tätigkeit beschränke sich auf

> „Indikationsstellung, Auswahl, Wirkungsbeurteilung von Medikamenten, der Sicherstellung der Compliance sowie in großem Umfang auch auf die Behandlung von unerwünschten Arzneimittelnebenwirkungen."

Die geringe Zeit für die Arzt-Patient-Kommunikation und Interaktion würde somit auf die oben zitierten Inhalte reduziert und „wirklich Wichtiges" bleibt „auf der Strecke."[73] Was ist das „wirklich Wichtige" – ist dies nicht für jeden Patienten individuell zu beurteilen? Pauschal könnte geantwortet werden, dass Patienten in ihrer Ganzheit wahrgenommen werden möchten, sie wollen individuell versorgt werden und sich nicht reduziert sehen auf einzelne Symptome und Krankheitsbilder – hierzu gehört auch die Kultur des Patienten, die ja sein Krankheitsverhalten mitprägt. Letztlich wird man aber seine Erwartungen und Prioritäten nur erfahren können, wenn direkt nachfragt wird. Kommunikationsstörungen entstehen durch differente Erwartungen.[74]

Wie kann man sich sogenannte interkulturelle Konflikte vorstellen? Wie können diese definiert werden? In der interkulturellen Interaktion gehören die beiden Gesprächspartner verschiedenen Kulturen an und sind sich dieser

---

70 Wasson et al. (2006). Die Befragung erfasste 24.609 Erwachsene mit häufigen chronischen Erkrankungen wie Diabetes mellitus oder Hypertension.
71 Ebd. Vgl. Städtler-Mach (2010), S. 240-246.
72 Thiedke (2007).
73 Vgl. Nolte (2010), S. A1512.
74 Vgl. das Kommunikationsquadrat bei Schulz von Thun (2010), S. 15-16.

Tatsache und den daraus folgenden Implikationen bewusst. dass die Fremdheit wechselseitig erlebt wird.[75] Laut Maletzke betrachten aber viele Menschen die eigene Kultur als Maßstab aller Dinge, sie reagieren befremdet auf nicht erwartete Muster. Diese ethnozentrische „Selbstüberschätzung, verbunden mit einer Abwertung des Fremden", spiele bei Konflikten in der interkulturellen Begegnung eine besonders bedeutsame Rolle, da die interkulturelle Interaktion unter falschen Gesichtspunkten abläuft. Nicht minder kritisch sei eine übertrieben tolerante Haltung, die Position des Kulturrelativismus, die universelle, unteilbare Menschenrechte nicht einzufordern vermöge.[76] Laut Mattl würden sich Menschen in interkulturellen Konflikten oft anders verhalten als in Intrakulturellen.[77] Interkulturelle Konflikte werden von der Autorin wie folgt definiert:

„Interkulturelle interpersonale Konflikte sind Konflikte im Sinne einer Interaktion zwischen Personen, die verschiedene kulturelle Systeme repräsentieren, wobei wenigstens eine Person Unvereinbarkeiten im Denken/Vorstellen/Wahrnehmen und/oder Fühlen und/oder Wollen mit der anderen Person in der Art erlebt, dass im Realisieren eine Beeinträchtigung durch die andere Person erfolgt."[78]

Wenn Kommunikation im interkulturellen Kontext stattfindet und dabei Normverletzungen erfolgen, dient als Erklärungsmuster häufig die kulturelle Differenz. Dieselben Normverletzungen im intrakulturellen Kontext hingegen werden mit Defiziten in der Persönlichkeit der betreffenden Person erklärt. Das interessierte Nachfragen wird oft hinter eigene Deutungs- und Interpretationsmuster zurückgestellt, obgleich es eigentlich so einfach ist, eine Frage zu stellen anstatt einen kulturellen Konflikt zu mutmaßen.

6.2 Leitfaden zur Gesprächsführung

Folgende trainierbare Kommunikationshilfen im interkulturellen Setting sollten beachtet werden, sofern sprachliche Voraussetzungen des Patienten fehlen: Schon bei der Begrüßung ist auf die richtige Aussprache der Namen zu achten, im Zweifelsfall ist eine interessierte Nachfrage höflicher als lapidares Verwechseln von Vor- und Familienname. Auch beim Einsatz von Dolmetschern sollte nicht zuletzt der Patient angeschaut werden, um nonverbale Kommunikation besser deuten zu können. Bei offenkundigem Unverständnis wird häufig die Tendenz beobachtet, dass Lautstärke und Sprechtempo erhöht werden, dies sollte vermieden werden. Die gesprochenen Sätze sollten so kurz wie möglich sein, auf das Verwenden von Kon-

---

75 Vgl. Maletzke (1996), S. 20-28.
76 Ebd., S. 23-24: „Ethnozentrismus ist, eine unbewusste Tendenz, andere Völker aus der Sicht der eigenen Gruppe zu betrachten und die eigenen Sitten und Normen zum Standard aller Beurteilungen zu machen [...], je größer die Verschiedenheiten, um so ferner lokalisieren wir sie."
77 Vgl. Mattl (2006), S. 205-206.
78 Ebd., S. 206.

junktiven und Relativsätzen sollte weitgehend verzichtet werden. Einfache Visualisierungen sind eine große Hilfe, Zeichnungen und Diagramme können das Gesagte unterstreichen. Am Ende sind eine kurze Zusammenfassung und einfache W-Fragen (Was, Wo, Wie?) hilfreich.

Ärzte unterbrechen ihre Patienten im Schnitt alle 15 bis 30 Sekunden. Diese Botschaft drückt mangelndes Interesse, Ungeduld und Zeitdruck aus.[79] Die Notwendigkeit einer guten kommunikativen Kompetenz nicht nur der Ärzte ist Grundvoraussetzung für eine zufriedenstellende Versorgung der Patienten. Neben einem Kommunikationstraining wäre auch ein Training in interkultureller Kompetenz wünschenswert. Geschulte und geübte interaktive Fähigkeiten des Arztes sind für eine tragfähige Arzt-Patient-Beziehung in besonders herausfordernden Situationen von großer Bedeutung. Dass eine von Vertrauen geprägte Beziehung zum Behandler heilsame Wirkungen zeigt, ist hinlänglich bekannt und wurde schon seit den Zeiten des Hippokrates beschrieben. Auch Patientenfürsprecher können von einem Kommunikationstraining nur profitieren, denn das Beschwerdegespräch ist oftmals spannungsgeladen und bedarf besonderer Deutungs- und Verstehensmuster. Emotionen stellen ein stark soziokulturell geprägtes Phänomen dar, deren Deutung bei mangelnder Kenntnis schwierig wird.[80] Beschwerden sind häufig emotional aufgeladen und beinhalten selten nur die reine Bearbeitung eines Sachverhaltes. Auch in der uns vorliegenden Studie zu den Fällen des Patientenfürsprechers beinhalteten die Beschwerden in den meisten Fällen mehrere Sachinhalte. Zum professionellen Umgang mit diesen Emotionen können Kommunikationstrainings sinnvoll sein, die Methoden zum Umgang mit den Emotionen des sich Beschwerenden beinhalten.[81]

Beschwerdegespräche lassen sich in drei Gesprächsphasen gliedern, deren Kenntnis eine Hilfe für den positiven Verlauf eines Gespräches darstellen kann: Zunächst erfolgt eine informativ-emotionale Phase; der Beschwerdeführer trägt sein Anliegen vor. In dieser Phase sollten Patientenvertreter aktiv zuhören, das Erlebte dokumentieren und auf defensive Negativaussagen („das kann nicht sein, das haben Sie sicher falsch verstanden") verzichten. Es sollte Verständnis gezeigt werden („Sie sind enttäuscht, das kann ich gut verstehen"). Nach dieser Phase, die in erster Linie zum Aufbau von Vertrauen genutzt wird, erfolgt eine Phase, in der die Beschwerde versachlicht werden sollte; dies erfolgt durch eine Strukturierung der Ereignisse. Durch detailliertes Nachfragen kann oft eine Erklärung der Problemursache gefunden werden. In der folgenden Phase sollte eine konkrete Vorgehensweise vereinbart werden, indem Lösungsvorschläge gesammelt und mit allen sich daraus ergebenden Vor- und Nachteilen durchdacht werden. Das

---

79 Vgl. Lown (2004), S. 298.
80 Vgl. Fiehler (1990), S. 77-87.
81 Vgl. Spreitzhofer (2011), S. 7.

Gespräch sollte mit einer kurzen Zusammenfassung und einer verbindlichen Absprache bezüglich des weiteren Procederes enden.[82]

6.3 Leitfaden zur Anamneseerhebung

Einen Leitfaden zur transkulturellen Pflegeanamnese finden wir u. a. bei Domenig und seinen Mitautoren.[83] Diese Herangehensweise, die neben individuellen Zuschreibungen auch migrationsspezifische Hintergründe und soziokulturelle Konzepte in den Vordergrund der Anamneseerhebung zu stellen vermag, ist sehr zu empfehlen. Hierbei sollte die Pflegeanamnese folgende Punkte umfassen:

- Lebens- und Migrationsgeschichte: Lebensform im Herkunftsland/Ursachen der Migration (Krieg/Flucht/Armut)/Was wird am meisten vermisst/Was gefällt hier besonders gut
- Aufenthaltsstatus: Status im Herkunfts- als auch Aufnahmeland
- Soziales Netz: Familie/Freunde/Seelsorge/transnationale Kommunikationsformen (Brief/Telefon/Internet/Besuche)
- Besonderheiten der Ernährung
- Kommunikation: Muttersprache/Sprachkompetenz der lokalen Sprache/ Notwendigkeit eines Dolmetschers/Fremdsprachenkenntnisse
- Religiöse Zugehörigkeit (praktizierend oder nicht)
- Arbeit/Beruf/Ausbildung im Herkunfts- und im Aufnahmeland
- Wohnverhältnisse
- Gesundheit und Krankheit: Erfahrungen mit dem hiesigen Gesundheitssystem/Erklärungsmuster für Krankheitsursache
- Schmerzanamnese: Schmerzausdruck, -verhalten und -erfahrungen

7. Schlussüberlegungen

Unsere kulturell und ethisch hochkomplexe Welt mit einer weitgehend technisierten und zunehmend ökonomisierten Medizin entwickelt einen wachsenden Bedarf an medizinischer Ethik in Krankenhäusern.[84] „Patientenzufriedenheit im Gesundheitswesen" ist ein Schlagwort, das dem aufmerksamen Leser vielerorts begegnet. Ein Desiderat, das doch nur wie ein Werbeslogan unserer Konsumgesellschaft klingt und wenig Antworten auf medizinethische Fragen liefert. Dabei vergessen wir, dass diese Formel so viel mehr zu beschreiben vermag als wir mittlerweile dabei wahrnehmen. Denn nicht nur die Kostendiskussion und die zunehmende Ökonomisierung der gesundheitlichen Versorgung, die den Patienten als zahlungskräftigen

---

82 Vgl. Fiehler et al. (1999), S. 135-146.
83 Fröhlich-Güzelsoy (2009), S. 276-277 und Domenig et al. (2007), S. 301-310.
84 Vgl. Sass (2009), S. 439-451.

Kunden entdeckt hat, rückte dieses Thema in den Fokus des Interesses; die Auseinandersetzung mit der Patientenzufriedenheit ist und bleibt das ureigene Interesse der Heilberufe. Die Complianceforschung in den 60er Jahren zeigte erstmals die Korrelation zwischen Patientenzufriedenheit, guter Compliance und einer erfolgreichen Therapie; schon sehr früh haben Ärzte erkannt, dass der zufriedene Patient eine wichtige Voraussetzung für eine letztendlich gelungene Therapie darstellt.[85] Es wäre wünschenswert, die Patientenorientierung als ein wichtiges Ziel und ein eigenständiges Qualitätskriterium in der Gesundheitsversorgung, losgelöst und unabhängig von der Dominanz der ökonomischen Sicht zu betrachten und zu würdigen.[86] Hierbei sollten wichtige medizin- und gesellschaftsethische Prinzipien wie Gerechtigkeit, Solidarität und Subsidiarität nicht außer Acht gelassen werden.[87]

Patientenzufriedenheit ist und bleibt eine schwer erfassbare Größe, da die individuelle Wertung multifaktoriell bedingt ist. So kann es durchaus vorkommen, dass Patienten ihre Versorgung als unzureichend wahrnehmen, wegen sichtbarer Bemühungen des Personals aber von Kritik absehen.[88] Hierbei ist auch eine kultursensible Krankenversorgung unverzichtbar. Dieser Begriff beschreibt die Wahrnehmung und Versorgung des Patienten entsprechend seiner individuellen, kulturellen und religiösen Prägungen.

Das Prinzip der sozialen Gerechtigkeit beinhaltet die Achtung und Würde jedes einzelnen Patienten, ungeachtet des Geschlechts, der Herkunft und der sozialen Schicht. Die Einbeziehung von Patienten in die Behandlungsplanung kann als Grundvoraussetzung für einen nachhaltigen Behandlungserfolg betrachtet werden. „Gute" Kommunikation beinhaltet nicht nur die reine Patienteninformation, sondern auch alternative Formen der Kommunikation, effektive Strategien, um den Bedürfnissen der Patienten gerecht zu werden und diese adäquat in die Behandlungsprozesse zu integrieren. Dies beinhaltet neben Information und Aufklärung auch die Anleitung zur praktischen Umsetzung von Therapiemaßnahmen.[89] Besonderes Augenmerk sollte hierbei auf vulnerable Gruppen gerichtet werden. Hierzu gehören unter anderem Menschen mit Migrationsgeschichte, die deutsch nicht muttersprachlich beherrschen

Verständigungsschwierigkeiten mit Patienten nichtdeutscher Herkunft beruhen jedoch nicht allein auf einem sprachlichen Problem. Der Mangel an kultureller Verständigung führt zu Informationsdefiziten. Aus diesem Grund ist es sinnvoll, dass nicht nur Klinikangestellten, sondern auch Personen in Beratungs- und Beschwerdestellen die Möglichkeit zur interkulturellen Fortbildung eingeräumt wird. Der Rückschluss, es handele sich um

---

85 Vgl. Trojan (1998), S. 16-17.
86 Vgl. Dehn-Hindenberg (2010), S. 399-400.
87 Vgl. Bobbert (2003), S. 8.
88 Vgl. Müller/Leimkühler (1996), S. 765-766.
89 Vgl. Breitsameter (2010), S. 349-352.

eine zufriedene Gruppe, weil keine Beschwerden vorgebracht werden, ist nicht zu halten. Nur weil Angebote durch Migranten weniger oder gar nicht wahrgenommen werden, kann nicht auf fehlenden Bedarf geschlossen werden. Im Falle des Patientenfürsprechers wäre eine interkulturelle Kompetenz wünschenswert. Weiterhin sei zu bedenken, dass es kulturspezifische Unterschiede in der Nutzung solcher Angebote gibt. Der Patientenfürsprecher stellt eine niedrigschwellige Möglichkeit für Patienten dar, ihre Sorgen, Nöte und „Beschwerden" zu artikulieren. Entgegen der Kultur des aktiven Aufsuchens nutzen viele Migranten solche Angebote oft nur über den Umweg des Vermittlers. Nach wie vor ist es hilfreich Kenntnis über die Lebenswirklichkeit und den Alltags der Migranten zu haben. Ihre Lebensweise und ihre Einstellungen mögen von der der autochthonen Bevölkerung mehr oder weniger abweichen. Dies ist und bleibt ein interessantes Forschungsfeld, welches weiterverfolgt werden sollte. Ebenso sind die gesundheitlichen Auswirkungen von Migrationserfahrungen nach wie vor nicht ausreichend erforscht.[90]

Kommunikation stellt unbestritten eine zentrale ärztliche Kompetenz dar – im klinischen Alltag stehen ihr allerdings zunehmend weniger Zeitressourcen zur Verfügung. Nicht nur deshalb sollten kommunikative Elemente fester Bestandteil der medizinischen Aus- und Weiterbildung sein.[91] Ähnliches gilt für das Training einer kultursensitiven Kommunikation. Trotz positiver Tendenzen mangelt es an Studien zur Epidemiologie und Morbidität von Krankheiten, welche spezifisch unter Beachtung der kulturellen Identität von Migranten erfasst wurden. Diese Studien wären aber dringend notwendig, wenn wir die Versorgungssituation von Migranten beurteilen wollen. Von daher erscheint es auch nicht verwunderlich, dass wir immer noch wenige Kenntnisse über das Beschwerdeverhalten von Migranten haben. Offensichtlich gibt es also Zugangsbarrieren für Migranten zu unserem Gesundheitssystem; diese Barrieren scheinen auch in Bezug auf Beschwerdestellen vorhanden zu sein. Im Rahmen einer interkulturellen Öffnung, auch der Beschwerdestellen, gilt es diesen Mangel zu beseitigen.

„But a stranger in a strange land, he is no one. Men know him not, and to know not is to care not for."[92] Diese Worte haben auch nach über einem Jahrhundert nichts an ihrer Gültigkeit verloren. Der Fremde, der Unbekannte wird nicht dieselbe Fürsorge und Aufmerksamkeit erwarten können, wie ein uns Vertrauter. In einem fremden Land, dessen Sprache wir nicht

---

90 Vgl. Razum/Spallek (2009), S. 3.
91 Vgl. Hilienhof (2011), S. 91, Sehiralti et al. (2010), S. 121-122, Schildmann et al. (2011), S. 757-758. und Schildmann et al. (2012), S. 210-219. Im Herbst 2014 wird ein Kommunikationscurriculum für die medizinische Ausbildung verabschiedet werden, so dass bis zum Jahr 2016 alle Medizinstudenten in der ärztlichen Gesprächsführung verpflichtend ausgebildet und geprüft werden. Derzeit arbeiten Vertreter von 36 deutschen medizinischen Fakultäten im Rahmen des nationalen kompetenzbasierten Lernzielkatalogs für Medizin (NKLM) an diesem Mustercurriculum.
92 Stoker (1981), S. 21.

sprechen, können wir uns nicht ausreichend mitteilen, aber dies bedeutet dennoch nicht, dass wir nichts zu erzählen hätten. Fremdheit kann Stigmatisierung mit sich bringen, welche das Gefühl des Fremdsein in ein Gefühl der Ohnmacht und Hilflosigkeit münden lässt. Auch jenen Menschen, die sich vielleicht ein Stigma selbst zuschreiben und sei es nur das Stigma der Fremdheit, gilt es auf offene und wertschätzende Weise zu begegnen. Sich von den eigenen und gesellschaftlich vorgegebenen Einstellungen zu befreien, um eine echte, von Empathie getragene Beziehung zuzulassen, ist mehr als erstrebenswert. Das Erkennen und die Auseinandersetzung mit der Diskriminierung des als fremd und schwierig Stigmatisierten benötigt die Bereitschaft zu geschichtsbewusster Auseinandersetzung – hierfür sind die Kenntnisse der eigenen Werte und Normen unerlässlich. Nur wer auf sicherem Fundament steht, wird das vermeintlich Fremde besser einordnen und in der Lage sein, die Gemeinsamkeiten und Unterschiede besser benennen zu können. In seinem Plädoyer für eine geschichtsbewusste Medizinethik führt Steger den kultur- und religionsgeschichtlichen Hintergrund des Stigmas an und kommt zu einem ähnlichen Schluss wie die Autorinnen: Ohne historische Reflexion sind die Befreiung und Einordnung von Vorannahmen schwierig und somit eine kultursensitive Medizinethik nur schwer realisierbar.[93] Zeitgleich sollte darauf geachtet werden, dass es im klinischen Alltag nicht zu einer ethnischen Verlagerung ethischer Problem- und Konfliktfälle kommt, denn:

> „generell sind Begriffe Schemata, mit denen wir uns die Welt verständlich machen und unser Handeln organisieren. Sie geben Raster und Sichtweisen vor, die Verhaltensweisen nach sich ziehen und Fakten generieren […]. Deshalb sind kulturbegriffskritische Reflexionen […] zumindest von Zeit zu Zeit nötig."[94]

---

93 Vgl. Steger (2008), S. 17-20, Topsever et al. (2006), S. 153-160 und Collatz (1998), S. 33-58.
94 Vgl. Welsch (1998), S. 70.

Literatur

Althaus, F./Hudelson, P./Domenig, D./Green, A. R./Bodenmann, P. (2010): Transkulturelle Kompetenz in der medizinischen Praxis, Bedürfnisse, Mittel, Wirkung, in: Schweizerisches Medizin – Forum 10, 5 (2010), S. 79-83.
Applebaum, R. K./Straker, J. K./Scott, M. G. (Hrsg.) (2004): Patientenzufriedenheit. Benennen, bestimmen, beurteilen. Bern.
Atabay, I. (1994): Ist das mein Land? Identitätsentwicklung türkischer Migrantenkinder und -jugendlicher in der BRD. München.
Baeroe, K./Bringedal, B. (2011): Just Health: on the conditions for acceptable and unacceptable priority settings with respect to patients' socioeconomic status, in: Journal of Medical Ethics 37 (2011), S. 526-529.
Beauchamp, T. L./Childress, J. F. (2009): Principles of Biomedical Ethics. Oxford.
Beauftragte der Bundesregierung für Migration, Flüchtlinge und Integration (Hrsg.) (2005): Migrationsbericht der Integrationsbeauftragten im Auftrag der Bundesregierung. Berlin.
Blohm, M./Diel, C. (2001): Wenn Migranten Migranten befragen. Zum Teilnahmeverfahren von Einwanderern bei Bevölkerungsbefragungen, in: Zeitschrift für Soziologie 6 (2001), S. 223-242.
Blum, K./Loffert, S./Offermanns, M./Steffen, P. (2011): Patientenbeauftragte, in: Deutsches Krankenhausinstitut e.V. (Hrsg) (2011), S. 109-114.
Bobbert, M. (2003): Verteilung und Rationierung begrenzter Mittel im Gesundheitswesen: Eckpunkte einer gerechten Gesundheitsversorgung, in: Gerechte Gesundheitsversorgung 3 (2003), 3. Jg., S. 7-13.
Borde, T. (2008): Migrantinnen und Migranten in der deutschen Gesundheitsversorgung – Auch nach 50 Jahren Zuwanderung noch ein Problem?, in: Kollak/Kolodziej-Durnas (2008), S. 10-19.
Borde, T./David, M. (2007): Migrantinnen in der Gesundheitsversorgung, in: Domenig (2007), S. 452-438.
Borde, T./Albrecht, N. J. (Hrsg.) (2007): Innovative Konzepte für Integration und Partizipation. Bedarfsanalyse zur interkulturellen Kommunikation in Institutionen und für Modelle neuer Arbeitsfelder. Migration – Gesundheit – Kommunikation. Interdisziplinäre Reihe, Band 3. Frankfurt/Main.
Borde, T./David, M./Kentenich, H. (2001): Auch Migrantinnen sind erreichbar und gesprächsbereit. Überwindbare Zugangsbarrieren, in: Satzinger et al. (2001), S. 229-241.
Borde, T./David, M./Kentenich, H. (2002): What Turkish-speaking women expect in a German hospital and how satisfied they are with health care during their stay in a gynaecological hospital in Berlin – a comparative approach, in: Gesundheitswesen 64 (2002), S. 476-485.

Borker, S. (1996): Gewissenskonflikte beim Essenreichen, in: Pflege und Gesellschaft 1 (1996), S. 14-16.
Bos, A./Vosselman, N./Hoogstraten, J./Prahl-Andersen, B. (2005): Patient Compliance: A Determinant of Patient Satisfaction?, in: The Angle Orthodontist 75, 4 (2005), S. 526-531.
Breitsameter, C. (2010): Medical decision-making and communication of risks: an ethical perspective, in: Journal of Medical Ethics 36 (2010), S. 349-352.
Brežná, I. (2012): Die undankbare Fremde. Roman, Berlin.
Braun, B./Marstedt, G. (2011): Der informierte Patient: Wunsch und Wirklichkeit, in: Hoefert/Klotter (2011), S. 47-66.
Brünner, G./Fiehler, R./Kindt, W. (Hrsg.) (2002): Angewandte Diskursforschung. Band 1: Grundlagen und Beispielanalysen. Radolfzell.
Brause, M./Horn, A./Büscher, A./Schaeffer, D. (2010): Möglichkeiten und Chancen. Gesundheitsförderung in der stationären Langzeitversorgung, in: Pflegezeitschrift, 63, 1 (2010), S. 8-10.
Bruns, F./Emrich, I./Fröhlich-Güzelsoy, L./Friedrich, B./Frewer, A. (2010): Patientenfürsprecher als Hoffnungsträger. Eine Analyse der Beratungsarbeit aus ethischer Perspektive, in: Frewer et al. (2010), S. 221-234.
Bükrücü, I. (2001): Alte Migrantinnen und Migranten als Kunden der ambulanten Pflege, in: Kaewentara/Uske (2001), S. 25-38.
Bundesamt für Migration und Flüchtlinge/BAMF (2005): Migrationsbericht des Bundesamtes für Migration und Flüchtlinge, im Auftrag der Bundesregierung. Nürnberg, http://www.bamf.de (Stand 01.08.2013).
Bundesgesetzblatt (2013): Gesetz zur Verbesserung der Rechte von Patientinnen und Patienten vom 20. Februar 2013, in: Bundesgesetzblatt Jahrgang 2013, Teil I Nr. 9, am 25.02.2013, Bonn. http://www.bmj.de/Share-Docs/Downloads/DE/pdfs/Verkuendung_BGBl_Patientenrechte.pdf?__blob=publicationFile (Stand 18.10.2013).
Bundesministerium der Justiz und Bundesministerium für Gesundheit (2012): Gesetzentwurf der Bundesregierung. Entwurf eines Gesetzes zur Verbesserung der Rechte von Patientinnen und Patienten, GE Patientenrechte, 10.05.2012, in: http://www.bmj.de/SharedDocs/Downloads/DE/pdfs/RegE_Gesetz_zur_Verbesserung_der_Rechte_von_Patientnnen_und_Patienten.pdf, (Stand 01.07.2013), S. 1-55.
Bundesweiter Arbeitskreis Migration und öffentliche Gesundheit (2009): Kompetente Versorgung von Migrantinnen und Migranten im Krankenhaus benötigt eine(n) Migrations-/Migranten-/ oder Integrationsbeauftragte(n), in: http://www.lazarus.at/img_uploads/2625-MigrantenversorgungKrankenhaus.pdf (Stand 10.12.2013).
Collatz, J. (1998): Kernprobleme des Krankseins in der Migration – Versorgungsstruktur und ethnozentrische Fixiertheit im Gesundheitswesen, in: David et al. (1998), S. 33-58.

David, M./Borde, T./Kenterich, H. (Hrsg.) (1998): Migration und Gesundheit. Zustandsbeschreibung und Zukunftsperspektiven. Frankfurt/Main.

Dehn-Hindenberg, A. (2010): Quality of Supply from the Users´ Point of View: The Influence of Age and Gender on the Requirements of Patient-Oriented Interactions, in: Gesundheitswesen 72, S. 399-403.

Deininger, S. (2007): Zur sprachlichen Verständigung in Krankenhäusern Berlins. Perspektiven der Leitung, in: Borde/Albrecht (2007), S. 21-39.

Deutsches Zentrum für Altersfragen (Hrsg.) (2006): Lebenssituation und Gesundheit älterer Migranten in Deutschland. Expertisen zum Fünften Altenbericht der Bundesregierung, Band 6. Münster.

Diamandouros, N. (2011): Der europäische Bürgerbeauftragte. Jahresbericht 2010. Luxemburg.

Dieterich, A. (2007): Arzt-Patient-Beziehung im Wandel. Eigenverantwortlich, informiert, anspruchsvoll, in: Deutsches Ärzteblatt 104, 37 (2007), S. A2491.

Dietzel-Papakyriakou, M./Olbermann, E. (2001): Gesundheitliche Lage und Versorgung alter Arbeitsmigranten in Deutschland, in: Marschalck/ Wiedl (2001), S. 283-312.

Deutsches Krankenhausinstitut e.V. (Hrsg.) (2011): Krankenhaus Barometer. Umfrage 2011. Düsseldorf.

Domenig, D. (Hrsg.) (2007): Transkulturelle Kompetenz. Lehrbuch für Pflege-, Gesundheits- und Sozialberufe. Bern.

Domenig, D./Stauffer, Y./Georg, J. (2007): Transkulturelle Pflegeanamnese, in: Domenig (2007), S. 301-310.

Emrich, I./Fröhlich-Güzelsoy, L./Friedrich, B./Bruns, F./Frewer, A. (2011): Ökonomisierung im Klinikalltag? Engpässe bei der stationären Versorgung aus Patientensicht, in: Frewer et al. (2011), S. 125-140

Emrich, I./Fröhlich-Güzelsoy, L./Bruns, F./Friedrich, B./Frewer, A. (2013): Clinical Ethics and Patient Advocacy. The Power of Communication in Health Care, in: HealthCare Ethics Committee Forum (HEC), 25, DOI: 10.1007/s10730-013-9225-1.

Fiehler, R. (1990): Kommunikation und Emotion. Theoretische und empirische Untersuchungen zur Rolle von Emotionen in der verbalen Interaktion. Berlin.

Fiehler, R./Kindt, W./Schnieders, G. (1999): Kommunikationsprobleme in Reklamationsgesprächen, in: Brünner et al. (2002), S. 120-154.

Förster, S. von/Pöhlmann M./Walter D. (Hrsg.) (2006): Kriegsherren der Weltgeschichte: 22 Historische Portraits. München.

Frewer, A./Bruns, F. (Hrsg.) (2013): Klinische Ethik. Konzepte und Fallstudien. Freiburg München.

Frewer, A./Bruns, F./Rascher, W. (Hrsg.) (2010): Hoffnung und Verantwortung. Herausforderungen für die Medizin. Jahrbuch Ethik in der Klinik (JEK), Bd. 3. Würzburg.

Frewer, A./Bruns, F./Rascher, W. (Hrsg.) (2011): Gesundheit, Empathie und Ökonomie. Kostbare Werte in der Medizin. Jahrbuch Ethik in der Klinik (JEK), Bd. 4. Würzburg.
Frewer, A./Fahr, U./Rascher, W. (Hrsg.) (2009): Patientenverfügung und Ethik. Beiträge zur guten klinischen Praxis. Jahrbuch Ethik in der Klinik (JEK), Bd. 2. Würzburg.
Friebe, J./Zalucki, M. (Hrsg.) (2003): Interkulturelle Bildung in der Pflege. Bielefeld.
Fröhlich-Güzelsoy, L. (2009): Organtransplantation eines muslimischen Patienten. Kommentar: Medizin/Interkulturelle Ethik, in: Frewer et al. (2009), S. 269-279.
Fröhlich-Güzelsoy, L./Emrich, I. (2013): Klinische Ethik und Patientenperspektive. Forschungsprojekt „Beratungsfälle eines Patientenfürsprechers", in: Frewer/Bruns (2013), S. 60-86.
Gold, C./Geene, R./Stötzner, K. (2000): Patienten Versicherte Verbraucher. Möglichkeiten und Grenzen einer angemessenen Vertretung von Patienteninteressen. Berlin.
Grasdal, A. L./Monstad, K. (2011): Inequity in the use of physician services in Norway before and after introducing patient lists in primary care, in: International Journal for Equity in Health 10 (2011), S. 10-25.
Groenemeyer, A. (2003): Kulturelle Differenz, ethnische Identität und Ethnisierung von Alltagskonflikten. Ein Überblick sozialwissenschaftlicher Thematisierungen, in: Groenemeyer/Mansel (2003), S. 11-46.
Groenemeyer, A./Mansel, J. (Hrsg.) (2003): Die Ethnisierung von Alltagskonflikten. Opladen.
Hansen, J. (1972): Die Institution des Ombudsman. Parlamente und Parteien, Bd. 4. Frankfurt/Main.
Hillienhof, A. (2011): Medizinstudium: Ethiker fordern Kommunikationskurse, in: Deutsches Ärzteblatt 28, 29 (2011), S. 91.
Hippel, T. von (2000): Der Ombudsmann im Bank- und Versicherungswesen, in: The Rabel Journal of Comparative and International Private Law (RabelsZ) 67 (2003), S. 623-628.
Hoefert, H.-W./Klotter, C. (Hrsg.) (2011): Wandel der Patientenrolle. Neue Interaktionsformen im Gesundheitswesen. Göttingen.
Hohrath, D. (2006): Ein König im Feldlager, Karl XII (1682-1718), in: Förster et al. (2006), S. 128-146.
Holz, G./Scheib, H./Altun, S./Petereit, U./Schürkes, J. (Hrsg.) (1994): Fremdsein, Altwerden, und was dann? – Ältere Migranten und die Altenhilfe. Frankfurt/Main.
Honert, M. (2007): Patientenfürsprecher. Die Anwälte der Patienten, in: Tagesspiegel, 03.07.2007, http://www.tagesspiegel.de/ berlin/dieanwaelte-der-patienten/976066.html, (Stand 21.08.2013).
Ilkilic, I. (2007): Medizinethische Aspekte im Umgang mit muslimischen Patienten, in: Deutsche Medizinische Wochenschrift 132 (2007), S. 1587-1590.

Kaewentara, E. /Uske, H. (Hrsg.) (2001): Migration und Alter: Auf dem Weg zu einer kulturkompetenten Altenarbeit; Konzepte – Methoden – Erfahrungen. Duisburg.

Karliner, L. S./Jacobs, E. A./Chen, A. H./Mutha, S. (2007): Do Professional Interpreters Improve Clinical Care for Patients with Limited English Proficiency? A Systematic Review of the Literature, in: Health Services Research 42 (2) (2007), S. 727-754.

Kochen, M. M. (Hrsg.) (2006): Duale Reihe, Allgemeinmedizin und Familienmedizin, 3. Auflage, Stuttgart.

Kollak, I./Kolodziej-Durnas, A. (Hrsg.) (2008): Formen des sozialen Lebens im multikulturellen Europa. Polnische und deutsche Introspektiven. Ueckerland.

Kranich, C./Müller, C.(Hrsg.) (1993): Der mündige Patient – eine Illusion? Orientierung und Unterstützung im Gesundheitswesen. Frankfurt/Main.

Landeskrankenhausgesetz für das Bundesland Rheinland-Pfalz (2008) vom 28.11.1986: In der Fassung der Bekanntmachung vom 07.03.2008: § 25.

Lown, B. (2004): Die verlorene Kunst des Heilens. Anstiftung zum Umdenken. 2., erweiterte und illustrierte Auflage. Stuttgart, New York.

Maio, G. (2011): Medizin in einer Gesellschaft, die kein Schicksal duldet. Eine Kritik des Machbarkeitsdenkens der modernen Medizin, in: Zeitschrift für Medizinische Ethik 57 (2011), S. 79-98.

Maletzke, G. (1996): Interkulturelle Kommunikation: Zur Interaktion zwischen Menschen verschiedener Kulturen. Opladen.

Marschalck, P./Wiedl, K. H. (Hrsg.) (2001): Migration und Krankheit. Schriften des Instituts für Migrationsforschung und interkulturelle Studien (IMIS) der Universität Osnabrück, Bd. 10. Göttingen.

Mattl, C. (2006): Interkulturelle Konflikte?, in: Perspektive Mediation 2, 4 (2006), S. 205-208.

Müller, U./Leimkühler, A. M. (1996): Patientenzufriedenheit – Artefakt oder soziale Tatsache?, in: Der Nervenarzt 67 (1996), S. 765-773.

Muthny, F. A./Bermejo, I. (Hrsg.) (2009): Interkulturelle Medizin. Laientheorien, Psychosomatik und Migrationsfolgen. Köln.

Nolte, S. H. (2010): Arzt oder Mediziner. Empathie statt Aktionismus, in: Deutsches Ärzteblatt 107, 31-32 (2010), S. A1512-A1514.

Özcan, V./Seifert, W. (2006): Lebenslage älterer Migrantinnen und Migranten in Deutschland, in: Deutsches Zentrum für Altersfragen (2006), S. 2-41.

Razum, O./Geiger, I./Zeeb, H./Ronellenfitsch, U. (2004): Gesundheits-versorgung von Migranten, in: Deutsches Ärzteblatt 1001, 43 (2004), S. A2882-A2887.

Razum, O./Zeeb, H./Meesmann, U./Schenk, L./Bredehorst, M./Brzoska, P./Dercks, T./Glodny, S./Menkhaus, B./Salman, R./Saß, A. C./Ulrich, R. (2008a): Migration und Gesundheit. Schwerpunktbericht der Gesundheitsberichterstattung des Bundes, in: Robert-Koch-Institut (2008), S. 1-132.
Razum, O./Zeeb, H./Schenk, L. (2008b): Migration und Gesundheit. Ähnliche Krankheiten, unterschiedliche Risiken, in: Deutsches Ärzteblatt 105, 47 (2008), S. A2520-A2522.
Razum, O./Spallek, J. (2009): Wie gesund sind Migranten? Erkenntnisse und Zusammenhänge am Beispiel der Zuwanderer in Deutschland, in: Bundeszentrale für politische Bildung, Focus Migration, Kurzdossier Nr. 12 (2009), http://www.focus-migration.de (Stand 01.07.2013), S. 1-10.
Rieser, S. (1998): Der Patient als Kunde: Irrweg oder Chance?, in: Deutsches Ärzteblatt 44 (1998), S. C1952-C1953.
Robert-Koch-Institut (Hrsg.) (2008): Migration und Gesundheit, in: Reihe Schwerpunktbericht der Gesundheitsberichterstattung des Bundes. Migration und Gesundheit. Berlin.
Rodriguez, C. S./Troche, M. S./Johnson, A. (2012): Communication Needs of Hispanic Patients: Sudden Speechlessness Simulation, in: The Open Communication Journal 6 (2012), S. 8-16.
Ruprecht, T. M. (Hrsg.) (1998): Experten fragen – Patienten antworten. Sankt Augustin.
Sass, H. M. (2009): Die wachsende Bedeutung von medizinischer Ethik in der Versorgung und Forschung, in: Wiener Medizinische Wochenschrift 159, 17-18 (2009), S. 439-451.
Satzinger, W./Trojan, A./Kellermann-Mühlhoff, P. (Hrsg.) (2001): Patientenbefragungen in Krankenhäusern. Konzepte, Methoden, Erfahrungen. Schriftenreihe Forum Sozial- und Gesundheitspolitik, Bd. 15, Sankt Augustin.
Schaeffer, D./Dierks, M. L. (2012): Patientenberatung in Deutschland, in: Schaeffer/Schmidt-Kaehler (2012), S. 159-184.
Schaeffer, D./Schmidt-Kaehler, S. (Hrsg.) (2012): Lehrbuch Patientenberatung. 2. vollständig überarbeitete und erweiterte Auflage. Bern.
Schenk, L. (2006): Migration und Gesundheit – Entwicklung eines Erklärungs- und Analysemodells für epidemiologische Studien, in: International Journal of Public Health 52 (2007), S. 87-96.
Schildmann, J. /Kupfer, S./Burchardi, N./Vollmann, J. (2012): Teaching and evaluating breaking bad news: a pre-post evaluation study of a teaching intervention for medical students and a comparative analysis of different measurement instruments and raters, in: Patient Education and Counseling 86 (2012), S. 210-219.

Schildmann, J./Schwarz, C./Schildmann, E./Klambeck, A./Ortwein, H. Vollmann, J. (2011): „Wahrheit am Krankenbett": Evaluation schwer kranker Patienten, in: Deutsche Medizinische Wochenschrift 136 (2011), S. 757-761.
Schmidt, W. (2003): Alter – Migration – Qualifizierung. (Neue) Anforderungen an die Zuwanderungsgesellschaft, in: Friebe/Zalucki (2003), S. 13-28.
Schnell, M. W. (1999): Der Patient als Kunde? Genealogische Bemerkungen zu einem ethisch-ökonomischen Zwitter, in: Zeitschrift Pflege & Gesellschaft 4, 3 (1999), S. 65-68.
Schröder, J./Lochner, S./Kirch, W. (2011): Unabhängige Patientenberatung in Deutschland, in: Public Health Forum 19, 70 (2011), S. 9-10.
Schulz von Thun, F. (2010): Miteinander reden 1: Störungen und Klärungen. Allgemeine Psychologie der zwischenmenschlichen Kommunikation, 49. überarbeitete Auflage. Reinbek.
Sehiralti, M./Akpinar, A./Ersoy, N. (2010): Attributes of a good physician: what are the opinions of first-year medical students?, in: Journal of Medical Ethics 36 (2010), S. 121-125.
Selby, P. (1996): Cancer clinical outcomes for minority ethnic groups, in: British Journal of Cancer 29 (1996), S. 54-60.
Spreitzhofer, H. (2011): Umgang mit Emotionen im Beschwerdegespräch, Masterthesis für Interpersonelle Kommunikation, Salzburg, http://www.komunariko.at/service/ (Stand 03.09.2013).
Städtler-Mach, B. (2010): Meine Zeit – Deine Zeit – Keine Zeit: Ethische Aspekte zum Zeitgebrauch im Umgang mit alten Menschen, in: Zeitschrift für Gerontologie und Ethik 1 (2010), S. 240-246.
Statistisches Bundesamt (2011): Bevölkerung und Erwerbstätigkeit. Bevölkerung mit Migrationshintergrund – Ergebnisse des Mikrozensus 2010. Fachserie 1, Reihe 2.2, Migration in Deutschland 2010. Wiesbaden, S. 1-401.
Steger, F. (Hrsg.) (2008): Das Erbe des Hippokrates: Medizinethische Konflikte und ihre Wurzeln. Göttingen.
Stoker, B. (1981): Dracula [Originalversion von 1897], in: Bantam classic edition, published 1981, unabridged Classics with an Introduction by Stade, G., gebundene und ungekürzte Ausgabe (1981), S. 21.
Stone, C. (1977): The Muhtasib, in: Saudi Aramco World 9-10 (1977), S. 22-25.
Thiedke, C. C. (2007): What Do We Really Know About Patient Satisfaction? A review of the literature reveals practical ways to improve patient satisfaction and compelling reasons to do so, in: Family Practice Management 14, 1 (2007), S. 33-36.
Toellner, R. (1983): Der Patient als Entscheidungssubjekt, in: Toellner/Sadegh-Zadeh (1983), S. 237-247.
Toellner, R./Sadegh-Zadeh, K. (Hrsg.) (1983): Anamnese, Diagnose und Therapie. Tecklenburg.

Topsever, P./Schwantes, U./Herrmann, M. (2006): Ausländische Patienten, in: Kochen (2006), S.153-160.
Trojan, A. (1998): Warum sollten Patienten befragt werden? Zu Legiti-mation, Nutzen und Grenzen patientenzentrierter Evaluation von Gesundheitsleistungen, in: Ruprecht (1998), S. 15-30.
Universität Mainz (Hrsg.) (1998): Interkulturalität. Grundprobleme der Kulturbegegnung. Mainzer Universitätsgespräche im SoSe 1998. Mainz.
Vincent, C./Young, M./Phillips, A. (1994): Why do people sue doctors? A study of patients and relatives taking legal action, in: Lancet 243 (1994), S. 1609-1613.
Vollmann, J. (1999): Aufklärung und Einwilligung von Patienten in der Medizin: Klinische Praxis – Medizinethik – Gesundheitsökonomie, in: Zeitschrift für medizinische Ethik 45 (1999), S. 109-117.
Wartman, S. A./Morlock, L. L./Malitz, F. E./Palm, E. A. (1983): Patient Understanding and Satisfaction as Predictors of Compliance, in: Medical Care 21, 9 (1983), S. 886-891.
Wasson, J. H./Johnson, D. J./Benjamin, R./Phillips, J./MacKenzie, T. A. (2006): Patients Report Positive Impacts of Collaborative Care, in: Journal of Ambulatory Care Management Special Issue: Technology for Patient-Centered, Collaborative Care 29, 3 (2006), S. 199-206.
Welsch, W. (1998): Transkulturalität. Zwischen Globalisierung und Partikularisierung, in: Universität Mainz (1998), S. 45-73.
Wimmer-Puchinger, B./Wolf, H./Engleder, A. (2006): Migrantinnen im Gesundheitssystem. Inanspruchnahme, Zugangsbarrieren und Strategien zur Gesundheitsförderung, in: Bundesgesundheitsblatt-Gesundheitsforschung-Gesundheitsschutz 9 (2006), S. 884-892.
Wölk, S. (1997): Luftwurzeln in der zweiten Heimat. Alte Migranten in der Bundesrepublik Deutschland. Ursachen – Ergebnisse – Perspektiven. Frankfurt/Main.
Zöller, W. (2011): Statement des Patientenbeauftragten der Bundesregierung, Redebeitrag vom 17.10.2011, http://www.unabhaengige-patien tenberatung.de/fileadmin/upd/bugs/dokumente/veranstaltungen/111017 _PK/Statement_MdB_Wolfgang_Zöller.pdf (Stand 25.10.2013).

III.

Informationsquellen im Gesundheitswesen

Gesetz zur Verbesserung der Rechte von Patientinnen und Patienten

Gesetzbeschluss des Deutschen Bundestages vom 20. Februar 2013

Der Bundestag hat das folgende Gesetz beschlossen:

Artikel 1
Änderung des Bürgerlichen Gesetzbuchs

Das Bürgerliche Gesetzbuch in der Fassung der Bekanntmachung vom 2. Januar 2002 (BGBl. I S. 42, 2909; 2003 I S. 738), das zuletzt durch Artikel 7 des Gesetzes vom 19. Oktober 2012 (BGBl. I S. 2182) geändert worden ist, wird wie folgt geändert:

1. In der Inhaltsübersicht werden die Angaben zu Buch 2 Abschnitt 8 Titel 8 wie folgt gefasst:

   „Titel 8
   Dienstvertrag und ähnliche Verträge
   Untertitel 1
   Dienstvertrag
   Untertitel 2
   Behandlungsvertrag".

2. Die Überschrift von Buch 2 Abschnitt 8 Titel 8 wird wie folgt gefasst:

   „Titel 8
   Dienstvertrag und ähnliche Verträge".

3. Vor § 611 wird folgende Überschrift eingefügt:

   „Untertitel 1
   Dienstvertrag".

4. Nach § 630 wird folgender Untertitel 2 eingefügt:

   „Untertitel 2
   Behandlungsvertrag

§ 630a
Vertragstypische Pflichten beim Behandlungsvertrag

(1) Durch den Behandlungsvertrag wird derjenige, welcher die medizinische Behandlung eines Patienten zusagt (Behandelnder), zur Leistung der versprochenen Behandlung, der andere Teil (Patient) zur Gewährung der vereinbarten Vergütung verpflichtet, soweit nicht ein Dritter zur Zahlung verpflichtet ist.

(2) Die Behandlung hat nach den zum Zeitpunkt der Behandlung bestehenden, allgemein anerkannten fachlichen Standards zu erfolgen, soweit nicht etwas anderes vereinbart ist.

§ 630b
Anwendbare Vorschriften

Auf das Behandlungsverhältnis sind die Vorschriften über das Dienstverhältnis, das kein Arbeitsverhältnis im Sinne des § 622 ist, anzuwenden, soweit nicht in diesem Untertitel etwas anderes bestimmt ist.

§ 630c
Mitwirkung der Vertragsparteien; Informationspflichten

(1) Behandelnder und Patient sollen zur Durchführung der Behandlung zusammenwirken.

(2) Der Behandelnde ist verpflichtet, dem Patienten in verständlicher Weise zu Beginn der Behandlung und, soweit erforderlich, in deren Verlauf sämtliche für die Behandlung wesentlichen Umstände zu erläutern, insbesondere die Diagnose, die voraussichtliche gesundheitliche Entwicklung, die Therapie und die zu und nach der Therapie zu ergreifenden Maßnahmen. Sind für den Behandelnden Umstände erkennbar, die die Annahme eines Behandlungsfehlers begründen, hat er den Patienten über diese auf Nachfrage oder zur Abwendung gesundheitlicher Gefahren zu informieren. Ist dem Behandelnden oder einem seiner in § 52 Absatz 1 der Strafprozessordnung bezeichneten Angehörigen ein Behandlungsfehler unterlaufen, darf die Information nach Satz 2 zu Beweiszwecken in einem gegen den Behandelnden oder gegen seinen Angehörigen geführten Straf- oder Bußgeldverfahren nur mit Zustimmung des Behandelnden verwendet werden.

(3) Weiß der Behandelnde, dass eine vollständige Übernahme der Behandlungskosten durch einen Dritten nicht gesichert ist oder ergeben sich

nach den Umständen hierfür hinreichende Anhaltspunkte, muss er den Patienten vor Beginn der Behandlung über die voraussichtlichen Kosten der Behandlung in Textform informieren. Weitergehende Formanforderungen aus anderen Vorschriften bleiben unberührt.

(4) Der Information des Patienten bedarf es nicht, soweit diese ausnahmsweise aufgrund besonderer Umstände entbehrlich ist, insbesondere wenn die Behandlung unaufschiebbar ist oder der Patient auf die Information ausdrücklich verzichtet hat.

§ 630d
Einwilligung

(1) Vor Durchführung einer medizinischen Maßnahme, insbesondere eines Eingriffs in den Körper oder die Gesundheit, ist der Behandelnde verpflichtet, die Einwilligung des Patienten einzuholen. Ist der Patient einwilligungsunfähig, ist die Einwilligung eines hierzu Berechtigten einzuholen, soweit nicht eine Patientenverfügung nach § 1901a Absatz 1 Satz 1 die Maßnahme gestattet oder untersagt. Weitergehende Anforderungen an die Einwilligung aus anderen Vorschriften bleiben unberührt. Kann eine Einwilligung für eine unaufschiebbare Maßnahme nicht rechtzeitig eingeholt werden, darf sie ohne Einwilligung durchgeführt werden, wenn sie dem mutmaßlichen Willen des Patienten entspricht.

(2) Die Wirksamkeit der Einwilligung setzt voraus, dass der Patient oder im Falle des Absatzes 1 Satz 2 der zur Einwilligung Berechtigte vor der Einwilligung nach Maßgabe von § 630e Absatz 1 bis 4 aufgeklärt worden ist.

(3) Die Einwilligung kann jederzeit und ohne Angabe von Gründen formlos widerrufen werden.

§ 630e
Aufklärungspflichten

(1) Der Behandelnde ist verpflichtet, den Patienten über sämtliche für die Einwilligung wesentlichen Umstände aufzuklären. Dazu gehören insbesondere Art, Umfang, Durchführung, zu erwartende Folgen und Risiken der Maßnahme sowie ihre Notwendigkeit, Dringlichkeit, Eignung und Erfolgsaussichten im Hinblick auf die Diagnose oder die Therapie. Bei der Aufklärung ist auch auf Alternativen zur Maßnahme hinzuweisen, wenn mehrere medizinisch gleichermaßen indizierte und übliche

Methoden zu wesentlich unterschiedlichen Belastungen, Risiken oder Heilungschancen führen können.

(2) Die Aufklärung muss

1. mündlich durch den Behandelnden oder durch eine Person erfolgen, die über die zur Durchführung der Maßnahme notwendige Ausbildung verfügt; ergänzend kann auch auf Unterlagen Bezug genommen werden, die der Patient in Textform erhält,
2. so rechtzeitig erfolgen, dass der Patient seine Entscheidung über die Einwilligung wohlüberlegt treffen kann,
3. für den Patienten verständlich sein.

Dem Patienten sind Abschriften von Unterlagen, die er im Zusammenhang mit der Aufklärung oder Einwilligung unterzeichnet hat, auszuhändigen.

(3) Der Aufklärung des Patienten bedarf es nicht, soweit diese ausnahmsweise aufgrund besonderer Umstände entbehrlich ist, insbesondere wenn die Maßnahme unaufschiebbar ist oder der Patient auf die Aufklärung ausdrücklich verzichtet hat.

(4) Ist nach § 630d Absatz 1 Satz 2 die Einwilligung eines hierzu Berechtigten einzuholen, ist dieser nach Maßgabe der Absätze 1 bis 3 aufzuklären.

(5) Im Fall des § 630d Absatz 1 Satz 2 sind die wesentlichen Umstände nach Absatz 1 auch dem Patienten entsprechend seinem Verständnis zu erläutern, soweit dieser auf Grund seines Entwicklungsstandes und seiner Verständnismöglichkeiten in der Lage ist, die Erläuterung aufzunehmen, und soweit dies seinem Wohl nicht zuwider läuft. Absatz 3 gilt entsprechend.

§ 630f
Dokumentation der Behandlung

(1) Der Behandelnde ist verpflichtet, zum Zweck der Dokumentation in unmittelbarem zeitlichen Zusammenhang mit der Behandlung eine Patientenakte in Papierform oder elektronisch zu führen. Berichtigungen und Änderungen von Eintragungen in der Patientenakte sind nur zulässig, wenn neben dem ursprünglichen Inhalt erkennbar bleibt, wann sie vorgenommen worden sind. Dies ist auch für elektronisch geführte Patientenakten sicherzustellen.

(2) Der Behandelnde ist verpflichtet, in der Patientenakte sämtliche aus fachlicher Sicht für die derzeitige und künftige Behandlung wesentlichen Maßnahmen und deren Ergebnisse aufzuzeichnen, insbesondere die Anamnese, Diagnosen, Untersuchungen, Untersuchungsergebnisse, Befunde, Therapien und ihre Wirkungen, Eingriffe und ihre Wirkungen, Einwilligungen und Aufklärungen. Arztbriefe sind in die Patientenakte aufzunehmen.

(3) Der Behandelnde hat die Patientenakte für die Dauer von zehn Jahren nach Abschluss der Behandlung aufzubewahren, soweit nicht nach anderen Vorschriften andere Aufbewahrungsfristen bestehen.

§ 630g
Einsichtnahme in die Patientenakte

(1) Dem Patienten ist auf Verlangen unverzüglich Einsicht in die vollständige, ihn betreffende Patientenakte zu gewähren, soweit der Einsichtnahme nicht erhebliche therapeutische Gründe oder sonstige erhebliche Rechte Dritter entgegenstehen. Die Ablehnung der Einsichtnahme ist zu begründen. § 811 ist entsprechend anzuwenden.

(2) Der Patient kann auch elektronische Abschriften von der Patientenakte verlangen. Er hat dem Behandelnden die entstandenen Kosten zu erstatten.

(3) Im Fall des Todes des Patienten stehen die Rechte aus den Absätzen 1 und 2 zur Wahrnehmung der vermögensrechtlichen Interessen seinen Erben zu. Gleiches gilt für die nächsten Angehörigen des Patienten, soweit sie immaterielle Interessen geltend machen. Die Rechte sind ausgeschlossen, soweit der Einsichtnahme der ausdrückliche oder mutmaßliche Wille des Patienten entgegensteht.

§ 630h
Beweislast bei Haftung für Behandlungs- und Aufklärungsfehler

(1) Ein Fehler des Behandelnden wird vermutet, wenn sich ein allgemeines Behandlungsrisiko verwirklicht hat, das für den Behandelnden voll beherrschbar war und das zur Verletzung des Lebens, des Körpers oder der Gesundheit des Patienten geführt hat.

(2) Der Behandelnde hat zu beweisen, dass er eine Einwilligung gemäß § 630d eingeholt und entsprechend den Anforderungen des § 630e aufgeklärt hat. Genügt die Aufklärung nicht den Anforderungen des § 630e,

kann der Behandelnde sich darauf berufen, dass der Patient auch im Fall einer ordnungsgemäßen Aufklärung in die Maßnahme eingewilligt hätte.

(3) Hat der Behandelnde eine medizinisch gebotene wesentliche Maßnahme und ihr Ergebnis entgegen § 630f Absatz 1 oder Absatz 2 nicht in der Patientenakte aufgezeichnet oder hat er die Patientenakte entgegen § 630f Absatz 3 nicht aufbewahrt, wird vermutet, dass er diese Maßnahme nicht getroffen hat.

(4) War ein Behandelnder für die von ihm vorgenommene Behandlung nicht befähigt, wird vermutet, dass die mangelnde Befähigung für den Eintritt der Verletzung des Lebens, des Körpers oder der Gesundheit ursächlich war.

(5) Liegt ein grober Behandlungsfehler vor und ist dieser grundsätzlich geeignet, eine Verletzung des Lebens, des Körpers oder der Gesundheit der tatsächlich eingetretenen Art herbeizuführen, wird vermutet, dass der Behandlungsfehler für diese Verletzung ursächlich war. Dies gilt auch dann, wenn es der Behandelnde unterlassen hat, einen medizinisch gebotenen Befund rechtzeitig zu erheben oder zu sichern, soweit der Befund mit hinreichender Wahrscheinlichkeit ein Ergebnis erbracht hätte, das Anlass zu weiteren Maßnahmen gegeben hätte, und wenn das Unterlassen solcher Maßnahmen grob fehlerhaft gewesen wäre."

Artikel 2
Änderung des Fünften Buches Sozialgesetzbuch

Das Fünfte Buch Sozialgesetzbuch – Gesetzliche Krankenversicherung – (Artikel 1 des Gesetzes vom 20. Dezember 1988, BGBl. I S. 2477, 2482), das zuletzt durch Artikel 3 des Gesetzes vom 23. Oktober 2012 (BGBl. I S. 2246) geändert worden ist, wird wie folgt geändert:

1. Nach § 13 Absatz 3 wird folgender Absatz 3a eingefügt:

„(3a) Die Krankenkasse hat über einen Antrag auf Leistungen zügig, spätestens bis zum Ablauf von drei Wochen nach Antragseingang oder in Fällen, in denen eine gutachtliche Stellungnahme, insbesondere des Medizinischen Dienstes der Krankenversicherung (Medizinischer Dienst), eingeholt wird, innerhalb von fünf Wochen nach Antragseingang zu entscheiden. Wenn die Krankenkasse eine gutachtliche Stellungnahme für erforderlich hält, hat sie diese unverzüglich einzuholen und die Leistungsberechtigten hierüber zu unterrichten. Der Medizinische Dienst nimmt innerhalb von drei Wochen gutachtlich Stellung. Wird ein im Bundesmantelvertrag für Zahnärzte vorgesehenes Gutachterverfahren durchgeführt, hat die Krankenkasse ab Antragseingang innerhalb von sechs Wochen zu entscheiden; der Gutachter nimmt innerhalb von vier Wochen Stellung. Kann die Krankenkasse Fristen nach Satz 1 oder Satz 4 nicht einhalten, teilt sie dies den Leistungsberechtigten unter Darlegung der Gründe rechtzeitig schriftlich mit. Erfolgt keine Mitteilung eines hinreichenden Grundes, gilt die Leistung nach Ablauf der Frist als genehmigt. Beschaffen sich Leistungsberechtigte nach Ablauf der Frist eine erforderliche Leistung selbst, ist die Krankenkasse zur Erstattung der hierdurch entstandenen Kosten verpflichtet. Die Krankenkasse berichtet dem Spitzenverband Bund der Krankenkassen jährlich über die Anzahl der Fälle, in denen Fristen nicht eingehalten oder Kostenerstattungen vorgenommen wurden. Für Leistungen zur medizinischen Rehabilitation gelten die §§ 14, 15 des Neunten Buches zur Zuständigkeitsklärung und Erstattung selbst beschaffter Leistungen."

2. In § 66 wird das Wort „können" durch das Wort „sollen" ersetzt.

3. § 73b Absatz 3 wird wie folgt geändert:

   a) Nach Satz 2 werden die folgenden Sätze eingefügt:

   „Die Versicherten können die Teilnahmeerklärung innerhalb von zwei Wochen nach deren Abgabe in Textform oder zur Niederschrift bei der Krankenkasse ohne Angabe von Gründen widerrufen. Zur Fristwahrung genügt die rechtzeitige Absendung der Widerrufserklärung an die Krankenkasse. Die Widerrufsfrist beginnt, wenn die Krankenkasse dem Versicherten eine Belehrung über sein Widerrufsrecht in Textform mitgeteilt hat, frühestens jedoch mit der Abgabe der Teilnahmeerklärung."

   b) In dem neuen Satz 6 werden die Wörter „Der Versicherte ist an diese Verpflichtung" durch die Wörter „Wird das Widerrufsrecht nicht ausgeübt, ist der Versicherte an seine Teilnahmeerklärung" ersetzt.

   c) Folgender Satz wird angefügt:

   „Die Satzung hat auch Regelungen zur Abgabe der Teilnahmeerklärung zu enthalten; die Regelungen sind auf der Grundlage der Richtlinie nach § 217f Absatz 4a zu treffen."

4. § 73c Absatz 2 wird wie folgt geändert:

a) Satz 2 wird durch die folgenden Sätze ersetzt:

„Die Versicherten können die Teilnahmeerklärung innerhalb von zwei Wochen nach deren Abgabe in Textform oder zur Niederschrift bei der Krankenkasse ohne Angabe von Gründen widerrufen. Zur Fristwahrung genügt die rechtzeitige Absendung der Widerrufserklärung an die Krankenkasse. Die Widerrufsfrist beginnt, wenn die Krankenkasse dem Versicherten eine Belehrung über sein Widerrufsrecht in Textform mitgeteilt hat, frühestens jedoch mit der Abgabe der Teilnahmeerklärung. Wird das Widerrufsrecht nicht ausgeübt, ist der Versicherte an seine Teilnahmeerklärung mindestens ein Jahr gebunden."

b) Folgender Satz wird angefügt:

„§ 73b Absatz 3 Satz 8 gilt entsprechend."

5. In § 99 Absatz 1 Satz 4 werden nach dem Wort „Landesbehörden" die Wörter „und den auf Landesebene für die Wahrnehmung der Interessen der Patientinnen und Patienten und der Selbsthilfe chronisch kranker und behinderter Menschen maßgeblichen Organisationen" eingefügt.

6. In § 135a Absatz 2 Nummer 2 werden vor dem Punkt am Ende ein Komma und die Wörter „wozu in Krankenhäusern auch die Verpflichtung zur Durchführung eines patientenorientierten Beschwerdemanagements gehört" eingefügt.

7. Dem § 135a wird folgender Absatz 3 angefügt:

„(3) Meldungen und Daten aus einrichtungsinternen und einrichtungsübergreifenden Risikomanagement- und Fehlermeldesystemen nach Absatz 2 in Verbindung mit § 137 Absatz 1d dürfen im Rechtsverkehr nicht zum Nachteil des Meldenden verwendet werden. Dies gilt nicht, soweit die Verwendung zur Verfolgung einer Straftat, die im Höchstmaß mit mehr als fünf Jahren Freiheitsstrafe bedroht ist und auch im Einzelfall besonders schwer wiegt, erforderlich ist und die Erforschung des Sachverhalts oder die Ermittlung des Aufenthaltsorts des Beschuldigten auf andere Weise aussichtslos oder wesentlich erschwert wäre."

8. Nach § 137 Absatz 1c wird folgender Absatz 1d eingefügt:
(1d) Der Gemeinsame Bundesausschuss bestimmt in seinen Richtlinien über die grundsätzlichen Anforderungen an ein einrichtungsinternes Qualitätsmanagement nach Absatz 1 Nummer 1 erstmalig bis zum … [einsetzen: Datum zwölf Monate nach Inkrafttreten nach Artikel 5 dieses Gesetzes] wesentliche Maßnahmen zur Verbesserung der Patienten-

sicherheit und legt insbesondere Mindeststandards für Risikomanagement- und Fehlermeldesysteme fest. Über die Umsetzung von Risikomanagement- und Fehlermeldesystemen in Krankenhäusern ist in den Qualitätsberichten nach Absatz 3 Nummer 4 zu informieren. Als Grundlage für die Vereinbarung von Vergütungszuschlägen nach § 17b Absatz 1 Satz 5 des Krankenhausfinanzierungsgesetzes bestimmt der Gemeinsame Bundesausschuss Anforderungen an einrichtungsübergreifende Fehlermeldesysteme, die in besonderem Maße geeignet erscheinen, Risiken und Fehlerquellen in der stationären Versorgung zu erkennen, auszuwerten und zur Vermeidung unerwünschter Ereignisse beizutragen."

9. Nach § 140a Absatz 2 Satz 1 werden die folgenden Sätze eingefügt:

„Die Versicherten können die Teilnahmeerklärung innerhalb von zwei Wochen nach deren Abgabe in Textform oder zur Niederschrift bei der Krankenkasse ohne Angabe von Gründen widerrufen. Zur Fristwahrung genügt die rechtzeitige Absendung der Widerrufserklärung an die Krankenkasse. Die Widerrufsfrist beginnt, wenn die Krankenkasse dem Versicherten eine Belehrung über sein Widerrufsrecht in Textform mitgeteilt hat, frühestens jedoch mit der Abgabe der Teilnahmeerklärung. § 73b Absatz 3 Satz 8 gilt entsprechend."

10. § 140f wird wie folgt geändert:

a) Dem Absatz 2 werden die folgenden Sätze angefügt:

„Der Gemeinsame Bundesausschuss hat über Anträge der Organisationen nach Satz 5 in der nächsten Sitzung des jeweiligen Gremiums zu beraten. Wenn über einen Antrag nicht entschieden werden kann, soll in der Sitzung das Verfahren hinsichtlich der weiteren Beratung und Entscheidung festgelegt werden."

b) Absatz 3 Satz 1 wird wie folgt gefasst:

„Die auf Landesebene für die Wahrnehmung der Interessen der Patientinnen und Patienten und der Selbsthilfe chronisch kranker und behinderter Menschen maßgeblicher Organisationen erhalten in

1. den Landesausschüssen nach § 90,

2. dem gemeinsamen Landesgremium nach § 90a,

3. den Zulassungsausschüssen nach § 96 und den Berufungsausschüssen nach § 97, soweit Entscheidungen betroffen sind über
   a) die ausnahmeweise Besetzung zusätzlicher Vertragsarztsitze nach § 101 Absatz 1 Satz 1 Nummer 3,
   b) die Befristung einer Zulassung nach § 19 Absatz 4 der Zulassungsverordnung für Vertragsärzte,
   c) die Ermächtigung von Ärzten und Einrichtungen,
4. den Zulassungsausschüssen nach § 96, soweit Entscheidungen betroffen sind über
   a) die Durchführung eines Nachbesetzungsverfahrens nach § 103 Absatz 3a,
   b) die Ablehnung einer Nachbesetzung nach § 103 Absatz 4 Satz 9, ein Mitberatungsrecht; die Organisationen benennen hierzu sachkundige Personen."
   c) In Absatz 4 Satz 1 wird die Angabe „§§ 111b, 112 Abs. 5" durch die Angabe „§ 112 Absatz 5" ersetzt, werden nach der Angabe „§ 127 Abs. 1a Satz 1" die Wörter „und Absatz 6" eingefügt, wird die Angabe „132b Abs. 2 und" durch die Angabe „132c Absatz 2," ersetzt und werden nach der Angabe „§ 132d Abs. 2" die Wörter „, § 133 Absatz 4 und § 217f Absatz 4a" eingefügt.

11. Dem § 140h Absatz 2 wird folgender Satz angefügt:

„Die beauftragte Person soll die Rechte der Patientinnen und Patienten umfassend, in allgemein verständlicher Sprache und in geeigneter Form zusammenstellen und zur Information der Bevölkerung bereithalten."

12. § 217f wird wie folgt geändert:

a) Dem Absatz 2 wird folgender Satz angefügt:

„Die Wahrnehmung der Interessen der Krankenkassen bei über- und zwischenstaatlichen Organisationen und Einrichtungen ist Aufgabe des Spitzenverbandes Bund der Krankenkassen."

b) Nach Absatz 4 wird folgender Absatz 4a eingefügt:

„(4a) Der Spitzenverband Bund der Krankenkassen legt bis zum ... [einsetzen: Datum des Tages sechs Monate nach Inkrafttreten nach Artikel 5 dieses Gesetzes] in einer Richtlinie allgemeine Vorgaben zu den Regelungen nach § 73b Absatz 3 Satz 8, § 73c Absatz 2 Satz 7 und § 140a Absatz 2 Satz 5 fest. Die Richtlinie bedarf der Genehmigung des Bundesministeriums für Gesundheit."

13. In § 219a Absatz 1 Satz 1 Nummer 5 wird der Punkt durch ein Komma ersetzt und wird folgende Nummer 6 angefügt:

„6. Wahrnehmung der Aufgaben der nationalen Kontaktstelle nach § 219d."

14. Nach § 219c wird folgender § 219d eingefügt:

„§ 219d
Nationale Kontaktstelle

(1) Die Aufgaben der nationalen Kontaktstelle nach der Richtlinie 2011/24/EU des Europäischen Parlaments und des Rates vom 9. März 2011 über die Ausübung der Patientenrechte in der grenzüberschreitenden Gesundheitsversorgung (ABl. L 88 vom 4.4.2011, S. 45) nimmt der Spitzenverband Bund der Krankenkassen, Deutsche Verbindungsstelle Krankenversicherung – Ausland, ab dem 25. Oktober 2013 wahr. Sie stellt insbesondere Informationen über

1. nationale Gesundheitsdienstleister, geltende Qualitäts- und Sicherheitsbestimmungen sowie Patientenrechte einschließlich der Möglichkeiten ihrer Durchsetzung,

2. die Rechte und Ansprüche des Versicherten bei Inanspruchnahme grenzüberschreitender Leistungen in anderen Mitgliedstaaten und

3. Kontaktstellen in anderen Mitgliedstaaten zur Verfügung. Die Deutsche Krankenhausgesellschaft, die Kassenärztliche Bundesvereinigung, die Kassenzahnärztliche Bundesvereinigung und die privaten Krankenversicherungen stellen der nationalen Kontaktstelle die zur Aufgabenerfüllung erforderlichen Informationen zur Verfügung. Soweit es zur Erfüllung ihrer Aufgaben erforderlich ist, darf die nationale Kontaktstelle personenbezogene Daten der anfragenden Versicherten nur mit deren

schriftlicher Einwilligung und nach deren vorheriger Information verarbeiten und nutzen.

(2) Der Spitzenverband Bund der Krankenkassen, Deutsche Verbindungsstelle Krankenversicherung – Ausland, und die in Absatz 1 Satz 3 genannten Organisationen vereinbaren das Nähere zur Bereitstellung der Informationen durch die nationale Kontaktstelle gemäß Absatz 1 Satz 2 in einem Vertrag.

(3) An den zur Finanzierung der Aufgaben der nationalen Kontaktstelle erforderlichen Kosten sind die in Absatz 1 Satz 3 genannten Organisationen zu beteiligen. Das Nähere zur Finanzierung, insbesondere auch zur Höhe der jährlich erforderlichen Mittel, vereinbaren der Spitzenverband Bund der Krankenkassen, Deutsche Verbindungsstelle Krankenversicherung – Ausland, und die in Absatz 1 Satz 3 genannten Organisationen in dem Vertrag nach Absatz 2. Wird nichts Abweichendes vereinbart, beteiligen sich die privaten Krankenversicherungen zu 5 Prozent, die Deutsche Krankenhausgesellschaft zu 20 Prozent, die Kassenärztliche Bundesvereinigung zu 20 Prozent sowie die Kassenzahnärztliche Bundesvereinigung zu 10 Prozent an den zur Aufgabenerfüllung erforderlichen Kosten.

(4) Die in Absatz 1 Satz 2 genannten Informationen müssen leicht zugänglich sein und, soweit erforderlich, auf elektronischem Wege und in barrierefreien Formaten bereitgestellt werden.

(5) Die nationale Kontaktstelle arbeitet mit den nationalen Kontaktstellen anderer Mitgliedstaaten und der Europäischen Kommission in Fragen grenzüberschreitender Gesundheitsversorgung zusammen."

Artikel 3
Änderung der Patientenbeteiligungsverordnung

In § 4 Absatz 2 der Patientenbeteiligungsverordnung vom 19. Dezember 2003 (BGBl. I S. 2753), die durch Artikel 457 der Verordnung vom 31. Oktober 2006 (BGBl. I S. 2407) geändert worden ist, werden nach dem Wort „Bei" die Wörter „den in § 140f Absatz 2 Satz 5 des Fünften Buches Sozialgesetzbuch genannten" eingefügt und werden die Wörter „nach § 91 Abs. 4 bis 7 des Fünften Buches Sozialgesetzbuch" und die Wörter „§ 140f Abs. 2 Satz 4 des Fünften Buches Sozialgesetzbuch" gestrichen.

Artikel 4
Änderung des Krankenhausfinanzierungsgesetzes

In § 17b Absatz 1 Satz 5 des Krankenhausfinanzierungsgesetzes in der Fassung der Bekanntmachung vom 10. April 1991 (BGBl. I S. 886), das zuletzt durch Artikel 13 Absatz 1 des Gesetzes vom 12. April 2012 (BGBl. I S. 579) geändert worden ist, werden nach den Wörtern „§ 137 des Fünften Buches Sozialgesetzbuch" die Wörter „und die Beteiligung ganzer Krankenhäuser oder wesentlicher Teile der Einrichtungen an einrichtungsübergreifenden Fehlermeldesystemen, sofern diese den Festlegungen des Gemeinsamen Bundesausschusses nach § 137 Absatz 1d Satz 3 des Fünften Buches Sozialgesetzbuch entsprechen", eingefügt.

Artikel 4a
Änderung der Zulassungsverordnung für Vertragsärzte

Die Zulassungsverordnung für Vertragsärzte in der im Bundesgesetzblatt Teil III, Gliederungsnummer 8230-25, veröffentlichten bereinigten Fassung, die zuletzt durch Artikel 9 des Gesetzes vom 22. Dezember 2011 (BGBl. I S. 2983) geändert worden ist, wird wie folgt geändert:

1. In § 13 Absatz 2 Satz 1 werden nach dem Wort „Landesbehörden" die Wörter „und die auf Landesebene für die Wahrnehmung der Interessen der Patientinnen und Patienten und der Selbsthilfe chronisch kranker und behinderter Menschen maßgeblichen Organisationen" eingefügt.
2. In § 31 Absatz 6 Satz 2 wird die Angabe „18 Abs. 2 Buchstabe e" durch die Wörter „§ 18 Absatz 2 Nummer 5" ersetzt.
3. § 31a Absatz 1 Satz 1 wird wie folgt geändert:

    a) In Nummer 2 wird das Wort „Vorsorgevertrag" durch das Wort „Versorgungsvertrag" und die Angabe „§ 111 Satz 2" durch die Angabe „§ 111 Absatz 2" ersetzt.

    b) In Nummer 3 wird die Angabe „§ 119b Satz 3" durch die Wörter „§ 119b Absatz 1 Satz 3 und 4" ersetzt.

Artikel 4b
Änderung der Zulassungsverordnung für Vertragszahnärzte

Die Zulassungsverordnung für Vertragszahnärzte in der im Bundesgesetzblatt Teil III, Gliederungsnummer 8230-26, veröffentlichten bereinigten Fassung, die zuletzt durch Artikel 10 des Gesetzes vom 22. Dezember 2011 (BGBl. I S. 2983) geändert worden ist, wird wie folgt geändert:

1. In § 13 Absatz 2 Satz 1 werden nach dem Wort „Landesbehörden" die Wörter „und die auf Landesebene für die Wahrnehmung der Interessen der Patientinnen und Patienten und der Selbsthilfe chronisch kranker und behinderter Menschen maßgeblichen Organisationen" eingefügt.

2. In § 31 Absatz 6 Satz 2 wird die Angabe „§ 18 Abs. 2 Buchstabe e" durch die Angabe „§ 18 Absatz 2 Nummer 5" ersetzt.

Artikel 4c
Änderung der Bundesärzteordnung

In § 6 Absatz 1 der Bundesärzteordnung in der Fassung der Bekanntmachung vom 16. April 1987 (BGBl. I S. 1218), die zuletzt durch Artikel 29 des Gesetzes vom 6. Dezember 2011 (BGBl. I S. 2515) geändert worden ist, wird in Nummer 3 das Wort „oder" durch ein Komma ersetzt, wird in Nummer 4 der Punkt durch das Wort „oder" ersetzt und wird folgende Nummer 5 angefügt:

„5. sich ergibt, dass der Arzt nicht ausreichend gegen die sich aus seiner Berufsausübung ergebenden Haftpflichtgefahren versichert ist, sofern kraft Landesrechts oder kraft Standesrechts eine Pflicht zur Versicherung besteht."

Artikel 5
Inkrafttreten

Dieses Gesetz tritt am Tag nach der Verkündung in Kraft.

Selbst- und Mitbestimmung von Patienten
Dokumente zur Information im Gesundheitswesen

Aktionsbündnis Patientensicherheit (APS) – Plattform zur Verbesserung der Patientensicherheit in Deutschland

Aktionsbündnis Patientensicherheit (2012): Reden ist Gold. Kommunikation nach einem Zwischenfall [28 Seiten].

http://www.aps-ev.de/fileadmin/fuerRedakteur/PDFs/Broschueren/APS_Reden_ist_Gold_2012-1.pdf

Aktionsbündnis Patientensicherheit (2008): Aus Fehlern lernen Profis aus Medizin und Pflege berichten [43 Seiten].

http://www.aps-ev.de/fileadmin/fuerRedakteur/PDFs/Broschueren/Aus_Fehlern_lernen_0.pdf

Patienten Sicherheit Schweiz (2006): Wenn etwas schief geht Kommunizieren und Handeln nach einem Zwischenfall [9 Seiten].

http://www.aps-ev.de/fileadmin/fuerRedakteur/PDFs/Broschueren/Wenn_etwas_schief_geht_Cover_Inhaltsverz._Vorw.pdf

Handlungsempfehlungen und Informationen zur Patientensicherheit.

http://www.aktionsbuendnis-patientensicherheit.de/

Arbeitsgemeinschaft der Wissenschaftlichen Medizinischen Fachgesellschaften e.V. (AWMF): Leitlinien

Die 1962 in Frankfurt am Main gegründete Arbeitsgemeinschaft hat derzeit 148 Wissenschaftliche Medizinische Fachgesellschaften als Mitglieder.

http://www.awmf.org/leitlinien/aktuelle-leitlinien.html

Bayerisches Staatsministerium für Umwelt und Gesundheit – Patientenportal

Patientenportal des Bayerischen Staatsministeriums für Umwelt und Gesundheit.

http://www.patientenportal.bayern.de/krankenhaus/patientenfuersprecher/index.htm

Bundesarbeitsgemeinschaft der Patient(inn)enstellen und -initiativen (BAGP)

Homepage der Bundesarbeitsgemeinschaft der Patient(inn)enstellen und -initiativen.

http://www.bagp.de/

Broschüre „Patientenrechte – Ärztepflichten (2009): Informiert und gestärkt zum Arzt, ins Krankenhaus, zur Krankenkasse, bei Verdacht auf Behandlungsfehler [56 Seiten].

http://www.gesundheits.de/bagp/BAGP-Dokumente/praep09geschuetzt.pdf

Bundesarbeitsgemeinschaft Selbsthilfe von Menschen mit Behinderung und chronischer Erkrankung und ihren Angehörigen e.V. (BAG Selbsthilfe)

Die BAG Selbsthilfe stellt die Dachorganisation von 115 Organisationen behinderter und chronisch kranker Menschen so wie ihrer Angehörigen dar und vertritt deren Interessen als bundesweiter Zusammenschluss.

http://www.bag-selbsthilfe.de/

Bundesärztekammer und die kassenärztliche Vereinigung Patienteninformation

Patienteninformation-de. „PatientenLeitlinien zu Nationalen VersorgungsLeitlinien".

http://www.patienten-information.de/

http://www.patienten-information.de/patientenleitlinien

Bundesministerium für Gesundheit (BMG) und Bundesministerium für Justiz (BMJ)

Broschüre zum Patientenrechtegesetz vom Februar 2012. Informiert und selbstbestimmt Ratgeber für Patientenrechte (Bundesgesundheitsministerium für Gesundheit (BMG) und Justiz mit dem Beauftragten der Regierung) [81 Seiten].

https://www.bundesgesundheitsministerium.de/fileadmin/dateien/Publikationen/Praeventi on/Broschueren/130627_PRB_Internet_pdf_neu.pdf

Patientenrechte in Deutschland. Leitfaden für Patientinnen/Patienten und Ärztinnen/Ärzten (2007) [24 Seiten].

http://www.berlin.de/imperia/md/content/lb-patienten/broschuere_patientenrechte_ deutschland_0907.pdf?start&ts=1201082859&file=broschuere_patientenrechte_ deutschland_0907.pdf

Bundeszentrale für gesundheitliche Aufklärung (BZgA)

Bundesbehörde im Geschäftsbereich des Bundesministeriums für Gesundheit. Die Behörde hat die Aufgabe der Prävention und Gesundheitsförderung.

http://www.bzga.de/

Der Beauftragte der Bundesregierung für die Belange der Patientinnen und Patienten

Homepage des Patientenbeauftragten der Bundesregierung.

http://www.patientenbeauftragter.de/

Deutsche Arbeitsgemeinschaft Selbsthilfegruppen e.V. (DAG SHG)

Homepage der Deutschen Arbeitsgemeinschaft Selbsthilfegruppen.

http://www.dag-shg.de/site/

Deutsche Paritätische Wohlfahrtsverband – Gesamtverband e.V. (Der Paritätische)

Der Paritätische Gesamtverband ist ein Dachverband der Freien Wohlfahrtspflege Deutschlands mit Sitz in Berlin und umfasst 10.000 eigenständige Organisationen, Einrichtungen und Gruppierungen im Sozial- und Gesundheitsbereich.

http://www.der-paritaetische.de/

Forum Patientenvertretung Hamburg

PatientenVertreter-Brief, Nr. 2 (2013): Patientenbeteiligung [12 Seiten].

http://www.vzhh.de/gesundheit/308984/2013-05-02_PV-Brief-2.pdf

Gesundheitsinformation.de (siehe auch IQWIG)

Homepage zur Gesundheitsinformation.

http://www.gesundheitsinformation.de/startseite.2.de.html

Igel-Monitor – Individuelle Gesundheitsleistungen auf dem Prüfstand

Homepage Igel (Individuelle Gesundheitsleistungen)-Monitor.

http://www.igel-monitor.de/

Institut für Qualität und Wirtschaftlichkeit im Gesundheitswesen (IQWIG)

Im Jahr 2004 gegründet, stellt das IQWIG eine fachlich unabhängige wissenschaftliche Einrichtung der gemeinnützigen Stiftung für Qualität und Wirtschaftlichkeit im Gesundheitswesen.

https://www.iqwig.de/

Krankenhaus-CIRS-Netz Deutschland Berichtssystem für sicherheitsrelevante Ereignisse im Krankenhaus

Das KH-CIRS-Netz Deutschland ist ein Berichtssystem für sicherheitsrelevante Ereignisse im Krankenhaus und dient dem überregionalen, interprofessionellen und interdisziplinären Lernen. Krankenhausmitarbeiter können unabhängig von ihrem Arbeitgeber dem CIRS berichten. Auch Krankenhäusern mit oder ohne eigenes CIRS-Netz steht diese Plattform zur Verfügung (nationales System in Vorbereitung).

http://www.kh-cirs.de/

Nationale Kontakt- und Informationsstelle zur Anregung und Unterstützung von Selbsthilfegruppen (NAKOS)

Bundesweite Aufklärungs-, Service- und Netzwerkeinrichtung und Ansprechpartner für die Belange von Selbsthilfegruppen, gegründet 1984, mit Sitz in Berlin.

http://www.nakos.de/site/

Die Kommunikationsplattform Selbsthilfe- Inter@ktiv stellt ein Angebot von NAKOS zum Austausch von Menschen, die in der gemeinschaftlichen Selbsthilfe aktiv oder an Selbsthilfegruppen interessiert sind, dar.

https://www.selbsthilfe-interaktiv.de/

Qualitätskliniken.de

Hilfe bei der Suche geeigneter Krankenhäuser und Rehakliniken.

http://www.qualitaetskliniken.de/

Spitzenverband der Gesetzlichen Krankenversicherungen (GKV)

Die gesetzlichen Qualitätsberichte der Krankenhäuser lesen und verstehen (2011) [34 Seiten].

http://www.g-ba.de/downloads/17-98-3049/2011-10-10_Lesehilfe-Qb_Layout.pdf

Qualitätsberichte der Krankenhäuser.

http://www.gkv-spitzenverband.de/krankenversicherung/krankenhaeuser/qualitaetsberichte/qualitaetsberichte.jsp

Unabhängige Patientenberatung Deutschland (UPD)

Wegweiser und Lotse durch das deutsche Gesundheitswesen mit Deutschlandweit 21 regionalen Beratungsstellen.

https://www.unabhaengige-patientenberatung.de/startseite.html

Weisse Liste – Wegweiser im Gesundheitswesen

Such- und Bewertungsportal von Ärzten, Krankenhäusern und Pflegediensten.

http://www.weisse-liste.de/

Autorinnen und Autoren mit Adressen

Dipl.-Kff. (Univ.) Inken Emrich
Wissenschaftliche Mitarbeiterin
Professur für Ethik in der Medizin
Friedrich-Alexander-Universität Erlangen-Nürnberg
Glückstraße 10, 91054 Erlangen
inken.emrich@fau.de

Prof. Dr. phil. Hans Dietrich Engelhardt
Ehem. Professur für Soziologie und soziale Arbeit
Hochschule München
Fuchsbichl 22a, 82057 Icking
hdengelhardt@web.de

Prof. Dr. med. Andreas Frewer, M.A.
Professur für Ethik in der Medizin
Institut für Geschichte und Ethik der Medizin
Friedrich-Alexander-Universität Erlangen-Nürnberg
Glückstraße 10, 91054 Erlangen
andreas.frewer@fau.de

Dipl. Sozial-Päd. (FH) Peter Friemelt
Gesundheitsladen München e.V.
Informations- und Kommunikationszentrum
Waltherstr. 16a, 80337 München
peter.friemelt@gl-m.de

Leyla Fröhlich-Güzelsoy, Ärztin
Wissenschaftliche Mitarbeiterin
Professur für Ethik in der Medizin
Friedrich-Alexander-Universität Erlangen-Nürnberg
Glückstraße 10, 91054 Erlangen
leyla.froehlich-guezelsoy@fau.de

Dipl.-Psych. Claudia Gall-Kayser, MBA
Assistentin der Patientenfürsprecherin
Universitätsklinikum Erlangen
Östliche Stadtmauerstraße 30a, 91054 Erlangen
claudia.gall-kayser@t-online.de

Prof. Dr. med. Margareta Klinger
Patientenfürsprecherin
Universitätsklinikum Erlangen
Östliche Stadtmauerstraße 30a, 91054 Erlangen
margareta.klinger@uk-erlangen.de

Dipl. Päd. Christoph Kranich
Verbraucherzentrale Hamburg
Kirchenallee 22, 20099 Hamburg
kranich@vzhh.de

Dr. phil. Stefan Nickel
Universitätsklinikum Hamburg-Eppendorf
Zentrum für Psychosoziale Medizin
Institut für Medizinische Soziologie
Martinistraße 52, 20246 Hamburg
nickel@uke.de

Dipl.-Betriebswirtin Merle Riechmann, M.Sc.
Picker Institut Deutschland gGmbH
Kieler Str. 2, 22769 Hamburg
merle_riechmann@gmx.de

Christine Ritter
Patientenfürsprecherin
Klinikum Harlaching
Sanatoriumsplatz 2, 81545 München
patientenfuersprache.kh@klinikum-muenchen.de

Ass. jur. Rainer Sbrzesny
Unabhängige Patientenberatung Deutschland (UPD)
Littenstraße 10, 10179 Berlin
rainer.sbrzesny@upd-online.de

Dr. rer. medic. Katja Stahl, M.Sc.
Picker Institut Deutschland gGmbH
Kieler Str. 2, 22769 Hamburg
stahl@pickerinstitut.de

Erika Sturm
Patientenfürsprecherin
Klinikum Harlaching
Sanatoriumsplatz 2, 81545 München
patientenfuersprache.kh@klinikum-muenchen.de

Prof. Dr. med. Dr. phil. Alf Trojan, M.Sc.
Universitätsklinikum Hamburg-Eppendorf
Zentrum für Psychosoziale Medizin
Institut für Medizinische Soziologie
Martinistraße 52, 20246 Hamburg
trojan@uke.uni-hamburg.de

Wolfgang Zöller, MdB
Büro des Beauftragten der Bundesregierung
für die Belange der Patientinnen und Patienten
Friedrichstraße 108, 10117 Berlin
www.patientenbeauftragter.de

Klinische Ethik. Biomedizin in Forschung und Praxis
Clinical Ethics. Biomedicine in Research and Practice

Herausgegeben von Andreas Frewer (Erlangen-Nürnberg),
Gisela Bockenheimer-Lucius (Frankfurt a. M.), Christian Hick (Köln),
Irene Hirschberg (Hannover), Gerald Neitzke (Hannover) und
Florian Steger (Halle/Saale)

Band 1 Andreas Frewer / Ulf Schmidt (Hrsg.): Standards der Forschung. Historische Entwicklung und ethische Grundlagen klinischer Studien. 2007.

Band 2 László Kovács: Medizin – Macht – Metaphern. Sprachbilder in der Humangenetik und ethische Konsequenzen ihrer Verwendung. 2009.

Band 3 Irene Hirschberg / Erich Grießler / Beate Littig / Andreas Frewer (Hrsg.): Ethische Fragen genetischer Beratung. Klinische Erfahrungen, Forschungsstudien und soziale Perspektiven. 2009.

Band 4 Janina Ehlert: Ethik und Therapieangebote auf Palliativstationen. Eine Interviewstudie mit betroffenen Patienten. 2014.

Band 5 Inken Emrich / Leyla Fröhlich-Güzelsoy / Andreas Frewer (Hrsg.): Ethik in der Medizin aus Patientensicht. Perspektivwechsel im Gesundheitswesen. 2014.

www.peterlang.com

www.ingramcontent.com/pod-product-compliance
Ingram Content Group UK Ltd.
Pitfield, Milton Keynes, MK11 3LW, UK
UKHW021829210426
5322IPUK00004B/105